W0268949

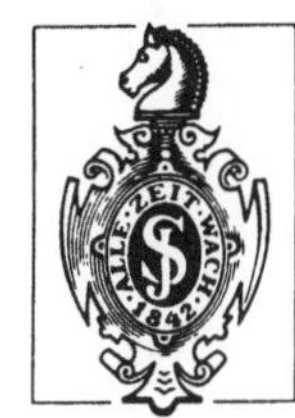

H. J. Gelmers G. Krämer
W. Hacke   M. Hennerici

Zerebrale Ischämien

Mit 101 Abbildungen und 29 Tabellen

Springer-Verlag
Berlin Heidelberg GmbH

Dr. med. Herman-J. Gelmers
Department of Neurology
Streekziekenhuis
NL-7606 PP Almelo
Niederlande

Dr. med. Günter Krämer
Universitätskliniken Mainz
Neurologische Klinik
Langenbeckstraße 1
D-6500 Mainz 1

Prof. Dr. med. Werner Hacke
Klinikum der Universität Heidelberg
Neurologische Klinik
Im Neuenheimer Feld 400
D-6900 Heidelberg 1

Prof. Dr. med. Michael Hennerici
Med. Einrichtungen der Universität Düsseldorf
Neurologische Klinik
Moorenstraße 5
D-4000 Düsseldorf 1

ISBN 978-3-662-10994-6   ISBN 978-3-662-10993-9 (eBook)
DOI 10.1007/978-3-662-10993-9

Dieses Werk ist urheberrechtlich geschützt. Die dadurch begründeten Rechte, insbesondere die der Übersetzung, des Nachdrucks, des Vortrags, der Entnahme von Abbildungen und Tabellen, der Funksendung, der Mikroverfilmung oder der Vervielfältigung auf anderen Wegen und der Speicherung in Datenverarbeitungsanlagen, bleiben, auch bei nur auszugsweiser Verwertung, vorbehalten. Eine Vervielfältigung dieses Werkes oder von Teilen dieses Werkes ist auch im Einzelfall nur in den Grenzen der gesetzlichen Bestimmungen des Urheberrechtsgesetzes der Bundesrepublik Deutschland vom 9. September 1965 in der Fassung vom 24. Juni 1985 zulässig. Sie ist grundsätzlich vergütungspflichtig. Zuwiderhandlungen unterliegen den Strafbestimmungen des Urheberrechtsgesetzes.

© Springer-Verlag Berlin Heidelberg 1989
Ursprünglich erschienen bei Springer-Verlag Berlin Heidelberg New York 1989
Softcover reprint of the hardcover 1st edition 1989

Die Wiedergabe von Gebrauchsnamen, Handelsnamen, Warenbezeichnungen usw. in diesem Werk berechtigt auch ohne besondere Kennzeichnung nicht zu der Annahme, daß solche Namen im Sinne der Warenzeichen- und Markenschutz-Gesetzgebung als frei zu betrachten wären und daher von jedermann benutzt werden dürften.

Produkthaftung: Für Angaben über Dosierungsanweisungen und Applikationsformen kann vom Verlag keine Gewähr übernommen werden. Derartige Angaben müssen vom jeweiligen Anwender im Einzelfall anhand anderer Literaturstellen auf ihre Richtigkeit überprüft werden.

Einband: J. Schäffer, 6718 Grünstadt
2125/3140/543210 – Gedruckt auf säurefreiem Papier

Vorwort

Noch immer sind Schlaganfälle trotz weltweit sinkender Inzidenz eine der häufigsten Erkrankungen überhaupt und in den Industrienationen die wichtigste Ursache frühzeitiger und dauernder Invalidität.

Meist sind umschriebene Durchblutungsstörungen des Gehirns, zerebrale Ischämien, Ursache des Schlaganfalls. Mit Abstand folgen spontane intrazerebrale und subarachnoidale Blutungen und Sinusthrombosen. Durch die Einführung der neuen diagnostischen Verfahren wie kraniale Computertomographie, magnetische Resonanztomographie, digitale radiologische Subtraktionsverfahren und verschiedene Ultraschalltechniken sind auf dem Gebiet der Schlaganfalldiagnostik in den letzten Jahren eindrucksvolle Fortschritte erzielt worden. Durch den gezielten Einsatz dieser Verfahren können schon intravital die der fokalen zerebralen Ischämie zugrunde liegenden pathogenetischen Mechanismen identifiziert werden. Dieser diagnostische Fortschritt hat aber dazu geführt, daß die Kluft zwischen diagnostischer Sicherheit und therapeutischer Konsequenz noch größer geworden ist, als sie schon vorher war. Diese Tatsache ist leicht zu erklären: Therapiestudien konnten sich historisch nur am klinischen Symptom und am zeitlichen Verlauf orientieren. Die unterschiedlichen Pathogenesen der zerebralen Ischämien konnten in frühen Untersuchungen nicht berücksichtigt werden. Dies mußte dazu führen, daß Patienten mit Schlaganfällen unterschiedlicher Pathogenese einem gemeinsamen therapeutischen Prinzip unterworfen wurden. Daher ist es nicht verwunderlich und den Neurologen auch nicht anzulasten, daß bis heute noch *keine* gesicherten Therapieansätze für die Behandlung des frischen ischämischen Insultes existieren und daß auch in der Prophylaxe nur wenige Behandlungsstrategien als wirksam gelten dürfen. Im Gegenteil, es ist eigentlich erstaunlich, daß es bei aller Heterogenität transitorisch-ischämischer Attacken gelungen ist, ein gemeinsames prophylaktisches Konzept zu finden.

Man muß davon ausgehen, daß bereits Daten aus wenige Jahre zurückliegenden Studien nicht mehr gültig sind, wenn sie dem inzwischen geltenden diagnostischen Standard nicht mehr entsprechen. Um Vergleichsdaten über die Spontanverläufe verschiedener Arten der zerebralen Ischämie heranziehen zu können, müssen neue epidemiologische Grundlagen erarbeitet werden, in die auch die pathogenetischen Überlegungen eingehen.

Wir versuchen, in diesem Buch eine aktuelle Darstellung der Konzepte zur Entstehung, Pathogenese, zum zeitlichen Verlauf und zu pathophysiologisch begründbaren Therapieansätzen bei zerebralen Ischämien zu entwickeln. Aufbauend auf der funktionellen Anatomie der Hirnarterien und einer morphologisch-pathogenetisch orientierten Einteilung der zerebralen Ischämien folgt die Darstellung der pathophysiologischen Vorgänge bei der Hirnischämie. Die epidemiologischen Daten, die Beschreibung der verschiedenen Klassifikationsansätze zerebraler Ischämien und die ausführliche Besprechung der klinischen Syndrome, ihrer Pathogenese und Differentialdiagnose leiten über zur Beschreibung der klinischen und apparativen Diagnostik. Hier werden auch neue Untersuchungsverfahren kritisch besprochen und ihre klinische Relevanz skizziert. Therapie und Prophylaxe sind Inhalt des Schlußkapitels, bei dem die verschiedenen therapeutischen und prophylaktischen Ansätze diskutiert werden. Aufbauend auf den pathogenetischen Überlegungen werden schließlich differentielle Therapiekonzepte für bestimmte Typen der zerebralen Ischämien besprochen.

Vier Autoren aus verschiedenen Kliniken haben sich auf ein gemeinsames Konzept geeinigt. Zwar haben die einzelnen Kapitel jeweils einen oder zwei federführende Autoren gehabt, sie wurden aber gemeinsam diskutiert, überarbeitet und eingerichtet. Trotz der im Stil und dem Inhalt nach durchaus erkennbar persönlichen Akzente und einzelner Unterschiede im Detail stimmen wir in dem wesentlichen Gedanken der neuen pathogenetisch-morphologischen Interpretation zerebraler Ischämien überein. Daher verzichten wir auf die Angaben von Autorenschaften für einzelne Kapitel. Die Literatur beschränkt sich auf aktuelle Übersichtsarbeiten und wesentliche Originalpublikationen.

Sehr wichtig war für uns die ausführliche Darstellung und Illustration der bildgebenden diagnostischen Verfahren. Unsere neuroradiologisch tätigen Kollegen haben uns bei der Zusammenstellung tatkräftig unterstützt. Unser Dank gilt daher den Herren Prof. Dr. Zeumer, Hamburg, Prof. Dr. Thron und Dr. Brückmann, Aachen, Dr. Aulich und Dr. Rautenberg, Düsseldorf und Dr. Hutschenreuter und Dr. Forsting, jetzt Heidelberg, für die Überlassung eines wichtigen Teils des Bildmaterials. Herrn Dr. Hömberg, Düsseldorf, danken wir für seinen Beitrag zur Rehabilitation bei zerebrovaskulären Erkrankungen.

Die vielen Textentwürfe für dieses Projekt, das sich über fast 2½ Jahre erstreckte, wurden in dankenswerter Weise von unseren Sekretärinnen, Frau Böhler und Frau Seidel, Aachen, Frau Kosemetzky, Düsseldorf, Frau Ehlert, Mainz und Frau Wilczek, Heidelberg, geschrieben. Die Unterstützung, die uns bei diesem Vorhaben von der Firma Bayer, Leverkusen, durch die Herren Dr. Ingendoh und Dr. Hartmann zuteil wurde, sei herausgestellt. Dem Springer-Verlag, namentlich Herrn Victor P. Oehm, sind wir für Unterstützung und Motivation, besonders in der letzten Phase der Erstellung dieses Buches, zu Dank verpflichtet.

Heidelberg, im Juli 1988

WERNER HACKE
MICHAEL HENNERICI
HERMAN-J. GELMERS
GÜNTER KRÄMER

Inhaltsverzeichnis

Vorwort V

1 **Angewandte Anatomie der Hirnarterien** 1
1.1 Extrakranielle Gefäßverhältnisse 2
1.2 Intrakranielle Gefäßverhältnisse 3
1.2.1 Karotis-Media-Anterior-Territorium 5
1.2.2 Vertebralis-Basilaris-Posterior-Territorium 10
1.3 Kollateralen und Anastomosen 10
1.4 Arterielle Anatomie und Infarkttypologie. 13
1.5 Literatur 16

2 **Pathophysiologie der Hirnischämie** 19
2.1 Einführung 19
2.2 Allgemeines zum Metabolismus der Hirnzelle 19
2.2.1 Bedeutung von Kalzium 21
2.3 Regulation der Hirndurchblutung 22
2.3.1 Zerebraler Perfusionsdruck und Gefäßwiderstand 22
2.3.2 Autoregulation 24
2.3.3 Funktionelle Regulation. 25
2.3.3.1 Blutgaseinflüsse 25
2.3.3.2 Ionale Einflüsse 26
2.3.3.3 Andere mögliche Regulationsprinzipien. 26
2.4 Hirnischämie. 27
2.4.1 Ischämieschwellen und Penumbra 28
2.4.2 Ablauf einer ischämischen Schädigung. 30
2.5 Ischämisches Hirnödem 31
2.6 Literatur 32

3 **Epidemiologie und Klassifizierung der Schlaganfälle** 33
3.1 Epidemiologie zerebrovaskulärer Erkrankungen 33
3.1.1 Definitionen 33
3.1.2 Beschreibende Epidemiologie 34
3.1.2.1 Prävalenz 34
3.1.2.2 Mortalität und Inzidenz 34

3.1.3   Risikofaktoren   37
3.1.4   Verlauf und Prognose   39
3.1.4.1   Asymptomatische extrakranielle Gefäßprozesse.   42
3.2   Definitionen und Einteilung der Schlaganfälle ...   44
3.2.1   Ischämie oder Blutung?   44
3.2.2   Einteilung der Ischämien   46
3.2.2.1   Einteilung nach dem zeitlichen Verlauf   47
3.2.2.2   Einteilung nach Gefäßterritorien   50
3.2.2.3   Weitere Klassifikationsansätze.   51
3.2.3   Versuch einer pathogenetischen Zuordnung der Infarkte
           aufgrund computertomographischer und angiologischer Befunde .   52
3.3   Literatur   53

4   **Klinische Syndrome, Pathogenese und Differentialdiagnose**   55
4.1   Symptome und Syndrome – zeitliche und topische Aspekte   55
4.1.1   Karotisstromgebiet   56
4.1.1.1   Arteria carotis   56
4.1.1.2   Äste aus dem Karotissiphon   59
4.1.1.3   Arteria cerebri media   63
4.1.1.4   Arteria cerebri anterior   66
4.1.1.5   Extraterritoriale Zonen   68
4.1.2   Vertebralis-Basilaris-Stromgebiet.   69
4.1.2.1   Aortenbogennahe Äste und extrakranielle A. vertebralis   70
4.1.2.2   Intrakranielle A. vertebralis und Kleinhirnarterien   72
4.1.2.3   A. basilaris und Äste   73
4.1.2.4   Penetrierende Endarterien   77
4.1.2.5   Arteria cerebri posterior.   77
4.2   Pathogenetische Aspekte   79
4.2.1   Arteriosklerose   79
4.2.2   Arterielle Dissektion.   82
4.2.3   Fibromuskuläre Dysplasie   85
4.2.4   Arteriitis   87
4.2.5   Dilatative Arteriopathie.   89
4.2.6   Nichtarteriosklerotische Vaskulopathien   90
4.2.7   Andere, ungewöhnliche Ursachen   94
4.3   Sonderformen   94
4.3.1   Asymptomatische Gefäßprozesse.   94
4.3.2   Multi-Infarktsyndrome   95
4.3.2.1   Subkortikale arteriosklerotische Enzephalopathie (SAE)   95
4.3.2.2   Sogenannte „Multiinfarktdemenz"   95
4.3.2.3   Bihemisphärische korrespondierende Läsionen   96
4.4   Differentialdiagnose.   97
4.5   Hirnvenen-Sinus-Thrombosen.   97
4.6   Literatur   98

5 **Diagnostik** 103
5.1 Anamnese und klinische Befunde 103
5.1.1 Allgemeineindruck und Allgemeinbefunde 103
5.1.2 Neurologische Anamnese und Untersuchungsbefunde 104
5.1.3 Neuropsychologische Symptome 105
5.1.3.1 Aphasien 105
5.1.3.2 Apraxien 107
5.1.3.3 Anosognosie und Neglekt 109
5.1.4 Vaskuläre Vorfelddiagnostik 109
5.1.5 Kardiologische Diagnostik 111
5.1.6 Labordiagnostik 112
5.2 Ultraschalldiagnostik 113
5.2.1 Kontinuierliche (CW) – und gepulste (PW)-Dopplerverfahren . . . 114
5.2.1.1 Indirekte Methoden 114
5.2.1.2 Direkte Methoden 116
5.2.2 Echotomographie, Duplex-System-Analyse und farbkodierte Doppler-Echotomographie 121
5.2.3 Transkranielle Dopplersonographie 126
5.3 Computerassistierte bildgebende Verfahren 130
5.3.1 Kraniale Computertomographie 130
5.3.1.1 Zeitliche Entwicklung der CT-Befunde 130
5.3.1.2 Makroangiopathien 134
5.3.1.3 Mikroangiopathien 140
5.3.1.4 CT-Befunde im vertebrobasilären Territorium 143
5.3.1.5 Methodische Grenzen und Mischbilder 147
5.3.1.6 Sekundär hämorrhagische Infarkte 148
5.3.2 Magnetische Resonanztomographie (MRT) 152
5.3.3 Andere bildgebende Verfahren (PET, SPECT) 156
5.4 Elektrophysiologische Untersuchungen 158
5.4.1 Elektroenzephalographie (EEG) 158
5.4.2 Evozierte Potentiale (EP) 160
5.4.2.1 Visuell evozierte Potentiale (VEP) 160
5.4.2.2 Akustisch evozierte Hirnstammpotentiale (AEHP) 160
5.4.2.3 Somatosensibel evozierte Potentiale (SEP) 163
5.4.3 Topographische EEG-Analyse ("brain mapping") 164
5.4.4 Transkranielle Magnetstimulation 165
5.5 Zerebrale Angiographie 166
5.5.1 Indikationen zur Angiographie 166
5.5.2 Technik der Angiographie 167
5.5.3 Exemplarische angiographische Befunde 168
5.5.4 Interventionell-neuroradiologische Maßnahmen 178
5.5.4.1 Perkutane transluminale Angioplastie (PTA) 178
5.5.4.2 Lokale Fibrinolysetherapie 178
5.6 Literatur 178

6   **Therapie und Prophylaxe** 181
6.1   Allgemeine Therapie 181
6.1.1   Internistische Begleitkrankheiten 181
6.1.2   Atemwege 181
6.1.3   Herz 182
6.1.4   Hochdruck 182
6.1.5   Diabetes mellitus 183
6.1.6   Wasser- und Elektrolythaushalt 183
6.1.7   Sonstige Maßnahmen 184
6.1.8   Allgemeine pflegerische Maßnahmen 184
6.2   Spezielle Therapie in der Akutphase 185
6.2.1   Vorbemerkungen zur Therapie ischämischer Hirninfarkte 185
6.2.2   Arzneimittel, die die Perfusion des ischämischen Hirngewebes
          verbessern sollen 185
6.2.2.1   Maßnahmen, die die rheologischen Eigenschaften des Blutes
          verbessern 185
6.2.2.2   Vasopressorische Arzneimittel 187
6.2.2.3   Vasodilatantien 187
6.2.2.4   Aminophyllin 188
6.2.2.5   Prostazyklin 188
6.2.3   Arzneimittel, die in den Blutgerinnungsmechanismus eingreifen . . 189
6.2.3.1   Antikoagulantien 189
6.2.3.2   Thrombolytika 191
6.2.4   Arzneimittel, die das ischämische Hirngewebe schützen sollen . . . 192
6.2.4.1   Barbiturate 192
6.2.4.2   Kalziumantagonisten 192
6.2.4.3   Weitere Therapieansätze 193
6.2.5   Medikamentöse Behandlung des ischämischen Hirnödems 193
6.2.5.1   Kortikoide 193
6.2.5.2   Hyperosmolare Substanzen 194
6.2.6   Therapie entzündlicher zerebraler Gefäßprozesse 195
6.2.6.1   Therapie der Immunvaskulitiden 195
6.2.6.2   Therapie spezifisch-infektiöser Vaskulitiden 196
6.3   Prophylaxe der Hirnischämie 196
6.3.1   Medikamentöse Prophylaxe der Hirnischämie 196
6.3.1.1   Thrombozytenaggregationshemmer 196
6.3.1.2   Antikoagulantien 197
6.3.2   Operative Prophylaxe 198
6.3.2.1   Karotis-Thrombendarterektomie 198
6.3.2.2   EC-IC-Bypassoperation 199
6.3.2.3   Andere Operationsverfahren 200
6.4   Rehabilitation bei zerebrovaskulären Erkrankungen 201
6.4.1   Strategien neurologischer Rehabilitation 202
6.4.2   Therapieauswahl und -planung 205
6.4.3   Effizienzkontrolle und Prädiktoren für den Therapieerfolg 205
6.4.4   Neuere Techniken in der neurologischen Rehabilitation 207
6.5   Literatur 208

Sachverzeichnis 215

1 Angewandte Anatomie der Hirnarterien

Vier Arterien versorgen das Gehirn mit Blut: die beiden Karotiden und die beiden Vertebralarterien. Obwohl diese vier Gefäße letztendlich über ein basales arterielles Netzwerk, den Circulus arteriosus *Willisi,* und Anastomosen an der Hirnoberfläche, die *Heubner*schen Anastomosen, miteinander verknüpft sind, ist es zweckmäßig, eine Einteilung in ein vorderes (Karotis-Media-Anterior) und ein hinteres (Vertebralis-Basilaris-Posterior) Versorgungsgebiet vorzunehmen (Gillian 1957, 1968; Lazorthes 1961; Kaplan u. Ford 1966; Gänshirt 1972; Seeger 1978; Dorndorf 1983; Duus 1983).

Die extrakraniellen hirnversorgenden Arterien unterscheiden sich in ihrem Wandaufbau nicht von anderen Körperarterien. Nach Durchtritt der großen extrakraniellen hirnversorgenden Arterien durch die Schädelbasis ändert sich der Aufbau der Arterienwand. Sie wird wesentlich dünner, z. T. durch Verringerung des Durchmessers der Tunica media (Muskularis), vor allem aber wegen der erheblichen Reduktion der Tunica externa (Adventitia).

Die Tunica media ist bei den im Subarachnoidalraum verlaufenden großen intrakraniellen Arterien (lange und kurze Zirkumferenzarterien) nur etwa halb so dick wie bei im Lumen vergleichbaren extrakraniellen Arterien. Dies ist vor allen Dingen auf einen Verlust an elastischen Elementen bei einer relativen Vermehrung muskulärer Anteile zurückzuführen. Die Adventitia ist auf knapp ⅕ im Vergleich zu extrakraniellen Arterien reduziert. Diese Einsparung an Stützmaterial wird durch den Verlauf der Arterien innerhalb des nur wenig komprimierbaren Liquorraums und durch die starre Schädelkapsel kompensiert. Bei den dünnen perforierenden Arterien ist die Wandstärke der Muskularis noch weiter reduziert (Lehrer 1968).

Die hirnversorgenden Gefäße besitzen keine Vasa vasorum, ihre Ernährung erfolgt durch Lücken in der Membrana elastica interna, aus denen die Muskelzellen der Muskularis ihre Nährstoffe beziehen.

Die Muskelfasern der mittleren Gefäßwand sind quer zum Gefäßverlauf angeordnet. An den Verbindungsstellen der basalen Gefäße und beim Abgang der direkt penetrierenden paramedianen Arterien wird dieser Aufbau gestört, da die zentralen Gefäße, z. B. die Aa. lenticulostriatae, nahezu rechtwinklig aus den Hauptgefäßen entspringen. Hierdurch entsteht eine Irregularität der Muskelentwicklung mit der Entwicklung von muskelschwachen Stellen und Muskellücken. An diesen Schwachstellen kommt es bevorzugt zur Ausbildung von Aneurysmen. Die Abgänge der zentralen Gefäße sind auch besonders von Rhexisblutungen bedroht.

1.1 Extrakranielle Gefäßverhältnisse

Die rechte A. carotis entsteht aus der Teilung des Truncus brachiocephalicus in die A. subclavia und die A. carotis communis, links geht die A. carotis communis direkt aus dem Aortenbogen ab. Die Vertebralarterien stammen aus den Aa. subclaviae (Abb. 1.1). Varianten des Abgangs der großen hirnversorgenden Gefäße aus dem Aortenbogen sind nicht selten: Die linke Karotis kann aus dem rechten Truncus brachiocephalicus hervorgehen, die Vertebralarterien können einseitig oder doppelseitig direkt aus dem Aortenbogen entspringen oder sie können hypoplastisch oder einseitig gar nicht angelegt sein. Die deskriptive Anatomie der hirnversorgenden Arterien wird nur kurz zusammengefaßt, zur detaillierten Beschreibung sei auf die entsprechenden anatomischen und neuroradiologischen Lehrbücher verwiesen.

Die A. carotis communis teilt sich etwa in Höhe des Schildknorpels in die Aa. carotis interna und externa auf. Diese Region ist besonders häufig von arteriosklerotischen Plaques und Stenosen betroffen. Während sich die A. carotis externa schon sehr bald in ihre Hauptäste aufteilt, läuft die A. carotis interna in der Regel ohne weitere Aufzweigung bis zum Canalis caroticus an der Schädelbasis. Dieser Abschnitt wird als

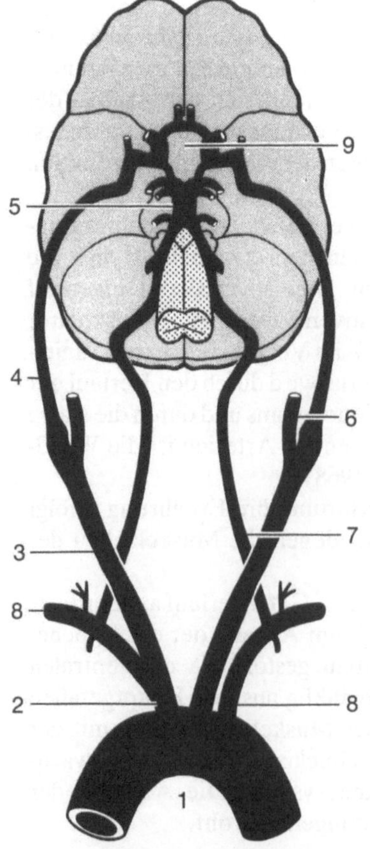

Abb. 1.1. Schematische Darstellung von Aortenbogen und Hauptarterienstämmen des Gehirns. (Nach Dorndorf 1983)

extrakranielles oder zervikales Segment bezeichnet. Danach verläuft die Karotis zunächst durch ihren Knochenkanal im Felsenbein (Pars petrosa) und erreicht dann in der Nähe des Klivus den Sinus cavernosus (intrakavernöser Abschnitt). Im Sinus cavernosus bildet die Karotis eine Schleife, Karotissiphon genannt. Aus dem Karotissiphon entspringen u. a. Arterien zur Hypophyse und zu den Corpora mamillaria. Etwa in Höhe des vorderen Klinoidfortsatzes durchdringt die Karotis die Dura mater und verläuft danach im Subarachnoidalraum.

Die beiden Aa. vertebrales entspringen aus den Aa. subclaviae. Sie verlaufen durch die Foramina transversaria der oberen sechs Zervikalkörper, umrunden den lateralen Teil des Atlas (Atlasschleife) und treten durch das Foramen magnum in die hintere Schädelgrube ein (Takahashi 1974).

Oft ist eine (meist die linke) Vertebralarterie kaliberstärker angelegt, manchmal ist eine Vertebralis stark hypoplastisch oder fehlt. Auch im intrakraniellen Segment gibt es Variationen: So kann z. B. eine A. vertebralis in einer A. cerebelli inferior posterior enden, ohne einen Zusammenfluß mit der anderen Vertebralarterie zu bilden. Diese Variation, bei der eine Vertebralis die Basilaris vollständig versorgt, wird symptomfrei toleriert.

1.2 Intrakranielle Gefäßverhältnisse

Die vier Hauptarterien werden über den Circulus arteriosus *Willisi* miteinander an der Schädelbasis verbunden. Grundsätzlich können die Hirnarterien in *lange Zirkumferenzarterien,* in *kurze Zirkumferenzarterien* und in *paramediane, perforierende Arterien* eingeteilt werden (Duvernoy 1978). Die langen Zirkumferenzarterien entspringen aus dem Circulus arteriosus und verlaufen an der Hirnoberfläche, meist in den Rindenfurchen, über die laterale und vordere Konvexität bis zur Haubenregion. Auf ihrem Weg geben sie kleine Äste in nahegelegene Kortexabschnitte ab. Sie überbrücken sehr lange Distanzen und gehen ein ausgedehntes meningeales Anastomosennetz ein (*Heubner*sche meningeale Anastomosen, Abb. 1.2). Aus den langen Zirkumferenzarterien entspringen die kurzen Zirkumferenzarterien, die nach einem deutlich kürzeren Verlauf ihre intrazerebralen Endaufzweigungen im lateralen oder in laterobasalen Kortexanteilen abgeben. Sie gehen ebenfalls, wenn auch in geringerem Maße, leptomeningeale Anastomosen ein, z. T. auch mit den langen Zirkumferenzarterien.

Aus den proximalen, intrakraniellen Gefäßen, aus dem Circulus arteriosus *Willisi* und den basalen Abschnitten der langen Zirkumferenzarterien entspringt die dritte Gruppe von Hirnarterien, die paramedianen, perforierenden Gefäße, auch als zentrale Arterien bezeichnet. Diese sehr dünnen, fast rechtwinklig aus den Stammarterien entspringenden Gefäße, streben sofort nach intrazerebral und haben im Verhältnis zu ihrem Gefäßlumen einen sehr langen intrazerebralen Verlauf (Abb. 1.3). Sie gehen kaum Anastomosen ein und sind funktionelle Endarterien. Die penetrierenden Arterien versorgen in den Hemisphären die subkortikalen Kerngebiete und große Anteile des Marklagers, während die Zirkumferenzarterien im vorderen Kreislauf überwiegend die Hirnrinde versorgen. Im Hirnstamm ist die Zuordnung der verschiedenen Gefäßterritorien zu den einzelnen Arterientypen besonders gut zu erkennen (Abb. 1.4).

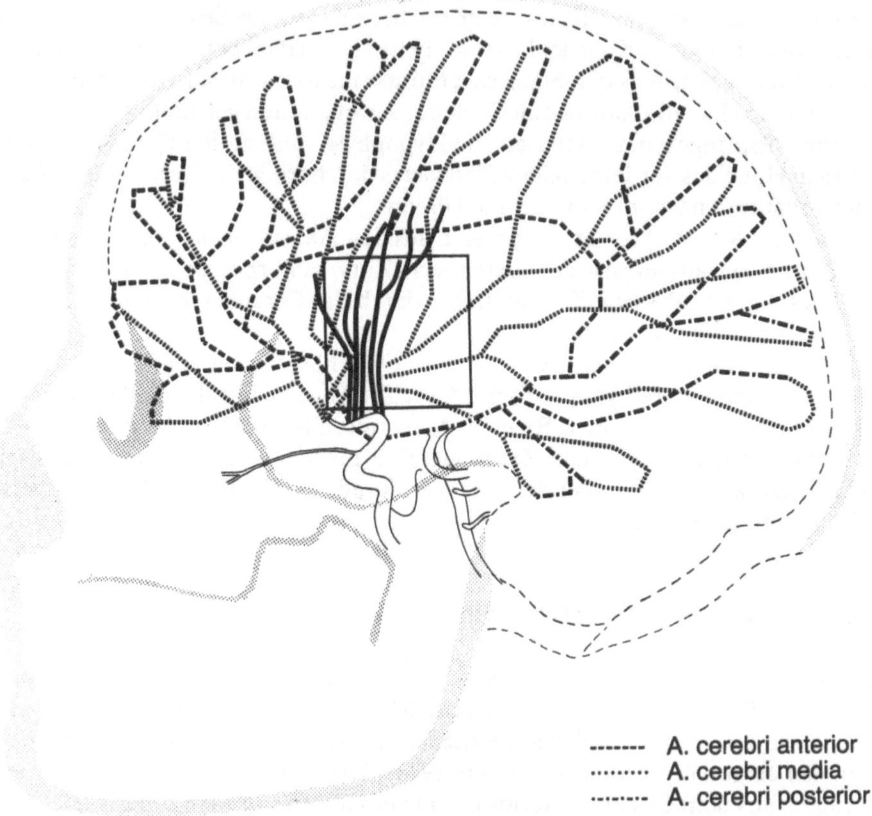

Abb. 1.2. Darstellung der meningealen Pia-Anastomosen von A. cerebri anterior, media und posterior. In der zentralen Einfügung sind die Aa. lenticulastriatae schematisch als Beispiele für nichtkollateralisierte Endarterien eingezeichnet. (Nach einer Zeichnung aus Toole 1984)

Bei der Gefäßversorgung des hinteren Kreislaufs können durch die Beschreibung des Verlaufs der intrakraniellen Arterien zum Hirnstamm und zum Kleinhirn die medianen penetrierenden Arterien (mediale Gruppe), die kurzen zirkumferierenden Arterien (anterolaterale Gruppe) und die langen zirkumferierenden Arterien (posteriore Gruppe) unterschieden werden.

Die penetrierenden Arterien entspringen direkt aus der Basilaris, der Vertebralis oder aus dem proximalen Segment einer Zerebralarterie und treten nach wenigen Millimetern von ventral in den Hirnstamm ein. Sie sind praktisch nicht kollateralisiert und stellen funktionelle Endäste dar, die wieder einen für die Größenverhältnisse des Hirnstamms relativ langen intrazerebralen Verlauf haben. Auch die Aa. thalamoperforantes (aus der A. communicans posterior) und die Aa. chorioideae posteriores entsprechen medialen penetrierenden Arterien. Die großen zerebellaren Hauptäste und die Kollikulararterien sind zirkumferierende Arterien. Sie geben am lateralen Hirnstamm den kurzen, zirkumferierenden Ast für den Hirnstamm ab, während der

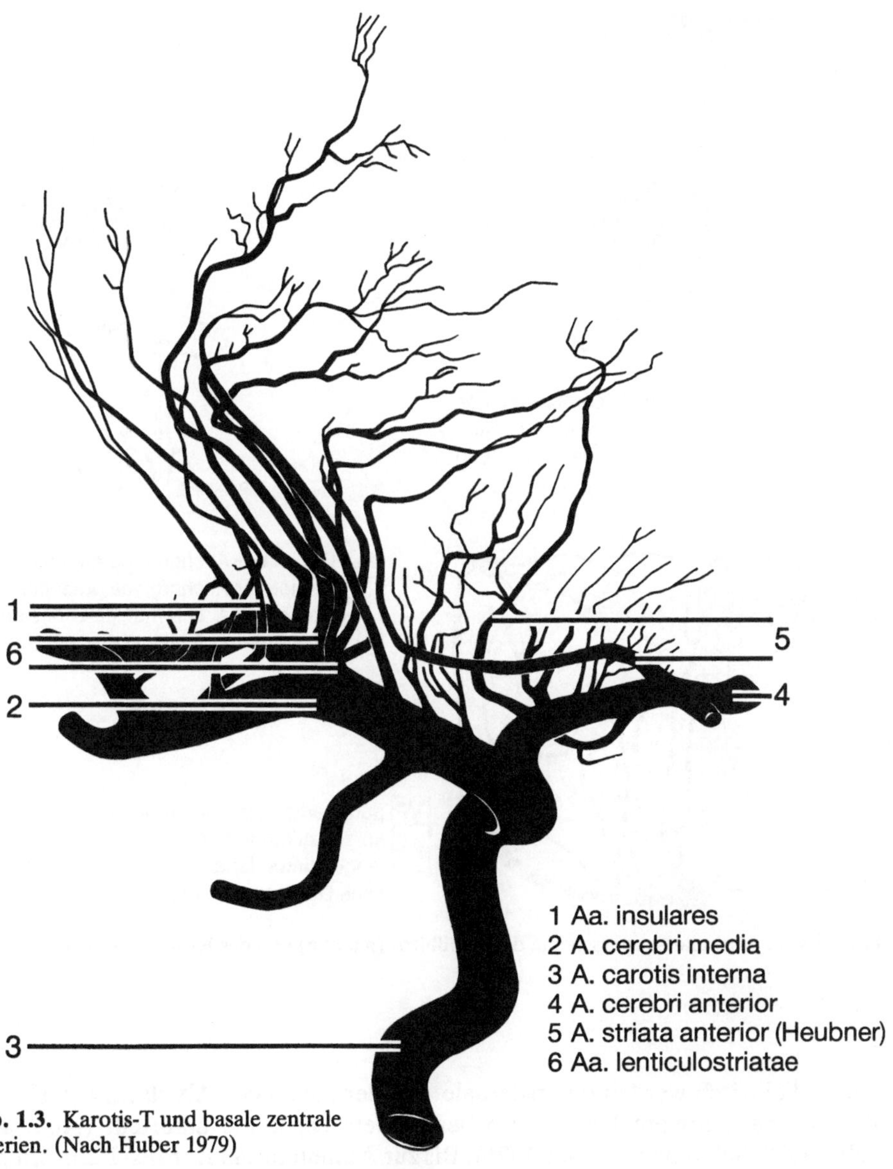

Abb. 1.3. Karotis-T und basale zentrale Arterien. (Nach Huber 1979)

lange zirkumferierende Ast erst dorsolateral Äste in den Hirnstamm abgibt. Die zirkumferierenden Äste gehen ausgiebige Kollateralen ein (s. u.).

1.2.1 Karotis-Media-Anterior-Territorium

Der intraarachnoidale (oder zisternale) Abschnitt der Karotis reicht bis zum Karotis-T, der Aufteilung des Gefäßes in die A. cerebri media und die A. cerebri anterior.

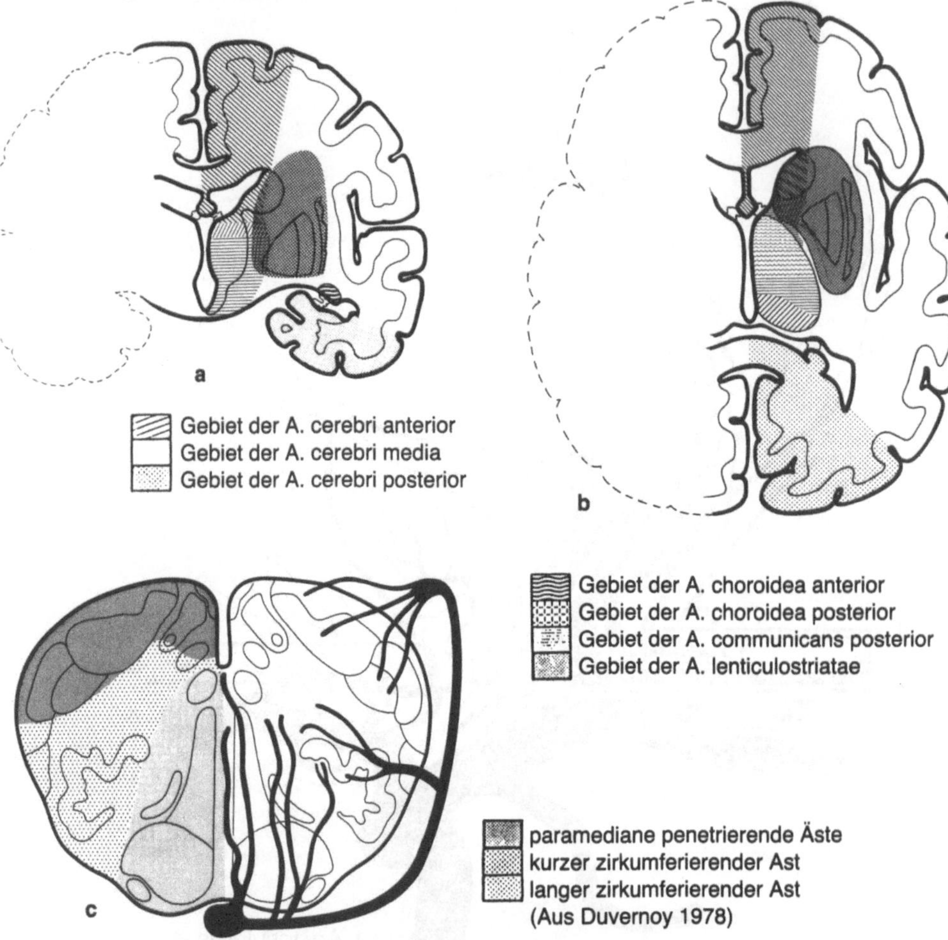

Abb. 1.4 a–c. Vaskularisationsschema des Großhirns (**a** und **b**) und des Hirnstamms (**c**)

Neuroradiologisch werden der zisternale und der kavernöse Abschnitt der Karotis von distal nach proximal in C1–C5 bezeichnete Segmente unterteilt (Abb. 1.5) (Huber 1979; Salomon u. Huang 1976). Bis zur Aufteilung am Karotis-T entspringen wichtige Gefäße aus dem intrakraniellen Verlauf der A. carotis interna, die A. ophthalmica, die A. communicans posterior und die A. chorioidea anterior.
Nachdem die Karotis im zisternalen Abschnitt den N. oculomotorius und den Sehnerven gekreuzt hat, entspringt am Übergang von C2- zum C3-Segment die A. ophthalmica. Über diese werden wesentliche Anastomosen zu Ästen der A. carotis externa gebildet. Ihr Endast ist die A. centralis retinae, eine zerebrale Arterie, die direkt ophthalmoskopisch beurteilt werden kann. Die A. carotis interna beschreibt dann in seitlicher Aufsicht eine nach hinten konvexe Kurve (C1-Segment), aus deren aufsteigendem Schenkel die A. communicans posterior abzweigt. Sie verläuft ziemlich gerade nach hinten und stellt die Verbindung zur A. cerebri posterior her.

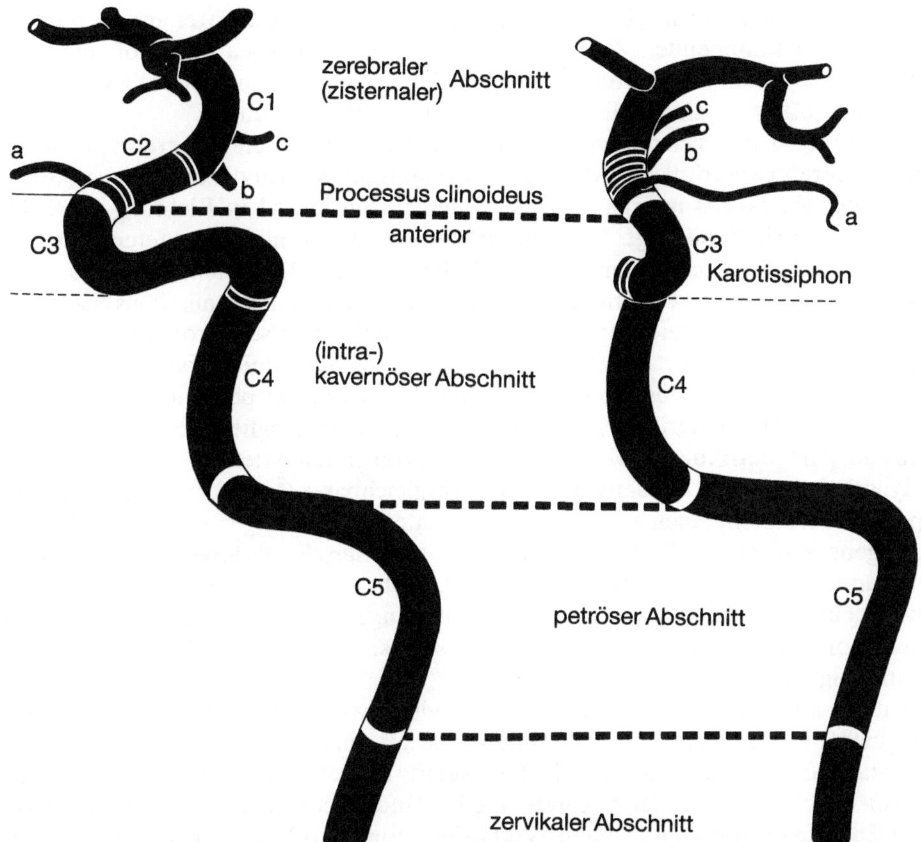

Abb. 1.5. Die Abschnitte der A. carotis interna in seitlicher und antero-posteriorer Ansicht. **a** A. ophthalmica, **b** A. communicans posterior, **c** A. chorioidea anterior. (Nach Huber 1979)

Die A. cerebri posterior entsteht phylogenetisch aus dem Karotisstromgebiet, ist aber bei Primaten meist dem Vertebralis-Basilarisgebiet zuzuordnen. Kaliber und Ausprägung der A. communicans posterior variieren sehr stark. Manchmal ist sie einseitig nicht angelegt, in anderen, seltenen Fällen entspringen beide Posteriores direkt aus der Interna, ohne eine Verbindung zur Basilaris zu haben. Aus der A. communicans posterior und dem proximalen Anteil der A. cerebri posterior entspringen eine Reihe von perforierenden Ästen, die u. a. den Hypothalamus und den Thalamus versorgen und mit einzelnen Ästen auch an der Blutversorgung der hinteren inneren Kapsel teilnehmen (u. a. die Aa. thalamoperforantes posteriores; vgl. auch vertebrobasiläres System).

Wenige Millimeter weiter distal, immer noch im C1-Segment, zweigt die A. chorioidea anterior ab, die in seltenen Fällen auch aus der A. cerebri media entspringen kann. Sie ist ein weiteres Beispiel für eine perforierende Arterie, die u. a. wesentliche Teile der zentralen Sehbahn, des limbischen Systems, der Stammganglien und des hinteren Kapselschenkels versorgt. Im Gegensatz zu den meisten anderen perforie-

renden Arterien geht sie aber eine enge Verbindung mit Ästen ihrer aus der hinteren Zirkulation stammenden Zwillingsarterie, der A. chorioidea posterior, ein. Dies erklärt, warum im Ausbreitungsgebiet der A. chorioidea anterior relativ selten Verschlüsse auftreten, die zu klinisch relevanten Symptomen führen.
Am Karotis-T teilt sich die Interna in ihre beiden Endäste, die A. cerebri media und die A. cerebri anterior. Die Media stellt ihrem Kaliber nach die eigentliche Fortsetzung der A. carotis interna dar. Sie verläuft nach lateral in Richtung *Sylvi*scher Furche, der sie dann folgt. In ihrem proximalen, horizontal gerichteten Abschnitt entspringen der A. cerebri media eine Reihe von zentralen Ästen, die z. T. so dicht nebeneinander in das Gehirn eintreten, daß diese Region anatomisch als Substantia perforata anterior bezeichnet wird. Die einzelnen Gefäßbüschel können zwar anatomisch exakt identifiziert werden, sie werden aber in der Klinik verallgemeinernd als Aa. lenticulostriatae zusammengefaßt. Sie sind als direkt penetrierende Arterien praktisch nicht kollateralisiert. Große Teile der Stammganglien, der inneren Kapsel und des paraventrikulären Marklagers werden von diesen Arterien versorgt, während Hypothalamus und Thalamus ihr Blut aus vergleichbaren Ästen der A. communicans posterior erhalten. Auch aus der A. cerebri anterior entspringen einige weiter rostral gelegene zentrale Gefäße, von denen die *Heubner*sche Arterie einen besonders langen intrazerebralen Verlauf nimmt (vgl. Abb. 1.3). Auch die A. cerebri media wird neuroradiologisch in mehrere Segmente eingeteilt: das M1-Segment entspricht dem horizontalen Abschnitt, M2 dem Inselabschnitt und M3–M5 den weiteren Aufzweigungen der Media.
In der *Sylvi*schen Furche teilt sich die Media etwa in Höhe der Inselrinde (M2-Segment) in die verschiedenen Endäste, die als lange Zirkumferenzarterien nach frontal, parietal und temporal verlaufen. Relativ typisch ist an dieser Stelle zuerst eine Zwei- oder Dreiteilung der A. cerebri media (Bifurkation oder Trifurkation), aus der die Endäste entspringen. Namen, Verlaufsrichtung und Versorgungsgebiet der einzelnen Gefäße sind Abb. 1.6 zu entnehmen. So versorgt die A. temporalis anterior den vorderen Temporalpol. Sie ist der erste konstante Ast der A. cerebri media und entspringt schon im horizontalen Abschnitt. Die A. frontalis (orbito-frontalis) versorgt die vordere Konvexität und verläuft über den Frontallappen. Sie geht mit Ästen aus der A. cerebri anterior ausgedehnte Anastomosen ein. Hieraus resultiert eine langgestreckte Grenzzone, auf die noch im Detail eingegangen wird. Weitere Äste verlaufen in Richtung Zentralregion, zum Parietallappen, und schließlich zu den hinteren und lateralen Teilen des Temporallappens. Auch hier bestehen Anastomosen zu Zirkumferenzarterien aus dem Anterior- und Posteriorausbreitungsgebiet. Etwa 70% der beiden Großhirnhemisphären werden über die beiden Aa. cerebri mediae versorgt.
Die beiden Aa. cerebri anteriores werden durch die A. communicans anterior miteinander verbunden. In ihrem horizontalen Verlauf (A1) zweigen die schon erwähnten direkten paramedianen Äste ab, die z. B. das Caput nuclei caudati, das Putamen und die vordere Kommissur versorgen. Die einzelnen Endäste der A. cerebri anterior sind wieder lange Zirkumferenzarterien. Besonders an den Beispielen der A. callosomarginalis und der A. pericallosa kommt deutlich zum Ausdruck, daß es sich in der Tat um „umschlingende" Arterien handelt.
Nicht selten finden sich erhebliche individuelle Variationen in der Anatomie der A. cerebri anterior, vor allem bedingt durch Normabweichungen der A. communicans

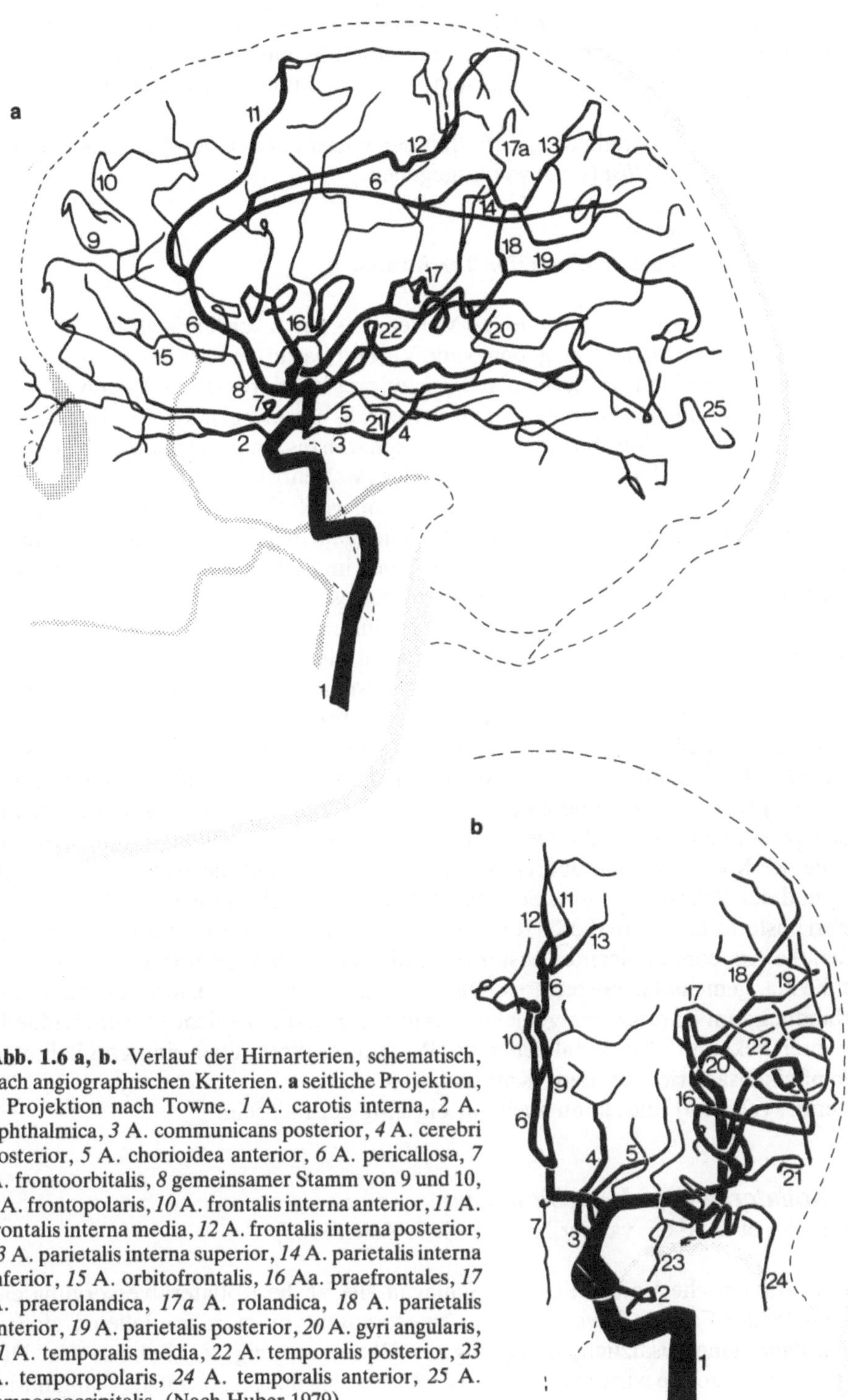

Abb. 1.6 a, b. Verlauf der Hirnarterien, schematisch, nach angiographischen Kriterien. **a** seitliche Projektion, **b** Projektion nach Towne. *1* A. carotis interna, *2* A. ophthalmica, *3* A. communicans posterior, *4* A. cerebri posterior, *5* A. chorioidea anterior, *6* A. pericallosa, *7* A. frontoorbitalis, *8* gemeinsamer Stamm von 9 und 10, *9* A. frontopolaris, *10* A. frontalis interna anterior, *11* A. frontalis interna media, *12* A. frontalis interna posterior, *13* A. parietalis interna superior, *14* A. parietalis interna inferior, *15* A. orbitofrontalis, *16* Aa. praefrontales, *17* A. praerolandica, *17a* A. rolandica, *18* A. parietalis anterior, *19* A. parietalis posterior, *20* A. gyri angularis, *21* A. temporalis media, *22* A. temporalis posterior, *23* A. temporopolaris, *24* A. temporalis anterior, *25* A. temporooccipitalis. (Nach Huber 1979)

anterior. Manchmal stammen beide Aa. pericallosae aus einem Anteriorsegment, während der andere horizontale Anteriorabschnitt hypoplastisch ist oder fehlt. Die Perikallosa kann auch 3fach angelegt sein, manchmal finden sich multiple Aa. communicantes.
In Abb. 5.12 ist darüber hinaus die Vielfalt der Variationen in der Ausgestaltung des Circulus arteriosus *Willisi* (s. u.) wiedergegeben.

1.2.2 Vertebralis-Basilaris-Posterior-Territorium

Vor dem Zusammenschluß der beiden Vertebrales zur A. basilaris an der Basis der Brücke, aber schon intradural, geben beide Vertebralarterien Äste für die A. spinalis anterior und die beiden Aa. cerebellares posteriores inferiores (PICA) ab (Abb. 1.7). Diese im intrakraniellen Segment der A. vertebralis entspringenden Arterien versorgen die lateralen und dorsalen Kleinhirnhemisphären bis hin zum Kleinhirnwurm, die Kleinhirnkerne und den Plexus chorioideus des IV. Ventrikels. Einige ganz proximal abgehende Äste versorgen den Hirnstamm von ventral (paramediane Äste), ein zirkumferierender Ast erreicht die Medulla oblongata in ihrem dorsolateralen Anteil („*Wallenberg*-Arterie"). In variabler Höhe, auch im Seitenvergleich, gehen von der A. basilaris die Aa. cerebelli inferiores anteriores (AICA) ab, die den ventralen Anteil der Kleinhirnrinde, einen Teil des Kleinhirnmarklagers und die Kleinhirnkerne versorgen. Auch dieser Ast gibt proximal kleine Seitenäste für die Medulla oblongata und die Brücke ab. Von ihr zweigt meist die A. labyrinthi (auditiva) ab, sie kann aber auch direkt aus der Basilaris, aus dem intrakraniellen Teil der A. vertebralis und aus der PICA abgehen. Die Basilaris gibt danach eine Reihe von direkten Ästen zum Hirnstamm ab (Duvernoy 1978). Die nächsten großen Äste sind die Kollikulararterien und die oberen Zerebellarterien (Aa. cerebellares superiores). Sie entspringen knapp unterhalb des Basilariskopfes. Von ihnen werden dorsorostrale Anteile des Kleinhirns, die oberen Kleinhirnstiele und ventrale Anteile des Mittelhirns und der Brücke versorgt. Schließlich teilt sich die Basilaris in die beiden Aa. cerebri posteriores auf. In dieser Region entspringen u. a. die Aa. chorioideae posteriores, die Aa. communicantes posteriores, die Aa. thalamoperforantes posteriores und die Aa. geniculatae posteriores. Die Aa. communicantes posteriores stellen die Verbindung zum Karotisstromgebiet dar. Auch hier sind erhebliche intraindividuelle Varianten bekannt. Manchmal gehen die Posteriores direkt über eine großkalibrige Kommunikansarterie aus dem Karotissiphon hervor (Karotisversorgungstyp der Posterior, vgl. S. 6), dies kann auch nur einseitig der Fall sein.

1.3 Kollateralen und Anastomosen
(vgl. Fields et al. 1965; vander Eecken 1959; Zülch 1985)

Für das ätiologische Verständnis der Schlaganfälle ist die Kollateralversorgung ein entscheidender Faktor. Physiologische Anastomosen von extrakraniellen Gefäßen stellen dabei eine zusätzliche Sicherung der Blutversorgung des Gehirns dar. Die wichtigste Kollaterale wird zwischen A. carotis externa über A. facialis, A. angularis, A. ophthalmica zum Karotissiphon hergestellt. Ebenfalls sehr häufig besteht eine

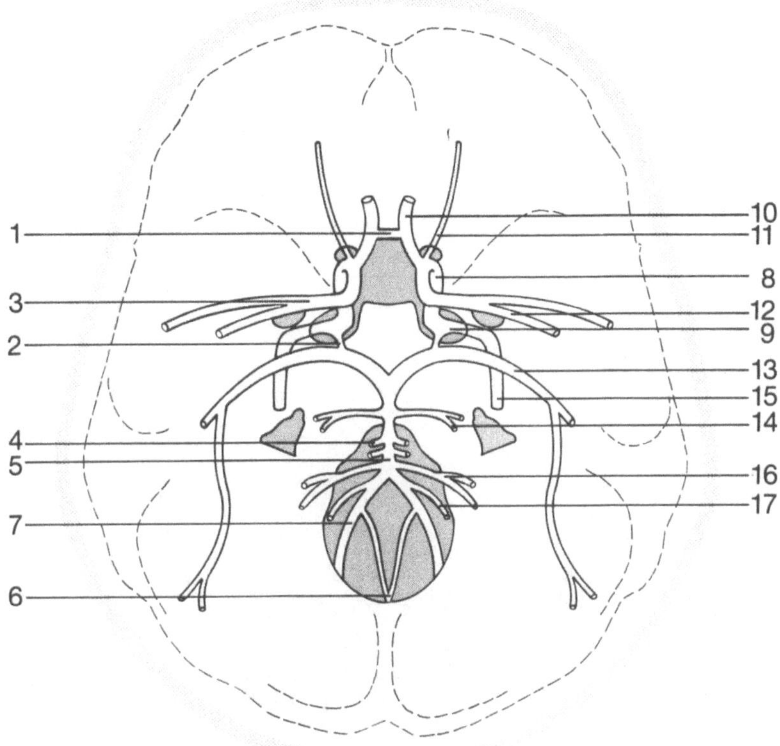

1 A. communicans anterior	7 A. vertebralis	13 A. cerebri posterior
2 A. communicans posterior	8 Karotis-T	14 A. cerebelli superior
3 A. cerebri media	9 Karotissiphon	15 A. carotis interna
4 Rr. ad pontem	10 A. cerebri anterior	16 A. cerebelli inferior anterior
5 A. basilaris	11 A. ophthalmica	17 A. cerebelli inferior posterior
6 A. spinalis anterior	12 Mediaäste	

Abb. 1.7. Schematische Darstellung nach Hirnarterien an der Schädelbasis mit Circulus arteriosus *Willisi*

Kollaterale zwischen der A. carotis externa, der A. occipitalis externa und Muskelästen zur A. vertebralis. Über dem Truncus thyreocervicalis können direkte Verbindungen zur A. vertebralis hergestellt werden. Im Einzelfall existieren auch Kollateralen über die A. pharyngea ascendens oder über meningeale Äste (Abb. 1.8).
Ob und inwieweit diese Anastomosen beim Verschluß eines der zuführenden Gefäße wirklich hilfreich sind, hängt vermutlich von einer Reihe von Faktoren ab, deren individuelle Bedeutung gar nicht endgültig definiert werden kann. Daß die Möglichkeit zum Wirksamwerden einer Anastomose vom Lumen der Gefäßverbindung und vermutlich vom Druckgefälle abhängt, ist nicht überraschend. Möglicherweise hat es auch einen Einfluß, ob sich ein Gefäßverschluß langsam entwickelt, ob also eine Kollaterale in ihre Funktion „hineinwachsen" kann, oder ob der Gefäßverschluß akut, z. B. embolisch besteht. Auf der anderen Seite muß man aber auch bedenken, daß bis zu einer Lumeneinengung von mehr als 70% noch kein entscheidender Druckabfall hinter der Stenose entsteht, so daß ein „Training" der Kollateralen wohl

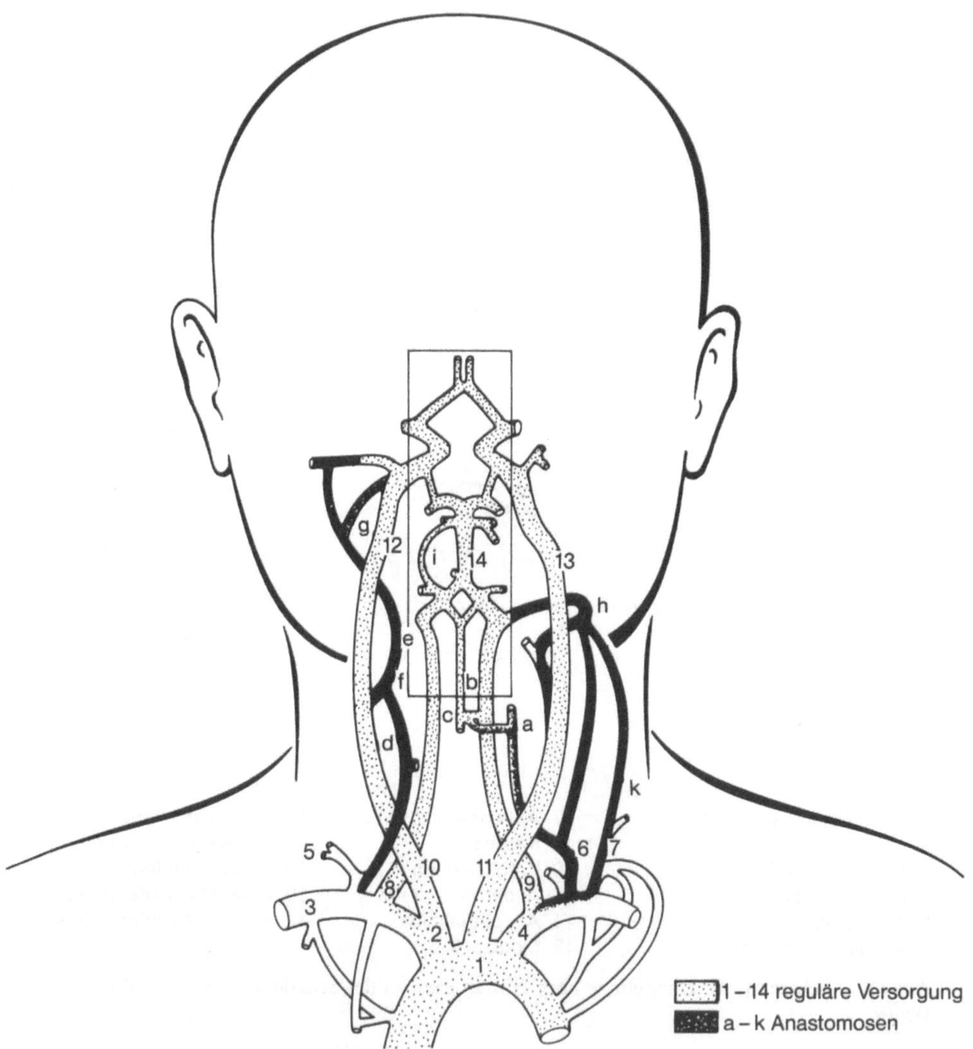

Abb. 1.8. Vom Aortenbogen aufsteigende Kollateralen (a–k). *1* Arcus aortae, *2* Truncus brachiocephalicus, *3, 4* A. subclavia, *5, 6* Truncus thyreocervicalis, *7* Truncus costocervicalis, *8, 9* A. vertebralis, *10, 11* A. carotis communis, *12, 13* A. carotis interna, *14* A. basilaris, *a* A. cervicalis ascendens, *b* Rr. radiculares et spinales, *c* A. spinalis anterior, *d* A. occipitalis r. descendens, *e* A. thyreoidea superior, *f* A. carotis externa, *g* A. ophthalmica, *h* A. caroticotympanica, *i* Aa. cerebelli inferior et superior, *k* A. cervicalis profunda. (Modifiziert nach Gänshirt 1972)

erst bei höhergradigen Stenosen eintritt. Erstaunlich ist auch, daß in Funktion getretene Anastomosen sehr schnell ihr Lumen dem Bedarf an Blutversorgung entsprechend vergrößern können.

Der Circulus arteriosus *Willisi* verbindet die Gefäße des Karotis- und Vertebralissystems beider Seiten (s. Abb. 1.7). Er unterliegt erheblichen Variationen. Manchmal sind einzelne Glieder dieses Zirkels gar nicht angelegt. Bei intaktem basalen Netzwerk kann der Verschluß eines, manchmal auch zweier zuführender extrakranieller Gefäße lange toleriert werden. Als zweites wesentliches Anastomosensystem fungieren die meningealen Verbindungen zwischen A. cerebri anterior und cerebri media (parasagittale Grenzzone) zwischen Media, Posterior- und Anteriorstromgebiet (parietookzipitale Grenzzone) und über den Kleinhirnhemisphären. Neben diesen in den meisten Fällen vorhandenen Kollateralen zwischen intrakraniellen Gefäßanteilen findet man immer wieder einmal auch ganz überraschende zusätzlich angelegte Kollateralkreisläufe, bei denen beispielsweise die A. spinalis anterior oder durale Verbindungsäste wesentlich zur Aufrechterhaltung der Funktion beitragen. Eine Schwachstelle in diesem System sind die direkt penetrierenden Arterien (zentrale Äste), die als funktionelle Endarterien kaum kollateralisiert sind. Ein Verschluß solcher Gefäße führt daher praktisch immer zu Infarkten.

1.4 Arterielle Anatomie und Infarkttypologie

Pathologisch-anatomische, angiologische und computertomographisch-morphologische Befunde enthalten oft einen Hinweis auf den Entstehungsmechanismus eines ischämischen Infarktes. Vor allem auf Grund der durch die Computertomographie und die magnetische Resonanztomographie intravital zu erhaltenen morphologischen Beschreibung eines Infarktbezirkes lassen sich verschiedene Infarkttypen unterscheiden. Grad und Ausdehnung der einzelnen Infarktregionen werden nicht nur durch den *Ort der Läsion* oder das *Ausmaß einer Verengung* des zuführenden Gefäßes, sondern auch durch *Grad und Qualität der Anastomosen* definiert (Abb. 1.9). Im Kapitel über die computertomographischen Befunde wird ausführlich auf die

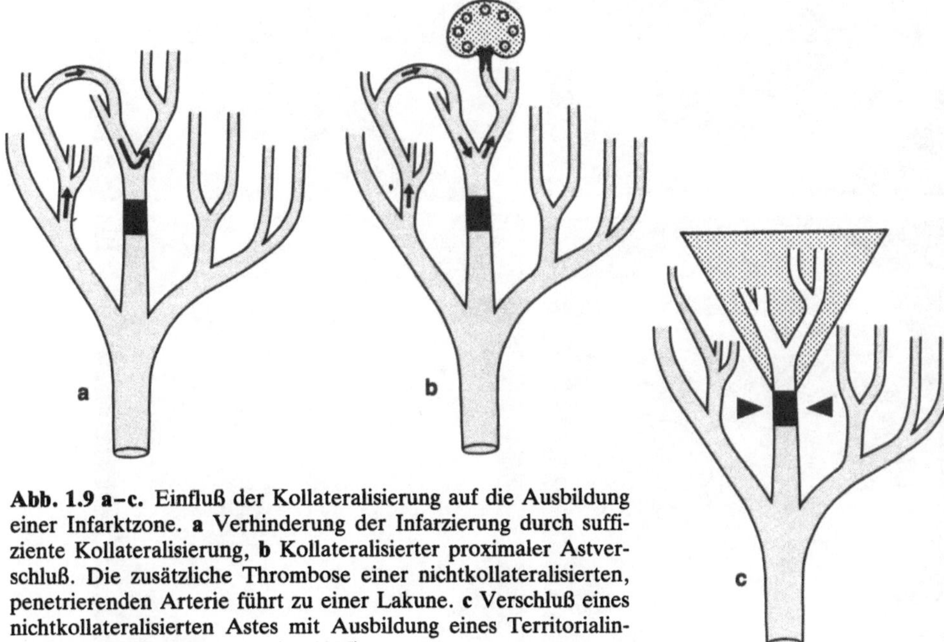

Abb. 1.9 a–c. Einfluß der Kollateralisierung auf die Ausbildung einer Infarktzone. **a** Verhinderung der Infarzierung durch suffiziente Kollateralisierung, **b** Kollateralisierter proximaler Astverschluß. Die zusätzliche Thrombose einer nichtkollateralisierten, penetrierenden Arterie führt zu einer Lakune. **c** Verschluß eines nichtkollateralisierten Astes mit Ausbildung eines Territorialinfarktes (Modifiziert nach Zülch 1985)

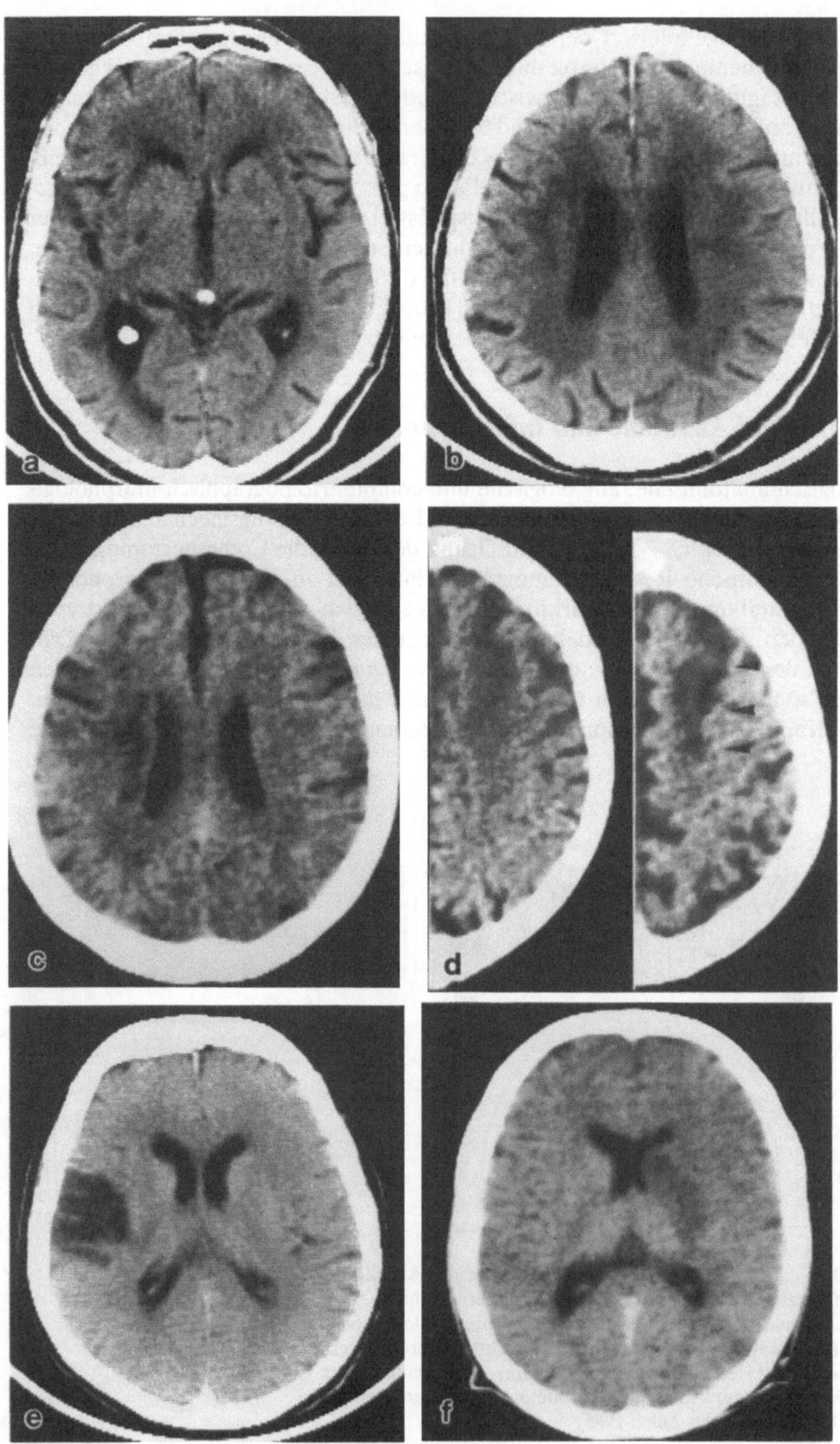

Abb. 1.10

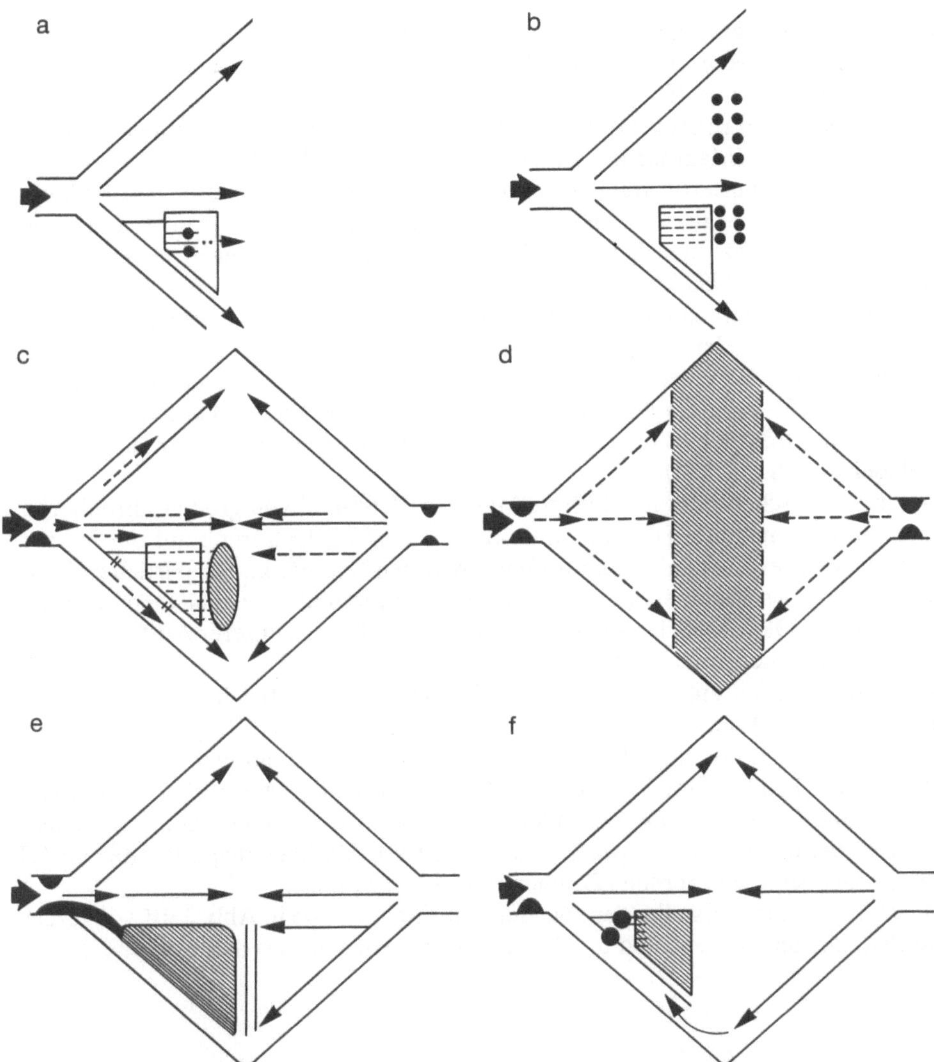

Abb. 1.11 a–f. Schematische Darstellung der pathogenetischen Vorstellungen, die den Infarkten in Abb. 1.10 a–f zugrunde liegen

Abb. 1.10 a–f. Charakteristische Beispiele für die verschiedenen Formen der mikro- und makroangiopathischen Insulte. **a** Status lacunaris bei zerebraler Mikroangiopathie mit bilateralen Lakunen in den Stammganglien. **b** Diffuse Dichteminderung des Marklagers mit einzelnen eingelagerten paraventrikulären Lakunen (subkortikale arteriosklerotische Enzephalopathie, M. *Binswanger*). **c** Subkortikal-paraventrikuläre Läsion (Endstrominfarkt). **d** Extraterritorial gelegene subkortikale Läsion im Grenzzonengebiet zwischen Anterior- und Mediaversorgungsgebiet (Grenzzoneninfarkt). **e** Territorialinfarkt der mittleren Mediaastgruppe. **f** Typischer Infarkt im Versorgungsgebiet der Aa. lenticulostriatae. Die Beispiele sind so ausgewählt, daß jede der Läsionen eine gleichartige klinische Symptomatik, nämlich eine zentrale, brachiofazial betonte Hemiparese rechts hervorrufen könnte. Gleichzeitig sind bei der vorliegenden Infarktausbreitung auch alle Verlaufsformen flüchtiger, vollständig oder partiell rückbildungsfähiger, kaum rückgebildeter und kompletter Schlaganfälle möglich. Durch die Kombination aus Klinik und zeitlicher Entwicklung des Schlaganfalles allein könnte kein sicherer Rückschluß auf die zugrundeliegende Angiopathie erfolgen

verschiedenen Infarktmuster eingegangen, die hier in Abb. 1.10 exemplarisch dargestellt sind. Ganz wesentlich ist die Information, ob es sich um Läsionen handelt, die überwiegend auf eine Erkrankung oder den Verschluß von nichtkollateralisierten nach intrazerebral penetrierenden, kleinen Arterien (Mikroangiopathien), der großen Hirnarterien (Makroangiopathien) oder beider handelt. Manche Infarkte können im Versorgungsterritorium einer kurzen oder langen Zirkumferenzarterie liegen (Territorialinfarkt) oder sich im Grenzbezirk zwischen zwei miteinander anastomosierenden Gefäßbezirken abspielen (Extraterritorialinfarkt) (Ringelstein et al. 1985; Zeumer u. Hacke 1988; Zülch 1985).

Makroangiopathien können hämodynamisch (Verlust der Druckgradienten), thrombembolisch oder autochthon thrombotisch entstehen. Bei den hämodynamisch bedingten Infarkten unterscheiden wir Endstrominfarkte (im distalen Ausbreitungsgebiet der nicht-kollateralisierten Mediaarterien, „letzte Wiesen") und Grenzzoneninfarkte im Grenzgebiet des Versorgungsgebiets zwischen zwei oder drei großen Gefäßen (vgl. S. 68, 134).

Durch embolischen oder lokal thrombotischen Verschluß von großen Hirnoberflächenarterien entstehen Territorialinfarkte. Sie sind oft keilförmig auf das Versorgungsgebiet (Territorium) der betroffenen Arterien beschränkt. Bei partieller Kollateralisierung des Randbezirks eines solchen Territorialinfarktes entstehen zentrale Infarkte. Die Okklusion der Aa. lenticulostriatae stellt nach unserer Auffassung eine Sonderform dieser Territorialinfarkte dar.

Mikroangiopathien entstehen, wenn die kleinen, dünnen, tief in das Hirngewebe penetrierenden Arterien isoliert oder multipel thrombosieren. Dem entspricht das Infarktmuster der Lakunen. Sie sind Ausdruck einer „Systemkrankheit" der kleinen Hirngefäße (Risikofaktor: Hypertonie). Die subkortikale, arteriosklerotische Enzephalopathie (SAE) ist eine besondere Form dieser Systemkrankheit der kleinen Gefäße, bei der lakunäre Insulte und eine diffuse Marklagerhypodensität im CT gemeinsam gefunden werden (Zeumer et al. 1980, 1981).

Die ätiologischen Vorstellungen, die den Infarkten, wie sie in Abb. 1.10 a–f gezeigt werden, zugrundeliegen, sind in Abb. 1.11 stark schematisiert dargestellt.

1.5 Literatur

Dorndorf W (1983) Schlaganfälle, Klinik und Therapie, 2. Aufl. Thieme, Stuttgart
Duus P (1983) Neurologisch-topische Diagnostik, 3. Aufl. Thieme, Stuttgart
Duvernoy HM (1978) Human brainstem vessels. Springer, Berlin Heidelberg New York
Fields WS, Bruetman ME, Weibel J (1965) Collateral circulation of the brain. Monogr Surg Sci 2: 183
Gänshirt H (1972) Der Hirnkreislauf. Physiologie, Pathologie, Klinik. Thieme, Stuttgart
Gillian LA (1957) General principles of the arterial blood vessels pattern to the brain. Trans Am Neurol Assoc 82: 65
Gillian LA (1968) The arterial and venous blood supplies to the forebrain (including the internal capsule) of primates. Neurology 18: 653
Huber P (1979) Zerebrale Angiographie für Klinik und Praxis, 3. Aufl. Thieme, Stuttgart
Kaplan HA, Ford DH (1966) The brain vascular system. Elsevier, Amsterdam
Lazorthes G (1961) Vascularisation et circulation cerebrale. Masson, Paris
Lehrer HZ (1968) Relative calibre of the cervical internal carotid artery: normal variation with the circle of Willis. Brain 91: 339

Ringelstein EB, Zeumer H, Schneider R (1985) Der Beitrag der zerebralen Computertomographie zur Differentialtypologie und Differentialtherapie des ischämischen Großhirninfarktes. Fortschr Neurol Psychiat 53: 315

Salomon G, Huang YP (1976) Radiologic anatomy of the brain. Springer, Berlin Heidelberg New York

Seeger W (1978) Atlas of topographical anatomy of the brain and surrounding structures. Springer, Wien

Takahashi M (1974) Atlas of vertebral angiography. University Park Press, Baltimore

Toole JF (1984) Cerebrovascular disorders, Third edition, Raven Press, New York

Vander Eecken HM (1959) The anastomoses between the leptomeningeal arteries of the brain Thomas, Springfield, Ill.

Zeumer H, Hacke W, Hündgen R (1981) Subkortikale arteriosklerotische Enzephalopathie: Klinische, CT-morphologische und elektrophysiologische Befunde. Fortschr Neurol Psychiat 49: 223

Zeumer H, Hacke W (1988) Ischämische Insulte. In: Hacke W (Hrsg) Neurologische Intensivmedizin, 2. Aufl. Perimed, Erlangen, S. 89

Zeumer H, Schonsky B, Sturm KW (1980) Predominant white matter involvement in subcortical arteriosclerotic encephalopathy (Binswanger's Disease). J Comput Tomogr 4: 14

Zülch KJ (1985) The cerebral infarct. Pathology, pathogenesis, and computed tomography. Springer, Berlin Heidelberg New York Tokyo

2 Pathophysiologie der Hirnischämie

2.1 Einführung

Das Gewicht des Gehirns beträgt nur 2% des Körpergewichtes, es erhält aber 15% des Herzminutenvolumens und verbraucht 20% des gesamten O_2-Bedarfs des Körpers. Die Energieversorgung wird fast ausschließlich über den Glukosemetabolismus gedeckt. Dabei ist der Substratvorrat im Gehirn in Form von Glukose oder Glykogen begrenzt und reicht nur zur Deckung des Energiebedarfs für etwa 1 min aus. Infolgedessen besteht ein empfindliches Gleichgewicht zwischen O_2-Versorgung und Nährstoffzufuhr über das Blut und dem Energiebedarf des Gehirns. Schon nach wenigen Sekunden der Ischämie treten (zunächst noch keine bleibenden) neurologischen Funktionsstörungen auf.

2.2 Allgemeines zum Metabolismus der Hirnzelle

Wie jede andere lebende Zelle ist auch die Hirnzelle durch ihren Energieumsatz gekennzeichnet. Man unterscheidet 3 verschiedene Umsatzgrößen: Der *Erhaltungsumsatz* entspricht dem minimalen Energieumsatz, der für die Erhaltung der Zellstrukturen unbedingt notwendig ist. Wird er unterschritten, treten irreversible Zellschäden auf, und die Zelle stirbt ab. Der *Bereitschaftsumsatz* entspricht dem Energieumsatz, den eine Zelle zur Aufrechterhaltung ihrer sofortigen, uneingeschränkten Funktionsbereitschaft benötigt. Hierzu gehören z.B. die Aufrechterhaltung bestimmter Konzentrationsgradienten für Natrium und Kaliumionen (Ionenkanäle, Ionenpumpen). Der *Tätigkeitsumsatz* entspricht dem Energieumsatz einer biologisch und funktionell aktiven Zelle (Abb. 2.1).

Das menschliche Gehirn verbraucht im Ruhezustand ca. 3,35 ml Sauerstoff pro 100 g Hirngewebe und Minute. Hauptenergielieferant ist die Glukose; unter physiologischen Bedingungen werden etwa 90% Glukose vollständig oxidativ metabolisiert, während die restlichen 10% anaerob zu Pyruvat abgebaut werden. Nur in verschwindend geringem Maße und praktisch nur unter pathologischen Umständen können auch andere Substrate wie Aminosäuren oder Ketonkörper in den zerebralen Stoffwechsel eingeschleust werden. Die Begrenzung der überhaupt zur Verfügung stehenden Substanzen erfolgt durch die Bluthirnschranke.

Aufgrund der physikalisch-chemischen Eigenschaften der Bluthirnschranke werden die meisten im Serum zirkulierenden hydrophilen Substanzen vom Transfer ins Gehirn ausgeschlossen. Neben der Diffusion entsprechend den Konzentrationsgra-

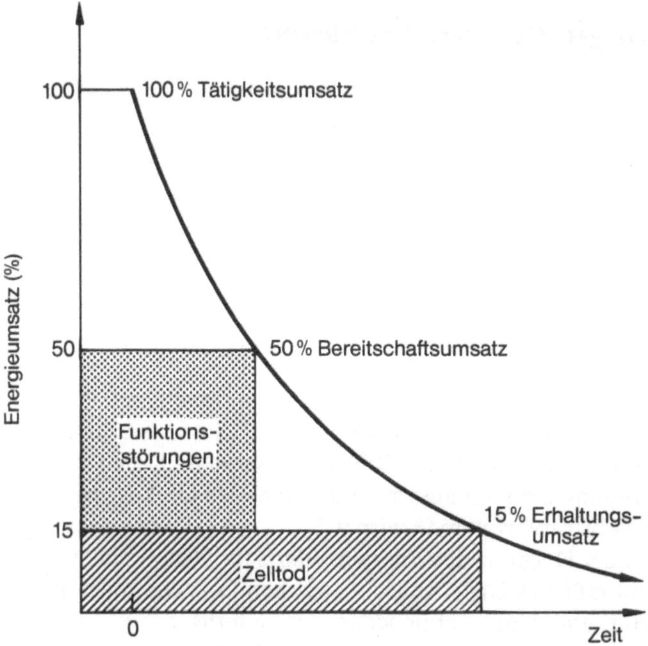

Abb. 2.1. Schematische Darstellung der Begriffe Erhaltungsumsatz, Bereitschaftsumsatz und Tätigkeitsumsatz

dienten für einige Moleküle, z.B. für H_2O und CO_2, kennen wir carriervermittelte Transporte (Glukose, Aminosäuren) (Lund-Anderson 1979). Ionen können durch spezielle, energieverbrauchende Transporte (Ionenpumpen) entgegen dem Konzentrationsgradienten transportiert werden.

Die Energie wird über die Glykolyse und den Zitronensäurezyklus frei (Abb. 2.2), die aerob pro Mol Glukose 38 Mol ATP als energiereiche Phosphate bilanzieren. Die Glukose wird hierbei in der vollständigen Oxidation, also unter aeroben Bedingungen, zu CO_2 und H_2O umgesetzt. Bei normaler Funktion des Gehirns werden etwa 10% der Glukose nur bis zum Pyruvat und Laktat abgebaut und nehmen somit nicht an der weiteren Umsetzung im Zitronensäurezyklus teil. Deshalb entstehen pro Mol Glukose etwa 33 Mol ATP. Aus dem Zitronensäurezyklus resultiert nicht nur der überwiegende Teil der Energieausbeute in Form energiereicher Phosphate, sondern von hier aus nimmt auch eine Palette von Syntheseleistungen, z.B. für Aminosäuren und Transmittersubstanzen, ihren Ausgang. Unter anaeroben Bedingungen fällt die Atmungskette und somit der Zitratzyklus aus. Es entstehen dann aus der verbleibenden anaeroben Glykolyse nur 2 Mol ATP pro Mol Glukose. Ein Teil der freien Energie wird für die vielfältigen Syntheseleistungen verbraucht, die die Zelle strukturell und funktionell intakt halten. Hierzu zählt die Sicherung der Zellmembran und die Regulation des intrazellulären Milieus, das durch das Auftreten einer Reihe von Stoffwechselzwischenprodukten sehr labil ist. Freie Fettsäuren, die beim Abbau von Phospholipiden entstehen und aus denen, je nach der Situation des intrazellulären Milieus, Prostaglandine und Leukotriene, potente Präkursoren von freien Radikalen, entstehen können, sind hier an erster Stelle zu nennen. Eine spezielle Leistung der Neurone ist die (Re-)Synthese von Transmittersubstanzen, die für die Übertragung der bioelektrischen Vorgänge von Zelle zu Zelle und somit für die Funktion des zentralen Nervensystems verantwortlich sind. Schließlich verbraucht die Aufrechterhaltung des Ionenungleichgewichts (Ruhepo-

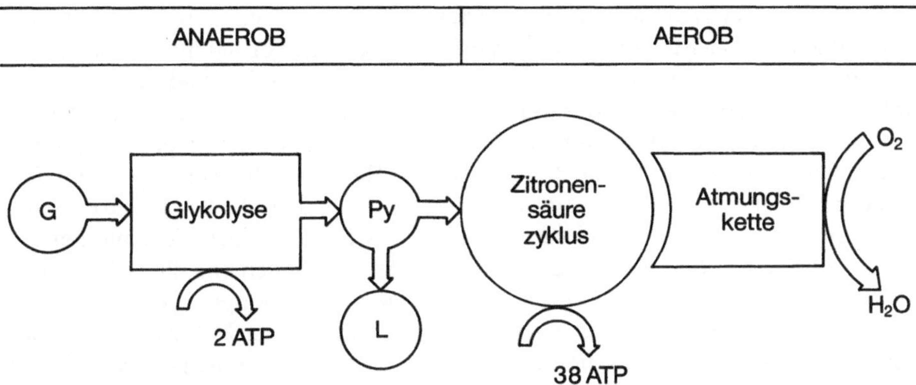

Abb. 2.2. Anaerobe Glukoseverwertung in der Glykolyse und oxidative Umsetzung von Glukose in der Atmungskette (ATP = Adenosintriphosphat, G = Glukose, L = Laktat, Py = Pyruvat)

tential), die wesentliche Voraussetzung für bioelektrische Erregbarkeit der Neurone, Energie. Die intrazelluläre Kaliumkonzentration ist 20 bis 100mal höher als die extrazelluläre, die intrazelluläre Na^+-Konzentration hingegen 5 bis 15mal niedriger als die extrazelluläre Konzentration. Schließlich ist die intrazelluläre Cl-Konzentration um einen Faktor 20-100 niedriger als die extrazelluläre (Katzman u. Pappius 1973).

2.2.1 Bedeutung von Kalzium

Eine zentrale Bedeutung für die Steuerung der Funktion der Zelle nehmen auch Ca^{2+}-Ionen ein, für die ebenfalls ein Ungleichgewicht besteht, das exakt gesteuert werden muß.

Ca^{2+}-Ionen wirken synergistisch mit dem zyklischen Adenosinmonophosphat (cAMP), einem weiteren intrazellulären Steuerungsprinzip. Eine Erhöhung der intrazellulären Ca^{2+}-Konzentration wirkt direkt fördernd auf die Bildung energiereicher Phosphate über eine Aktivitätssteigerung verschiedener intrazellulärer Enzyme, erhöht die Konzentration der Substrate für die Atmungskette und führt zu einer höheren ATP-Konzentration. Dieser Mechanismus kann als Regelkreis gewertet werden, da über die erhöhte ATP-Bereitstellung auch die energieabhängige Ausschleusung von Ca^{2+} aus der Zelle unterstützt wird. Der Konzentrationsgradient, der aufrecht erhalten werden muß, beträgt etwa 10^{-7} mol/l intrazellulär gegenüber 10^{-3} mol/l extrazellulär für Ca^{2+} (Carafoli u. Crompton 1978).

Ca^{2+} überträgt elektrische und chemische Signale, die die Oberfläche der Zelle erreichen, auf die biochemischen Systeme im Inneren der Zelle. Kalzium aktiviert über die Phospholipase A den Abbau der Phospholipide der Zellmembran. Besonders wichtig ist der Stoffwechselweg zur Arachidonsäure, da bei Anstieg der Konzentration der Arachidonsäure vermehrte Prostaglandine und Leukotriene gebildet werden. Im Verlauf dieses Katabolismus kommt es zur Bildung von metastabilen Peroxiden, aus denen durch Oxidation sog. freie Radikale werden (Hydroxylradikale = OH^-). Freie Radikale entstehen auch aus der Atmungskette als Peroxidradikale (=

O_2^-). Die Hydroxylradikale können aufgrund ihrer hohen Reaktivität die Zellstruktur schädigen und zu Membrandefekten führen. Die Zelle verfügt über verschiedene Radikal-Fangsysteme wie Enzyme (Dismutasen, Katalasen, Peroxidasen), Antioxidantien (Tocopherol oder Ascorbinsäure) und thiolhaltige Aminosäuren und Peptide (z.B. Glutathion) (Demopoulos et al. 1980). Deshalb ist unter physiologischen Bedingungen eine Gefahr für die Zelle durch freie Radikalbildung nicht gegeben. Um die Vorgänge in der Zelle wirksam steuern zu können, wird die Kalziumkonzentration im physiologischen Zustand durch mehrere Systeme (Pumpen, Austauscher und Kanäle) gesteuert. Hierbei sind auch intrazelluläre Organellen und die Zellmembranen beteiligt. Die intrazellulären Organellen haben eine doppelte Funktion: zum einen entfernen sie Ca^{2+}-Ionen nach Sequestrierung in den Mitochondrien, zum anderen können sie durch kurzfristige Ausschüttung von Ca^{2+}-Ionen die Aktivierung der Zelle steuern. In die Membranen ist zur Ausschleusung von Ca^{2+}-Ionen ein Austauschsystem zwischengeschaltet, das die Ionen unter Ausnutzung des Na^+-Konzentrationsgradienten – ohne Energieverbrauch – aus der Zelle eliminiert. Im Ruhezustand wird der niedrige Ca^{2+}-Spiegel intrazellulär durch die in der Plasmamembran eingebetteten Kalzium-Transport-ATPasen reguliert. Pro Ca^{2+}-Ion, das ausgeschleust wird, werden $2H^+$-Ionen in die Zelle aufgenommen, so daß diese Pumpe elektroneutral arbeitet. Sie ist daher in ihrer Funktion unabhängig vom jeweiligen Membranpotential (Schweitzer u. Blaustein 1980). Bei der Depolarisation kommt es zu einer kurzfristigen, massiven Einschleusung von Kalziumionen in die Zelle hinein. Dieser Kalziumeinstrom verläuft über spezifische Transferstrukturen in der Membran, die Kalziumkanäle. Aufgrund von in-vitro-Untersuchungen können 2 unterschiedlich stimulierbare Kalziumkanäle identifiziert werden. Sie werden als spannungsabhängige (potential operated channel) bzw. rezeptorgesteuerte (receptor operated channel) Kanäle bezeichnet (Nayler u. Horowitz 1983). Ob es sich hierbei wirklich um unterschiedliche Kanäle handelt, oder ob nur eine unterschiedliche Reaktivität von ein und derselben Struktur vorliegt, ist noch nicht endgültig entschieden. Im Prinzip soll der spannungsabhängige Kanal alleine durch die Änderung des Membranpotentials geöffnet werden, während im Falle des rezeptorabhängigen Kanals eine zusätzliche Aktivierung eines in Nachbarschaft zum Kanal liegenden Rezeptors gefordert wird (Abb. 2.3).

2.3 Regulation der Hirndurchblutung

2.3.1 Zerebraler Perfusionsdruck und Gefäßwiderstand

Die treibende Kraft für den Kreislauf ist der Blutdruck, und wie in jedem Gefäßbett wird die Hirndurchblutung über das hydraulische Analogon des Ohmschen Gesetzes ($Q = P/R$) bestimmt. Q entspricht in dieser Version dem Blutvolumen pro Zeiteinheit (auch als CBF, zerebraler Blutfluß, bezeichnet), P dem Perfusionsdruck und R dem Gefäßwiderstand. Die Differenz zwischen dem arteriellen Mitteldruck in den hirnversorgenden Arterien einerseits und dem intrakraniellen Druck und dem Venendruck andererseits bestimmt den zerebralen Perfusionsdruck. Da der Venendruck normalerweise gering ist (nur 2 mm Hg höher als der Druck im rechten Vorhof), kann dieser in der Regel vernachlässigt werden. Dies ändert sich aber bei

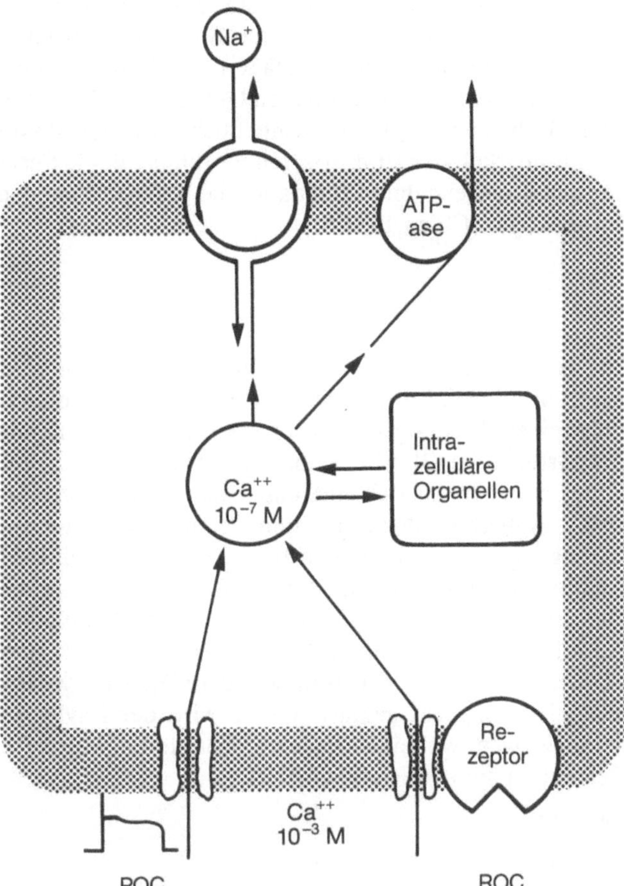

Abb. 2.3. Die Regulation der intrazellulären Ca^{2+}-Konzentration. Kalzium kann über POC (Potential Operated Channels) oder ROC (Receptor Operated Channels) in das Zellinnere eindringen. Kalzium wird durch das Natrium-Kalzium-Antiportsystem und durch die in der Plasmamembran eingebettete Kalzium-Transport-ATPase in den Extrazellulärraum transportiert. Außerdem wird die zytosolische Kalziumkonzentration durch die Sequestrierung in den Mitochondrien und dem sarkoplasmatischen Retikulum beeinflußt

oberer Einflußstauung, Thrombose der Hirnvenen und Hirnsinus, oder auch bei PEEP-(positiver endexspiratorischer Druck)-Beatmung. Auch der intrakranielle Druck ist unter physiologischen Bedingungen gering (0–10 mm Hg), kann aber unter pathologischen Umständen bei intrakraniellen raumfordernden Läsionen oder beim Hirnödem (vgl. 2.5) erheblich zunehmen.

Unter Normalbedingungen kann der zerebrale Perfusionsdruck in Annäherung mit dem mittleren arteriellen Blutdruck gleichgesetzt werden. Der Gefäßwiderstand R wird durch 3 Faktoren bestimmt: die Länge des Gefäßes (1), die Viskosität des Blutes (η)und das Gefäßkaliber (r). Diese Wechselbeziehung kommt in dem *Hagen-Poiseuille*schen-Gesetz zum Ausdruck ($R = 1 \cdot \eta \cdot 8/r^4$). Der Gefäßwiderstand ist in den kleinen Arterien und Arteriolen am größten. Etwa 30% des Gefäßwiderstandes werden von Arterien mit einem Kaliber über 100 µm, und 40% des Gefäßwiderstandes von Arteriolen mit einem Durchmesser von 40–100 µm bestimmt.

Die Blutviskosität wird u. a. von der Eiweißkonzentration des Blutes und dem Erytrozytengehalt bestimmt. Die Viskosität ist nicht konstant, sondern hängt von der

Strömungsgeschwindigkeit des Blutes und dem Kaliber der Gefäße ab. In großen und mittelgroßen Gefäßen, in denen das Blut schnell strömt, ist die Viskosität verhältnismäßig niedrig, in kleinen Gefäßen durch zunehmende Erythrozytenaggregation erhöht, schließlich in sehr kleinen Gefäßen wieder vermindert (*Fahraeus-Lindquist*-Effekt). In den Kapillaren schließlich wird die Viskosität überwiegend von der Verformbarkeit der Erythrozyten bestimmt. Bei in Serie geschalteten Kapillaren ist der Erythrozytengehalt (und damit die Viskosität) in den längeren Kapillarenschleifen niedriger (Chien 1982).

2.3.2 Autoregulation

Die Hirndurchblutung ist in einem breiten physiologischen Bereich etwa zwischen einem arteriellen Mitteldruck von 50–150 mm Hg blutdruckunabhängig. Dies ist die Folge eines physiologischen Prozesses, der als Autoregulation bezeichnet wird. Steigt der systemische Blutdruck an, kontrahieren sich die Hirngefäße, bei sinkendem Druck erweitern sie sich und halten dadurch die Hirndurchblutung konstant (Harper 1986). Außerhalb der genannten Grenzen sowie unter bestimmten pathologischen Bedingungen, z. B. in infarziertem Gewebe und seiner Umgebung, geht die Autoregulation verloren, und die Durchblutung folgt passiv den Blutdruckveränderungen. Die genannten Werte gelten übrigens für die Bedingung eines normalen pCO_2 (vgl. 2.3.3.1). Auch bei chronisch erhöhtem Blutdruck sind die Grenzen (nach oben) verschoben (Abb. 2.4) (Strandgaard 1976). Die Physiologie der Autoregulation ist letztlich noch nicht geklärt. Gerne wird der Bayliss-Effekt als Erklärungsprinzip herangezogen, wobei die Funktion der glatten Muskelzellen der Gefäßwand für die Regulation herausgestellt wird.

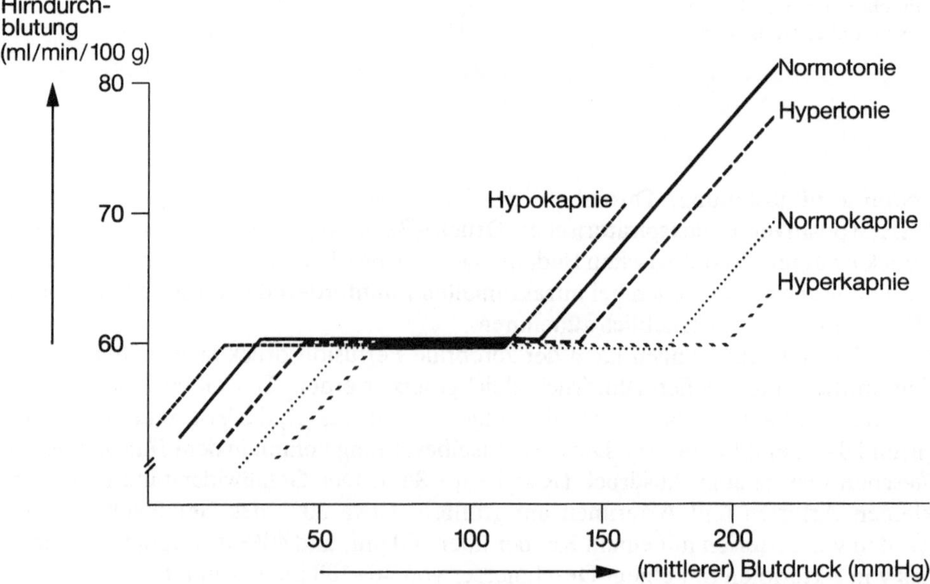

Abb. 2.4. Schematische Dartstellung der Autoregulation und deren Beeinflussung durch arterielle Kohlensäurespannung sowie bei chronischer Hypertonie

2.3.3 Funktionelle Regulation

Unter physiologischen Bedingungen wird die Durchblutung des Gehirns eng an den metabolischen Bedarf des Gewebes gekoppelt. Da die funktionelle Aktivierung des Gehirns mit einer Zunahme der metabolischen Aktivität verbunden ist, sind Hirnfunktion und regionale Hirndurchblutung miteinander gekoppelt. Die Mechanismen der Kopplung sind bislang unvollständig bekannt. Eine Vielzahl von Mediatoren können eine Rolle spielen, von denen hier die Wirkung der Blutgase, der Einfluß von Kationen und andere, noch nicht endgültig geklärte Regulationsmechanismen diskutiert werden sollen.

2.3.3.1 Blutgaseinflüsse

Eine Zunahme des p_aCO_2 führt zur Vasodilatation, die Abnahme des p_aCO_2 zur Vasokonstriktion. Diese Regulation findet in einem p_aCO_2-Bereich von 25 mm Hg bis etwa 60 mm Hg statt. Jenseits eines p_aCO_2 von 60 mm Hg nimmt die Hirndurchblutung nicht mehr zu, die Vasodilatation ist dann maximal. Die Relation zwischen Hirndurchblutung und p_aCO_2-Konzentration ist in Abb. 2.5 dargestellt. Sie kann in dem genannten Bereich als linear angenommen werden und läßt sich als 4%ige Zunahme der Durchblutung bei Erhöhung des p_aCO_2 um 1 mm Hg beschreiben (Harper u. Glass 1965). Die CO_2-Regulation ist blutdruckabhängig, bei niedrigen

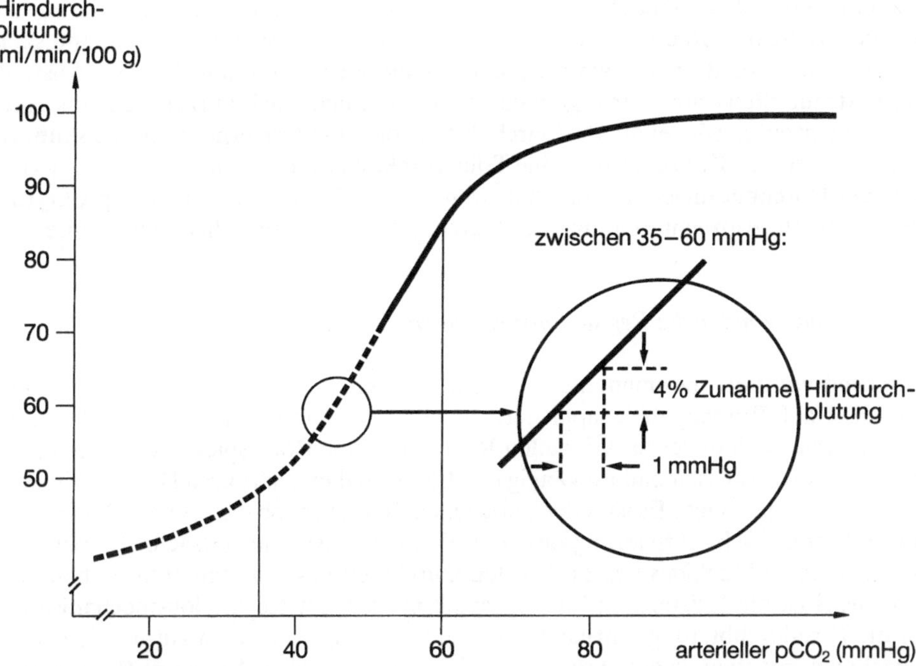

Abb. 2.5. CO_2-Reaktivität der Hirndurchblutung: in dem Bereich zwischen 25 und 60 mm Hg besteht eine lineare Abhängigkeit zwischen P_aCO_2 und Hirndurchblutung, die sich in 4%iger Zunahme pro mm Hg ausdrückt

Blutdruckwerten sind die Blutgefäße schon primär dilatiert, wodurch der Einfluß des p_aCO_2 geringer wird. Wenn an der unteren Grenze der druckbedingten Autoregulation die Gefäße maximal dilatiert sind, ist die CO_2-Regulation aufgehoben.

Bei starker funktioneller Aktivierung kann die Hirndurchblutung ansteigen, bevor eine Anreicherung von CO_2 und eine Gewebsazidose auftreten. Eine funktionelle Regulation ist daher nicht alleine über den Mechanismus der CO_2-Reaktivität zu erklären.

Auch der p_aO_2 hat einen regulierenden Einfluß auf die Hirndurchblutung. Ein Absinken des p_aO_2 unter 50 mm Hg führt zu einer raschen Durchblutungssteigerung. Es wird angenommen, daß der Wirkungsmechanismus der Regulation über den pO_2 mit Veränderungen im Zellstoffwechsel (Azidose) bei Hypoxie zusammenhängt. Dieser Regulationsweg spielt aber unter physiologischen Bedingungen kaum eine Rolle (MacDowall 1965).

2.3.3.2 Ionale Einflüsse

Ob der Säuregehalt (pH-Wert, Konzentration der H^+-Ionen) als ein entscheidender Faktor für die Regulation der lokalen Durchblutung im Gehirn angesehen werden kann, wird kontrovers diskutiert. Der sofortige Anstieg der Gehirndurchblutung bei kortikaler Aktivierung und der verzögerte Anstieg der kortikalen H^+-Konzentration ist als ein Argument gegen eine wesentliche Rolle von H^+ in der frühen Phase der funktionellen Hyperämie angeführt worden. Eine besondere Bedeutung scheint die Kaliumreaktivität zu haben (Somjen 1979). K^+ wird bei der kortikalen Aktivierung in den extrazellulären Raum freigesetzt. Es kann durch Diffusion in den Gefäßmuskel gelangen und könnte verantwortlich sein für die gleichzeitig mit dem K^+-Anstieg stattfindende Steigerung der regionalen Durchblutung. Nach kurzer Zeit sinkt die K^+-Konzentration wieder ab, die Durchblutung bleibt jedoch erhöht. Man diskutiert daher, daß die K^+-Konzentration eine Trägerfunktion für die initiale, rasche Aktivierung der Durchblutungssteigerung hat, während die Regulation über das p_aCO_2 für die dauerhafte Aufrechterhaltung der Durchblutung verantwortlich sein könnte.

2.3.3.3 Andere mögliche Regulationsprinzipien

Aufgrund von tierexperimentellen Untersuchungen wird diskutiert, ob Adenosin, das lokal auf Rindengefäße appliziert zu einer dosisabhängigen Gefäßdilatation führen kann, auch in der funktionellen Regulation eine Rolle spielen kann (Winn et al. 1981). Adenosin ist membrangängig und könnte daher auch durch Diffusion in den Gefäßmuskel gelangen. Es ist jedoch noch nicht bewiesen, ob die erhöhte Adenosinkonzentration nach Aktivierung des zentralen Nervensystems tatsächlich über den obengenannten Mechanismus zur lokalen Durchblutungsförderung führt. Ebenfalls kontrovers ist die Existenz und das Ausmaß neurogener Regulationsmechanismen auf die Hirndurchblutung. Hirnarterien sind weitläufig von einem autonomen Nervenzellnetz umgeben, in den Arterienwänden lassen sich viele Arten von Rezeptoren nachweisen. Bislang ist es jedoch nicht gelungen, schlüssige Beweise für eine neurogene Steuerung der Hirndurchblutung zu führen (Nelson u. Rennels 1970).

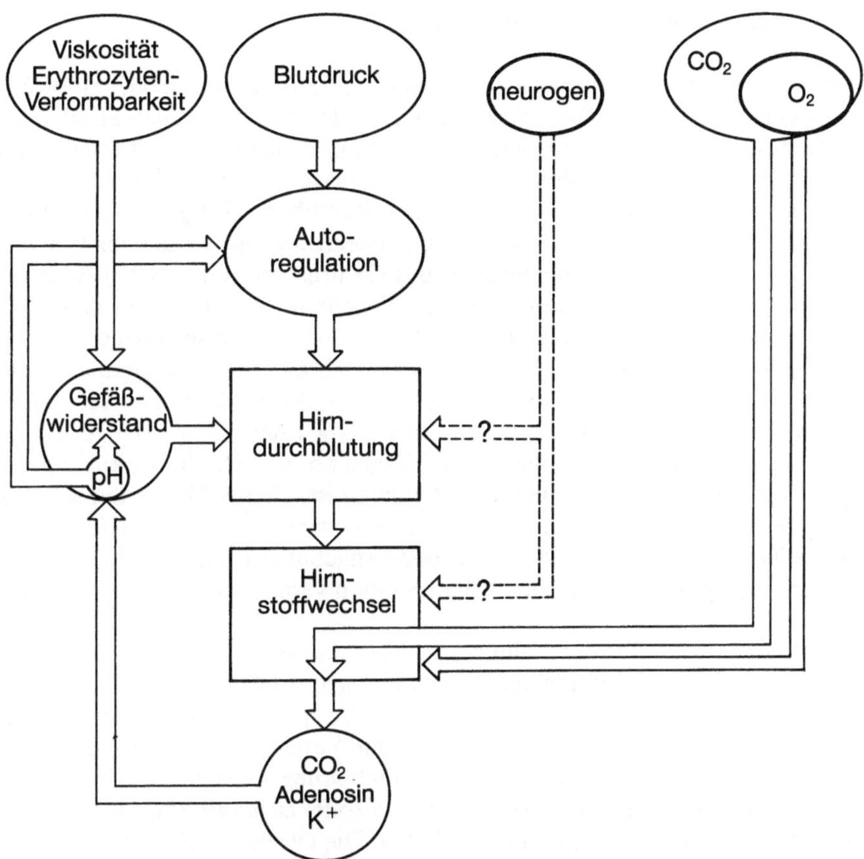

Abb. 2.6. Zusammenfassendes Schema der Regulation der Hirndurchblutung

Abb. 2.6 gibt eine zusammenfassende Übersicht über die wichtigsten, z.T. noch hypothetischen Mediatoren in der Regulation der zerebralen Perfusion.

2.4 Hirnischämie

Die Hirndurchblutung wird unzureichend, wenn der Perfusionsdruck reduziert ist, der Gefäßwiderstand zu hoch wird, das O_2-Angebot oder das Glukose-Angebot erniedrigt sind. Eine Minderung des Perfusionsdrucks kann durch ein Absinken des systemischen Blutdrucks (Schock, Herzstillstand) oder durch einen Anstieg des intrakraniellen Drucks verursacht sein. Diese Bedingungen führen häufig zu einer globalen Ischämie, d.h. alle Anteile des Gehirns sind von der Ischämie betroffen. Demgegenüber ist die regionale oder fokale Ischämie, bei der nur bestimmte Bereiche des Gehirns ischämisch werden, zu sehen. Als Ursache hierfür sind eine Reihe unterschiedlicher pathogenetischer Mechanismen zu sehen, wie sie im Kap. 4 besprochen werden.

2.4.1 Ischämieschwellen und Penumbra

Was auch immer die ätiopathogenetischen Ursachen der lokalen oder globalen Ischämie sein mögen, letztlich führen sie zu einer fokalen oder generellen Minderperfusion im Zentralnervensystem und damit zu einer Minderversorgung mit O_2 und Glukose. Wie schon weiter oben bei den allgemeinen Aussagen zum Metabolismus der Gehirnzellen dargestellt, wird bei Störung der Energiezufuhr die Tätigkeit der Gehirnzellen, im Gegensatz zu anderen Zellen, sehr rasch beeinträchtigt. Verantwortlich hierfür ist die nahezu vollständige Abhängigkeit des Gehirns vom Glukosestoffwechsel. Aus experimentellen Studien kennt man die Schwellenwerte, bei deren Unterschreiten Funktionsstörungen eintreten. Dabei ist auffällig, daß verschiedene Hirnregionen und sogar verschiedene Zelltypen unterschiedlich sensibel auf Anoxie reagieren. So reagieren bestimmte Hippokampusneurone zeitlich abgestuft auf Sauerstoffmangelversorgung, manche Zellen scheinen hypoxische Phasen länger zu überstehen, sterben dann aber innerhalb von 3 Tagen ab, obwohl die Zirkulation und die Sauerstoffversorgung wiederhergestellt worden ist. Dieses Phänomen wird auch als selektive Vulnerabilität bezeichnet. Man nimmt an, daß spezifische, funktionell, metabolische Faktoren, z. B. auch ein hohes Angebot an exzitatorischen Transmittersubstanzen, für diese unterschiedliche Reaktion verantwortlich sein können (Siesjö 1981).

Global beträgt die Hirndurchblutung in Ruhe im Mittel etwa 50–60 ml/min/100 g Hirngewebe. Eine Reduktion der Durchblutung auf etwa 20 ml/min/100 g kann ohne merkliche Folgen bleiben, mit Hilfe von elektrophysiologischen Untersuchungen kann zu diesem Zeitpunkt aber schon z. B. eine Verlangsamung des EEG festgestellt werden. Eine weitere Reduktion der Durchblutung führt jetzt zu neurologischen Ausfallserscheinungen, die *Funktionsschwelle* (oder *Ischämieschwelle*, beide Begriffe werden synonym benutzt), ist unterschritten. Die evozierten Potentiale können ausfallen (vgl. S. 160) und das EEG flacht ab. Normalisiert sich die Zirkulation wieder, können die neurologischen Ausfallserscheinungen reversibel sein. Wird die Durchblutung weiter auf Werte unter etwa 8–10 ml/min/100 g vermindert, ist die Funktionsstörung nicht mehr reversibel. Statt dessen kommt es zur Infarzierung, folgerichtig wird diese Schwelle als *Infarzierungsschwelle* bezeichnet (Abb. 2.7) (Astrup et al. 1979). Werte um 8–10 ml/min/100 g werden deutlich kürzer toleriert als z. B. Werte um 12–14 ml/min/100 g.

Beim Verschluß eines Blutgefäßes entsteht ein Ischämiegradient mit einer schweren Ischämie im Kern und – abhängig vom Zustandekommen eines Kollateralkreislaufes – Randgebieten mit weniger starker Ischämie, möglicherweise noch im Bereich der Funktionsschwelle. Gewebe im Ischämiekern mit einer Durchblutung unterhalb der Infarzierungsschwelle stirbt innerhalb weniger Minuten ab. Die übrigen ischämischen Gewebe liegen zwischen Funktions- und Infarzierungsschwelle, und es hängt von den lokalen Perfusionsverhältnissen ab, welches Schicksal dieses Gewebe erleidet. Diesen Bereich bezeichnet man als ischämischen Halbschatten oder als *Penumbra* (Astrup et al. 1981). Es wurde gezeigt, daß die Penumbra stunden-, vielleicht sogar tagelang bestehenbleiben kann. In klinischer Hinsicht ist dies von besonderer Relevanz, da hier der theoretische Ansatz für die Überlegung therapeutischer Interventionen begründet ist. Das Gewebe ist stark gefährdet, in seiner Funktion eingeschränkt – was zu neurologischen Ausfallserscheinungen führt –, aber noch nicht irreversibel

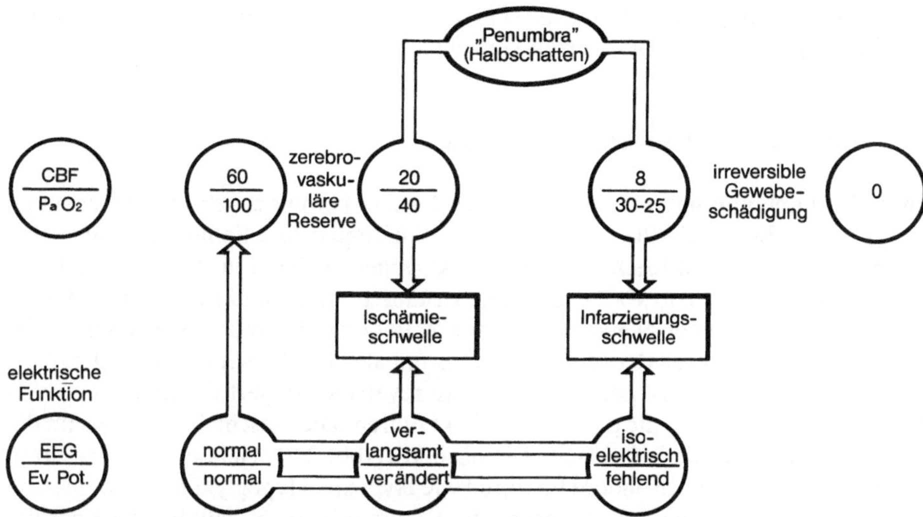

Abb. 2.7. Schwellen für die zerebrale Mangelperfusion (Funktions- und Infarktschwelle) und die kritische Oxygenierung mit Darstellung der assoziierten EEG- und EP-Veränderungen sowie der Membranfunktionsstörungen, die der Gewebsschädigung zugrunde liegen

geschädigt. Die Durchblutungsverhältnisse in der Penumbra folgen zusätzlich einem zeitlich-dynamischen Mechanismus. Zunächst sind die Gefäße aufgrund des auch hier verminderten Perfusionsdrucks maximal dilatiert. Es kommt dann zur Anhäufung von CO_2 unter der Azidose. Eine weitere Reaktivität der Gefäße ist jedoch nicht mehr gegeben, es resultiert eine Vasoparalyse (vasoparalytische Luxusperfusion) (Lassen 1961). Die Blutgefäße außerhalb des ischämischen Bezirks behalten aber ihren normalen physiologischen Tonus und können weiterhin auf Veränderungen des Blutdrucks und CO_2 reagieren. Steigt nun der pCO_2 an, dilatieren die Blutgefäße auch im gesunden Hirngewebe, während die Gefäße in der Penumbra keine Reaktionsfähigkeit mehr zeigen. Es kann zur Umverteilung des angebotenen Blutes auf Kosten der ischämischen Penumbra kommen, d. h. die Penumbra wird minderdurchblutet, und es droht der Übergang von bisher nur funktionsgestörten Zellen in ischämiegeschädigte Areale.

Diese Gefäßreaktion wird als zerebrales *„Steal-Phänomen"* bezeichnet (Lassen u. Palvölgyi 1968). Es gibt auch ein umgekehrtes Phänomen, bei dem eine initial stärkere Durchblutung der Penumbra resultiert. Dieses wird als *"Counter-Steal"* oder auch als *„Robin-Hood-Phänomen"* bezeichnet. Obwohl die Bedeutung dieser pathologischen Gefäßreaktionen nicht ganz klar ist, werden sie bei der Besprechung der pharmakologischen Maßnahmen gegen ischämische Hirndurchblutungsstörungen immer wieder auftauchen.

Im Gebiet der Penumbra ist der Gefäßwiderstand bei maximaler Gefäßerweiterung besonders durch die Blutviskosität bestimmt. Durch Adhäsion von Leukozyten in Kapillaren, durch die Anhäufung von korpuskulären Blutbestandteilen hinter solchen Leukozyten oder auch spontan kommt es zum Verschluß kleiner Gefäße, die dann auch bei einer Reperfusion des Hauptgefäßes nicht wieder perfundiert werden.

Dieses Phänomen wird als *„No-reflow-Phänomen"* bezeichnet und beschreibt die nur partielle Reperfusion im infarzierten Gewebe.

2.4.2 Ablauf einer ischämischen Schädigung

Sinkt die Durchblutung unter die Ischämieschwelle, kommt es schon bald zu einem Versagen des Bereitschaftsumsatzes, die Ionenpumpen funktionieren nicht mehr. Das Membranpotential bricht zusammen: K^+-Ionen strömen in den Extrazellulärraum, während Na^+- und Ca^{2+}-Ionen im Austausch intrazellulär angereichert werden. Dies führt zu einer Negativierung der Zelloberfläche und zum Erlöschen der elektrischen Erregbarkeit der Membranen (terminale Depolarisation). Die Depolarisation der Zellmembran ist potentiell zunächst reversibel, dauert sie länger an, treten strukturelle Schäden auf, die dann zum Infarkt führen. Dies geschieht rasch, wenn die Durchblutung unter die Infarktschwelle absinkt (Abb. 2.7). Neben einer gestörten Durchblutung haben auch andere Faktoren wie Hypoxie, Hypoglykämie usw. gleiche pathologische Konsequenzen: Aufgrund des Sauerstoffmangels fällt bei der Energiegewinnung der Zitronensäurezyklus mit überwiegender Bereitstellung von ATP aus. Neben der verbleibenden geringen ATP-Ausbeute aus der Glykolyse entwickelt sich eine starke Azidose, die u. a. über eine erhöhte H^+-Ionenkonzentration die Enzymfunktion beeinträchtigt.

Überdies löst die Azidose ein Hirnödem aus (vgl. 2.5), das durch Zellschwellung, insbesondere im Gliagewebe, gekennzeichnet ist und damit mechanisch die Mikrozirkulation beeinflußt. Die Konsequenzen sind ein erhöhter Gefäßwiderstand und eine weitere Abnahme des Perfusionsdrucks mit konsekutiver Ausdehnung des ischämischen Areals. Der weitere Ablauf einer ischämischen Schädigung ist gekennzeichnet durch eine Kaskade von Reaktionen, die schließlich zur metabolischen Entgleisung und zur strukturellen Schädigung intrazellulär führen (Abb. 2.8) (Hass 1981).

Auffällig ist die Beteiligung von Ca^{2+}-Ionen an vielfältigen intra- und extrazellulären Prozessen und die gegenseitige Verknüpfung dieser Systeme. Hierin beruht auch der theoretische Ansatz, über eine regulierende Beeinflussung der Ca^{2+}-Ionen das Aus-

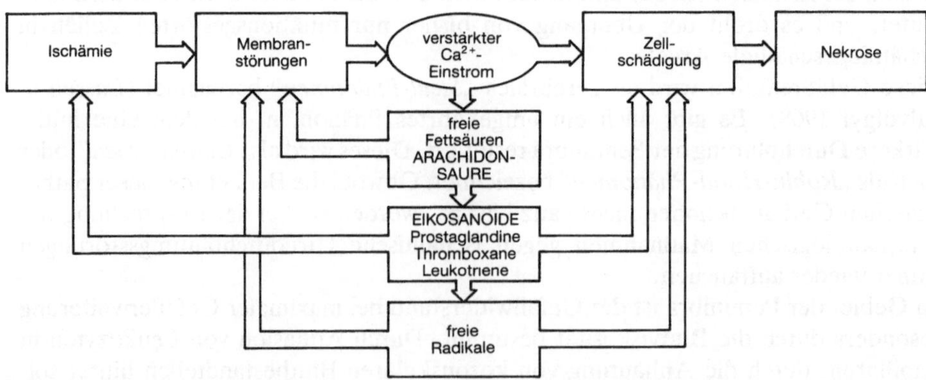

Abb. 2.8. Die Kaskade der Reaktionen im Ablauf einer ischämischen Schädigung, die zur metabolischen Entgleisung führt (vgl. auch Abb. 2.7)

maß der Ischämie zu begrenzen (Farber et al. 1981). Die hohe, unkontrollierte intrazelluläre Konzentration von Ca^{2+}-Ionen führt zur übermäßigen Freisetzung von exzitatorischen Neurotransmittern und damit zu einer unnötigen, zusätzlich energie- verbrauchenden Hyperaktivität in ischämiebedrohtem Gewebe.

2.5 Ischämisches Hirnödem

Eine weitere Komplikation der Hirnischämie ist das Hirnödem. Hierunter versteht man den vermehrten Flüssigkeitsgehalt des Hirngewebes als Folge lokaler oder systemischer, schädigender Einflüsse. Schon kurz nach Eintritt einer Ischämie ent- wickelt sich ein *zytotoxisches* Hirnödem (Petito 1979). Die Zelle zieht aufgrund ihres hohen Gehalts an Makromolekülen, osmotischen Gesetzen folgend, Wasser aus dem Extrazellulärraum an. Diesem Mechanismus wirkt die Na^+/K^+-Pumpe in der Zellmembran entgegen, indem sie Na^+ und Wasser wieder in den Extrazellulärraum zurücktransportiert. In der Ischämie versagt dieser Pumpenmechanismus, und die Neuronen schwellen an. Das zytotoxische Ödem ist daher ein intrazelluläres Ödem.

Besteht die Ischämie über einen längeren Zeitraum, kann zu dem zytotoxischen Ödem noch ein *vasogenes* Hirnödem hinzutreten. Dies scheint mit einer Schädigung der Bluthirnschranke einherzugehen, die zwar länger resistent gegen eine Ischämie ist (wahrscheinlich weil nicht ausschließlich Glukose, sondern auch Fettsäuren als Sub- strat für den Energiestoffwechsel verwertet werden können), aber nach einer vom Ausmaß der Ischämie abhängigen Latenzzeit selbst auch geschädigt wird. Dann strömen Plasmabestandteile in das Hirngewebe und bewegen sich im Extrazellulär- raum entlang der Nervenfasern in der weißen Hirnsubstanz, wo sie kumulieren. Das vasogene Hirnödem ist somit ein extrazelluläres Ödem. Der Ausfall der Blut- hirnschranke kann mit der Isotopenszintigraphie und der Computertomographie mit Kontrastmittel festgestellt werden. Im Spätstadium erkennt man das vasogene Hirn- ödem am fingerförmigen Ausbreitungsmuster in der weißen Substanz. Im Frühsta- dium des zytotoxischen Hirnödems findet man dagegen allenfalls eine diffuse Schwel- lung im Versorgungsgebiet der betroffenen Arterie. Interessant ist, daß die Störung der Bluthirnschranke auch mit der Zunahme der Gefahr von sekundären Hämorrha- gien nach Rekanalisation (sog. Reperfusionstrauma) in Zusammenhang gebracht wird.

Ein ausgedehntes Hirnödem nach Hirnischämie kann wie ein raumfordernder Prozeß wirken. In einem allmählichen Prozeß, der anfänglich die Pufferkapazität (Kompres- sion des Ventrikelsystems, Ausfüllung der Liquorräume) in Anspruch nimmt, kommt es dann zu einer immer schnelleren Hirndrucksteigerung. Diese Hirndrucksteigerung hat wieder Auswirkung auf die Durchblutung, da der Perfusionsdruck abnimmt (Langfitt et al. 1965). Bei ausgedehnten raumfordernden Läsionen supra- oder auch infratentoriell kann es zur oberen oder unteren Herniation und zur Entwicklung eines Verschluß-Hydrozephalus kommen. Schließlich kann der Prozeß zur globalen Ischä- mie und zum Hirntod führen. Aber auch wenn die Hirndrucksteigerung nicht solche globalen Ausmaße annimmt, ist der lokale Effekt mit der Kompression der kleinen Gefäße in der Infarktumgebung und der Penumbra verantwortlich für eine Zunahme des letztlich infarzierten Gewebes.

2.6 Literatur

Astrup J, Siesjo BK, Symon L (1981) Thresholds in cerebral ischemia. The ischemic penumbra. Stroke 12: 723

Astrup J, Symon L, Branston NM (1979) Cortical evoked potentials in brain ischemia. Stroke 8: 51

Carafoli E, Crompton M (1978) The regulation of intracellular calcium. Curr Top Membr Transp 10: 151

Chien S (1982) Rheology in the microcirculation in normal and low flow states. Adv Shock Res 8: 71

Demopoulos HB, Flamm ES, Pietronigro DD (1980) The free radical pathology and the microcirculation in the major central nervous system disorders. Acta Physiol Scand (Suppl) 492: 91

Farber JL, Chien KR, Mittnacht S jr (1981) The pathogenesis of irreversible cell injury in ischemia. Am J Pathol 102: 271

Harper AM (1966) Autoregulation of the cerebral blood flow: Influence of the arterial blood pressure on the blood flow through the cerebral cortex. J Neurol Neurosurg Psychiatry 29: 398

Harper AM, Glass HI (1965) Effect of alterations in the arterial carbon dioxide tension on the blood flow through the cerebral cortex at normal and low arterial blood pressure. J Neurol Neurosurg Psychiatry 28: 449

Hass WK (1981) Beyond cerebral blood flow, metabolism and ischemic thresholds. An examination of the role of calcium in the initiation of cerebral infarction. In: Meyer JS, Lechner H, Reivich M, Ott EO, Arabinar A (eds) Cerebral vascular disease 3. Excerpta Medica, Amsterdam, p 3

Langfitt TW, Weinstein JD, Kassell NF (1965) Cerebral vasomotor paralysis produced by intracranial hypertension. Neurology 15: 622

Lassen NA (1961) The luxury perfusion syndrome and its possible relation to acute metabolic acidosis localised within the brain. Lancet II: 1113

Lassen NA, Palvölgyi R (1968) Cerebral steal during hypercapnia and inverse reaction during hypocapnia observed by the 133-xenon technique in man. Scand J Lab Invest 30: 113

Lund-Anderson M (1979) Transport of glucose from blood to brain. Physiol Ref 59: 305

MacDowall DG (1966) Interrelationships between blood oxygen tensions and cerebral blood flow. In: Payne, Hill (eds) Oxygen measurements in blood flow and tissues. Churchill, London, p 205

Nayler WG, Horowitz JD (1983) Calcium antagonists: A new class of drugs. Pharmacol Ther 20: 203

Nelson E, Rennels M (1970) Innervation of intracranial arteries. Brain 93: 475

Schweitzer ES, Blaustein MP (1980) Calcium buffering in presynaptic nerve terminals: Free calcium levels measured with arsenazo III. Biochem Biophys Acta 600: 912

Siesjö BK (1981) Cell damage in the brain: A speculative hypothesis. J Cereb Blood Flow Metab 1: 155

Siesjö BK (1984) Cerebral circulation and metabolism. J Neurosurg 60: 883

Somjen GG (1979) Extracellular potassium in the mammalian central nervous system. Ann Rev Physiol 41: 159

Strandgaard S (1976) Autoregulation of cerebral blood flow in hypertensive patients. Circulation 53: 720

Winn HR, Rubio GR, Berne RM (1981) The role of adenosine in the regulation of cerebral blood flow. J Cereb Blood Flow Metabol 1: 239

3 Epidemiologie und Klassifizierung der Schlaganfälle

3.1 Epidemiologie zerebrovaskulärer Erkrankungen

3.1.1 Definitionen

Die Epidemiologie befaßt sich mit der Untersuchung des Vorkommens und der Verbreitung von Krankheiten in der Bevölkerung. Unter *Prävalenz* versteht man die Zahl der Krankheitsfälle zu einem bestimmten Zeitpunkt in einer bestimmten Personengruppe, z. B. in einer Gesamtbevölkerung eines bestimmten Gebietes oder in einer klar abgegrenzten Bevölkerungsgruppe.

Die *Inzidenz* beschreibt die Zahl *neuer* Krankheitsfälle, die in einem bestimmten Zeitraum in einer Population auftreten. Diese Zahlen erhalten erst dann einen Sinn, wenn die betreffende Krankheit eindeutig definiert wird. Ist die Definition zu spezifisch, werden viele Krankheitsfälle nicht erfaßt (falsch-negative Fälle), während eine zu grobe Definition zu vielen falsch-positiven Identifikationen führt (Tabelle 3.1).

Unter Krankheits*mortalität* versteht man die Zahl der Patienten, die in einem bestimmten Zeitraum (z. B. innerhalb eines Jahres) verstorben sind. Weil bei zerebrovaskulären Krankheiten nur ein Teil der Patienten in kurzer Zeit verstirbt (Frühmortalität), sind die Mortalitätsdaten nur eine ungenaue Schätzung der Inzidenz.

Quellen epidemiologischer Daten sind z. B. Mortalitätsstatistiken, die auf Landesebene geführt werden, aber auch Langzeitbeobachtungen an Bevölkerungsgruppen. Die Ermittlung der Häufigkeitszahlen, Inzidenz und Prävalenz bildet die Grundlage für die analytische Epidemiologie, die sich mit den ursächlichen Faktoren einer Krankheit befaßt. Wenn beispielsweise die Inzidenz für eine bestimmte Bevölkerungsgruppe ermittelt worden ist, dann stellt diese Zahl das absolute Risiko für eine vergleichbare Gruppe dar, ausgedrückt als Möglichkeit oder Wahrscheinlichkeit. Ereignisse oder Determinanten, die das absolute Risiko beeinflussen, bezeichnet man als Risikofaktoren. Risikofaktoren sind mathematische Abstraktionen, die über die Ursache oder Pathogenese einer Krankheit nichts aussagen.

Tabelle 3.1. Epidemiologische Parameter

Prävalenz	Zahl aller zu einem bestimmten Zeitpunkt erkrankten Personen einer Bevölkerung
Inzidenz	Zahl der jährlichen Neuerkrankungen
Mortalität	Zahl der jährlich Verstorbenen

Prävalenz = näherungsweise Inzidenz × mittlere Krankheitsdauer

Viele der älteren epidemiologischen Daten konnten die verschiedenen ätiopathogenetischen Ansätze nicht berücksichtigen. Man differenzierte zwischen Hirninfarkt, Hirnblutung – wobei die Subarachnoidalblutung separat betrachtet wird – und einer Restgruppe, wozu Gefäßentzündungen, Sinusthrombosen und andere seltene vaskuläre Krankheiten zählen. Gesondert betrachtet wurden auch die transitorischen ischämischen Attacken (TIAs), die ebenfalls zu den ischämischen Hirnerkrankungen gerechnet werden. Im epidemiologischen Schrifttum begnügt man sich vielfach noch heute mit dieser Klassifikation.

3.1.2 Beschreibende Epidemiologie

3.1.2.1 Prävalenz

Prävalenzzahlen für zerebrovaskuläre Erkrankungen sind spärlich. Es wurden nur wenige Erhebungen durchgeführt, und die Mortalitätsstatistiken sind mit größter Vorsicht zu interpretieren. Zerebrovaskuläre Erkrankungen sind nach Herz- und Krebskrankheiten die dritthäufigste Krankheitsgruppe. Eine ähnliche Tendenz zeichnet sich in allen wesentlichen Industrieländern ab. In den USA werden systematische Zählungen durchgeführt. Die letzte datiert vom ("prevalence day") 1. Juli 1976. Bei dieser Zählung wurden in einer Bevölkerung von 215 Mio. Einwohnern 1,7 Mio. Individuen mit zerebrovaskulären Erkrankungen festgestellt: eine Prävalenz von 794 Patienten je 100000 Einwohnern (Baum et al. 1981). Diese Zahl variiert mit dem Lebensalter (Tabelle 3.2). Die Daten in der Bundesrepublik Deutschland entsprechen weitgehend diesen Zahlen.

Tabelle 3.2 Prävalenzzahlen zerebrovaskulärer Erkrankungen (Daten: US National Stroke Survey 1976). (Nach Baum et al. 1981)

Total	794 (je 100000)
Unter 45 J.	71
Zwischen 45–64 J.	1067
Über 65 J.	5411

3.1.2.2 Mortalität und Inzidenz

Zerebrovaskuläre Krankheiten stehen in den Mortalitätsstatistiken westlicher Industrieländer hinter kardiovaskulären und malignen Erkrankungen ebenfalls an dritter Stelle. Im allgemeinen wird jährlich mit ungefähr 100 Sterbefällen pro 100000 Einwohner gerechnet, wobei wesentliche geographische Unterschiede in der Mortalität (Tabelle 3.3) bestehen (Fratiglioni et al. 1983). Diese sind z. T. auf Artefakte (nationale und regionale Unterschiede beim Ausfüllen der Sterbeurkunden, unterschiedliche diagnostische Genauigkeit) zurückzuführen. Wahrscheinlich spielen auch Umweltfaktoren dabei eine wichtige Rolle, wichtiger noch als die genetische Disposition. So ergab z. B. eine Untersuchung japanischer Auswanderer in Hawaii und Kalifornien, daß die Mortalität und Inzidenz bei ihnen viel geringer war als bei den in

Tabelle 3.3 Geographische Unterschiede in der Mortalität (pro 100000) bei zerebrovaskulären Krankheiten. (Nach Fratiglioni et al. 1983)

Land	Mortalität	Land	Mortalität
Schweden	63,9	England	97,9
Dänemark	65,9	Italien	99,0
Kanada	68,1	Neuseeland	100,0
Niederlande	72,7	Belgien	100,0
USA (weiße Bevölk.)	72,9	Irland	109,4
Schweiz	74,7	BRD	110,5
Island	79,7	Australien	110,9
Frankreich	85,0	Finnland	121,4
Norwegen	91,9	Schottland	128,7
	Mittlerer Wert 90,7		

Japan lebenden Japanern (Takeya et al. 1984). Es bestehen durchaus Rassenunterschiede in der Mortalität und Inzidenz, die am deutlichsten in amerikanischen Untersuchungen zutage treten, aus denen hervorgeht, daß die Inzidenz auf demographische Gegebenheiten des jeweiligen Landes zurückzuführen ist. Dies gilt auch für die BRD, wo die Sterblichkeitsziffer für zerebrovaskuläre Erkrankungen 1970 mit 194 auf 100000 Einwohner sich im Vergleich zu 1938 nahezu verdoppelt hat. Dabei ist zu berücksichtigen, daß die Bevölkerungspyramide der BRD im Vergleich zu der Bevölkerungspyramide der alten Reichsgebiete im Jahre 1938 an der Spitze relativ breiter geworden ist. Darüber hinaus hat sich das durchschnittliche Lebensalter der Bevölkerung erhöht.

Mortalitätsstatistiken in den meisten westlichen Industrieländern zeigen über die letzten 20 Jahre eine rückläufige Tendenz. Zwischen 1957 und 1976 ist diese Rückläufigkeit im Prozentsatz der an zerebrovaskulären Erkrankungen Verstorbenen im Vergleich zu allen anderen Todesursachen zurückzuverfolgen, aber auch in der Mortalitätsziffer der Gesamtbevölkerung (Whisnant 1984).

Zweifellos trägt zu dieser Tendenz auch die verbesserte Diagnostik bei. Die Möglichkeiten, die die Computertomographie bietet, sind von großer Bedeutung, vor allem wenn man bedenkt, daß mindestens 5% der klinisch als zerebrovaskuläre Erkrankungen diagnostizierten Fälle nachweislich auf ätiologisch ganz anderen Erkrankungen beruhen (z.B. Neoplasma oder subdurales Hämatom). Außerdem ist jetzt die Differenzierung zwischen einer Blutung und einer Infarzierung wesentlich erleichtert.

Zahlen aus den USA zeigen, daß auch die durch kardiovaskuläre Erkrankungen bedingte Mortalität seit 1950 um gut 30% zurückgegangen ist, mit einer deutlichen Beschleunigung in den letzten 10 Jahren (Abb. 3.1). Die Mortalitätsraten bei zerebrovaskulären Erkrankungen zeigen die gleiche, sogar etwas deutlichere Tendenz. Ähnliche Beobachtungen wurden in verschiedenen europäischen Ländern gemacht. Die Inzidenz zerebrovaskulärer Erkrankungen in den westlichen Industrieländern liegt zwischen 150 und 250 pro 100000 im Jahr (Garraway et al. 1979; Matsumoto et al. 1973). In etwa einem Viertel der Fälle handelt es sich um ein Rezidiv. Die Inzidenz erhöht sich mit dem Lebensalter. Das Verhältnis Männer/Frauen ist ungefähr 1 : 1,3 (Kurtzke 1980) (Tabelle 3.4). Zuverlässige Inzidenzraten liefert die Bevölkerungsstudie von Rochester, aus der hervorgeht, daß die Inzidenz seit 1950 alle 5 Jahre um 1%

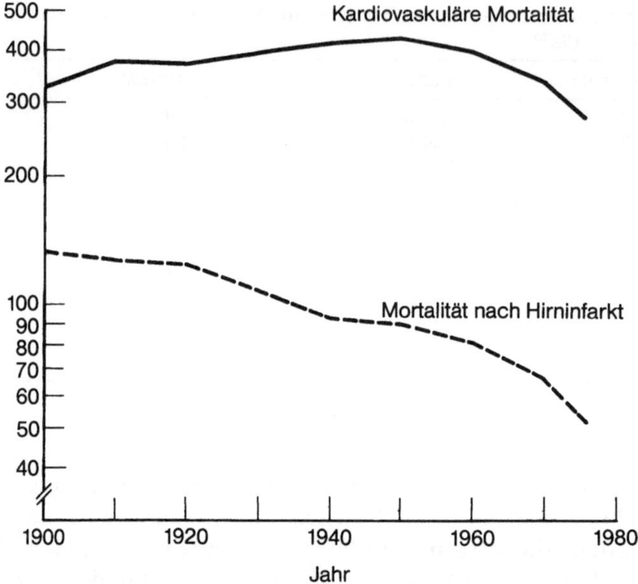

Abb. 3.1. Jährliche Mortalitätsraten (pro 100000) für kardiovaskuläre und zerebrovaskuläre Erkrankungen. (Nach Whisnant 1983)

Tabelle 3.4 Inzidenzzahlen zerebrovaskulärer Erkrankungen. (Nach Matsumoto et al. 1973; Garraway et al. 1979)

	1955–1969		1970–1974	
	Männer	Frauen	Männer	Frauen
Total	214	136	153	119
Unter 45 J.	43	35	21	30
Zwischen 45–54 J.	160	70	100	60
Zwischen 55–64 J.	510	260	300	190
Zwischen 65–74 J.	1080	600	720	520
Über 75 J.	2500	1900	3550	2760

zurückgegangen ist, um dann allmählich wieder etwas zuzunehmen, und seit 1972 um 5% jährlich sinkt (Abb. 3.2) (Whisnant 1984). Beobachtungen über einen kürzeren Zeitraum in Japan und Schweden stimmen damit überein.

Obwohl allgemein angenommen wird, daß die Verbesserung der medizinischen Versorgung und eine effizientere Behandlung der Risikofaktoren, insbesondere der Hypertonie, die wichtigste Erklärung für die rückläufige Inzidenz sind, kann das nicht die einzige Erklärung sein. Die rückläufige Tendenz zeichnete sich bereits ab, als von einer adäquaten Blutdruckbehandlung noch keine Rede sein konnte.

Bei der Interpretation von Prävalenzzahlen für die verschiedenen zerebrovaskulären Krankheitsformen ist es von größter Wichtigkeit, die Datenquellen zu kennen. Handelt es sich beispielsweise um Daten aus einem Krankenhaus, so dürften in vielen

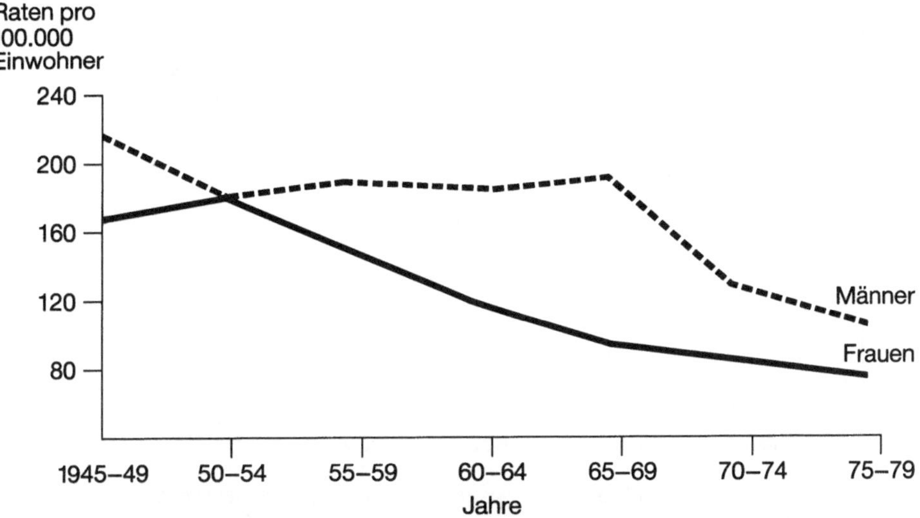

Abb. 3.2. Mittlere jährliche Inzidenz aller ersten Schlaganfallepisoden in Rochester, USA, im Abstand von 5 Jahren pro 100000 Einwohner. (Nach Whisnant 1983)

Ländern mehr jüngere und schwerer erkrankte Patienten repräsentiert sein sowie Patienten, bei denen diagnostische Probleme bestehen. Daten aus pathologisch-anatomischen Studien betreffen mehr letal verlaufende Formen zerebrovaskulärer Erkrankungen, insbesondere Hirnblutungen, während Zählungen in mehr allgemeinen Bevölkerungsgruppen nicht ausreichend diagnostisch fundiert sind. Am repräsentativsten scheinen die Daten aus der Framingham-Studie zu sein, die in Abb. 3.3 zusammengefaßt sind (Wolf et al. 1983).

3.1.3 Risikofaktoren

Risikofaktoren sind Ereignisse oder Determinanten, die das absolute Risiko oder die Inzidenzrate einer Krankheit beeinflussen. Im wesentlichen handelt es sich um mathematische Abstraktionen, die nicht zwangsläufig etwas über die Ursache oder Pathogenese aussagen.
Da zumindest für einen Teil der Hirninfarkte und der Myokardinfarkte die gleiche Ursache, nämlich eine Atherosklerose der Blutgefäßwand diskutiert wird, wäre eigentlich zu erwarten, daß für beide Krankheitsbilder auch die gleichen Risikofaktoren berechnet werden können. Aus nicht letzlich geklärten Gründen ist dies jedoch nicht der Fall. Obgleich bei Patienten mit atherosklerotischen Veränderungen der Koronargefäße das Risiko für das Auftreten einer zerebrovaskulären Erkrankung 5mal höher ist, sind die Risikofaktoren, die für den Myokardinfarkt von Bedeutung sind – Blutcholesterinspiegel, Übergewicht und Zigarettenrauchen – für zerebrovaskuläre Erkrankungen weit weniger relevant. Die verschiedenen Risikofaktoren für das Auftreten zerebrovaskulärer Erkrankungen sind in Tabelle 3.5 zusammengefaßt.

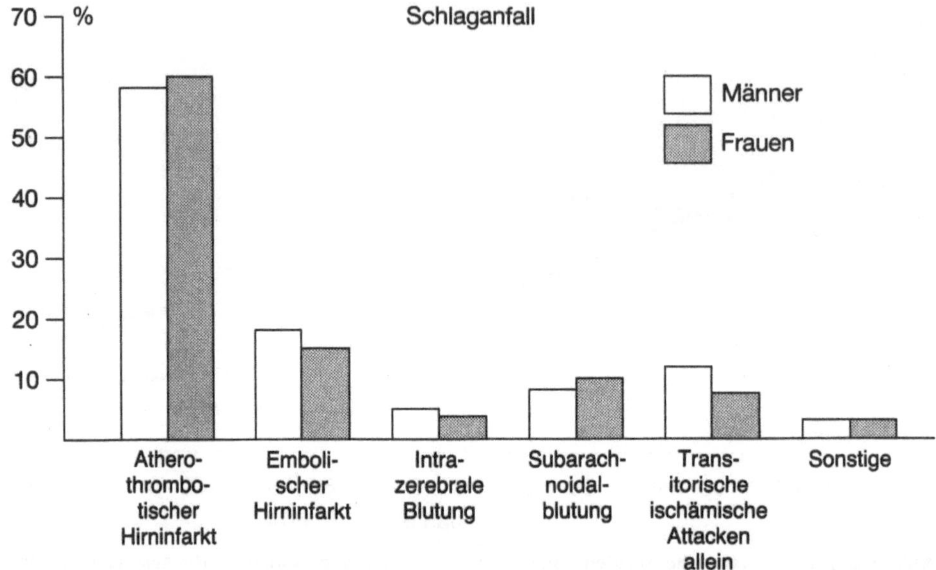

Abb. 3.3. Häufigkeit der verschiedenen zerebrovaskulären Erkrankungen nach Typ. (Nach Wolf et al. 1983)

Tabelle 3.5 In der Literatur diskutierte Risikofaktoren für das Auftreten zerebrovaskulärer Erkrankungen. (Nach Millikan et al. 1987)

Stark:	Schwach:
– frühere Schlaganfälle	– Exogene Faktoren
– TIAs	– Lebensweise und Gewohnheiten
– Hypertonie	Nikotin
– Kardiale Krankheiten	Kaffee
entzündliche Herzklappen-	Hyperlipoproteinämie
krankheiten	Körperlicher Bewegungsmangel
Vorhofflimmern	– Iatrogene Faktoren
Myokardinfarkt	Ovulationshemmer
EKG-Veränderungen	Herzchirurgische Eingriffe
Rhythmusstörungen	Nierentransplantation
Linksherzhypertrophie	– Umweltfaktoren
– Diabetes mellitus	Klima
– Polyzythämie	Weiches Wasser
– Zeichen genereller Arteriosklerose	
asymptomatische Karotisgeräusche	
Angina pectoris	
Claudicatio intermittens	

Die einzelnen hier aufgeführten möglichen Riskofaktoren gelten nicht pauschal für alle verschiedenen Formen ischämischer Hirnerkrankungen. Dies sei am Beispiel der Hypertonie exemplarisch diskutiert: Es besteht kein Zweifel daran, daß das Vorliegen einer manifesten Hypertonie hochgradig assoziiert ist mit dem Auftreten lakunärer Hirninfarkte. Viel lockerer ist die Korrelation mit dem Vorhandensein von extrakraniellen Gefäßläsionen, während für die Inzidenz von embolischen Hirninfarkten nach entzündlichen Klappenerkrankungen die Hypertonie sicher kein wesentlicher Risikofaktor ist. Ähnliche Konstellationen sind für alle anderen, hier genannten Risikofaktoren zu konstruieren.

3.1.4 Verlauf und Prognose

Es ist nicht überraschend, daß der weitere Verlauf nach einem Hirninfarkt oder einer TIA von denselben Risikofaktoren beeinflußt wird, die auch für ihr Eintreten verantwortlich waren. Höheres Lebensalter sowie Vorliegen einer arteriellen Hypertonie, von Herz- und Bluterkrankungen, evtl. von Diabetes mellitus und Dyslipoproteinämien sind auch hier wieder an erster Stelle zu nennen.

Abgesehen vom Lebensalter ist der arterielle Hypertonus der wichtigste prognostische Faktor, der das Auftreten weiterer zerebraler Ischämien und eine höhere Mortalität begünstigt. Eine hohe Korrelation zwischen Höhe des Blutdrucks und Inzidenz eines Hirninfarktes nach vorausgegangener TIA bzw. schlechter Prognose eines abgelaufenen Infarktes ist nachgewiesen.

Wenn Hirninfarkt und schwere Herzerkrankung zusammentreffen, wird die Prognose deutlich schlechter (Abb. 3.4). Eine Koinzidenz von Hirninfarkt und Herzin-

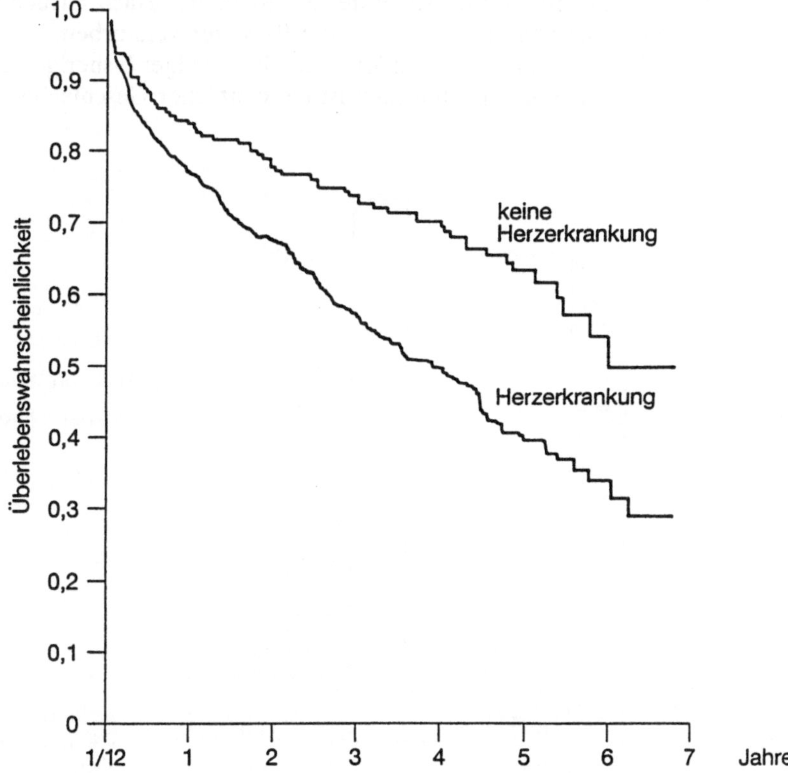

Abb. 3.4. Einfluß kardialer Krankheiten auf die Überlebensrate nach Hirninfarkt. (Nach Chambers et al. 1987)

farkt wird selten überlebt. Auch eine Herzinsuffizienz oder bloße EKG-Veränderungen als Ausdruck einer Linksherzinsuffizienz oder einer koronaren Herzerkrankung mindern die Überlebenschancen deutlich. Die günstigere Prognose von TIAs im vertebrobasilären Kreislauf im Vergleich zum Karotisstromgebiet beruht wahrscheinlich auf der besseren Kollateralisierung eines größeren Areals.

Nach Hirninfarkten ist die Prognose für Großhirnläsionen durchschnittlich etwas ungünstiger sowohl hinsichtlich der Überlebenswahrscheinlichkeit als auch der Überlebensqualität (Abb. 3.5).

Die Frühmortalität eines thrombotischen Hirninfarktes (Tod in den ersten 4 Wochen) beträgt bei hospitalisierten Patienten zwischen 10 und 25%. In der ersten Woche dominieren primär zerebrale Ursachen (massive Raumforderung mit transtentorieller Einklemmung), während in der zweiten bis vierten Woche kardiovaskuläre Komplikationen (Herzversagen, Lungenembolie, Pneumonie) im Vordergrund stehen. Die Frühmortalität nach Hirnembolie liegt höher und wird mit 25–30% angegeben.

Todesfälle nach Überstehen der Akutphase beruhen vorwiegend auf interkurrenten Infekten oder Herzinfarkten. Als Faustregel gilt eine kumulative Mortalität von 40–50% fünf Jahre nach einem Hirninfarkt, wobei die Sterberate innerhalb der ersten Monate nach dem Infarkt auch dann am höchsten ist, wenn die Akutphase überstanden ist und die Frühmortalität unberücksichtigt bleibt. Danach stabilisiert sich das Risiko langsam bis zum Ende des ersten Jahres. Nach Hirnembolien sind bereits nach einem halben Jahr etwa 50% der Patienten verstorben.

Ein sehr auffälliges und bisher ungeklärtes Ergebnis einiger bisheriger Erhebungen zur Langzeitprognose von Hirninfarkten ist ein deutlicher Geschlechtsunterschied.

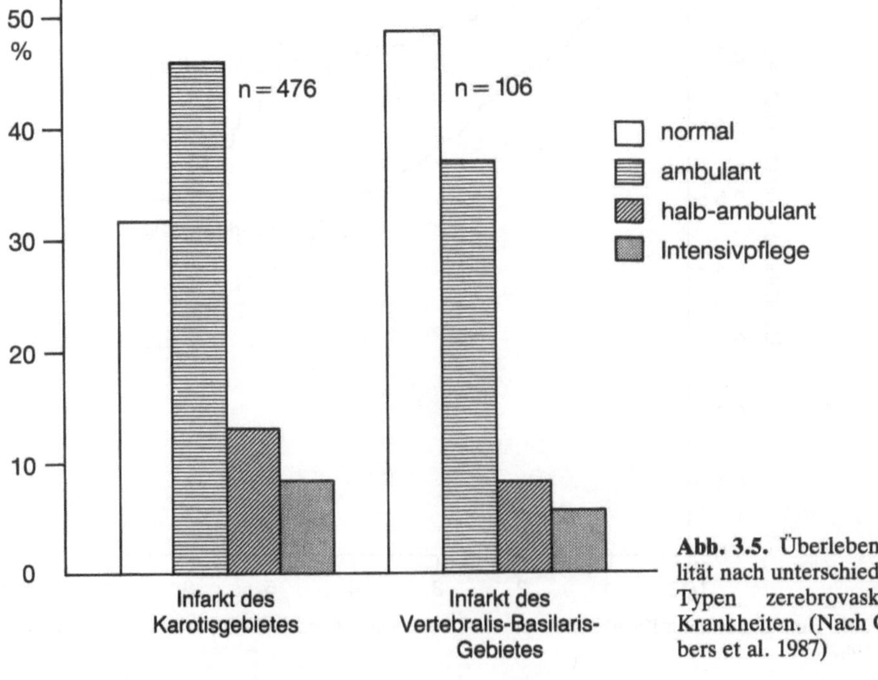

Abb. 3.5. Überlebensqualität nach unterschiedlichen Typen zerebrovaskulärer Krankheiten. (Nach Chambers et al. 1987)

Zumindest nach Überstehen der Akutphase scheinen Frauen danach eine deutlich
bessere Prognose als Männer zu haben, ihr Mortalitätsrisiko ist geringer. Auch das
Risiko, einen erneuten Hirninfarkt zu erleiden, das global innerhalb der ersten 5
Jahre bei 15–35% liegt, ist für Frauen geringer.

Die Fähigkeit zu einem weitgehend selbständigen Leben ist nahezu genauso wichtig
wie die Überlebensfrage selbst. Etwa ⅔ bis ¾ der überlebenden Patienten erlangen
wieder eine Gehfähigkeit ohne Unterstützung. Ungefähr genauso viele Patienten
können sich weitgehend selbst versorgen (Waschen, Anziehen usw.). Nur 25–50%
werden jedoch wieder arbeitsfähig. Eine intensive und möglichst frühzeitige Rehabilitation der motorischen, aber auch der neuropsychologischen Leistungen scheint die
Prognose verbessern zu können.

Es ist naheliegend, daß der Spontanverlauf zerebraler Infarkte bzw. die Prognose der
betreffenden Patienten vom Lebensalter abhängig ist. Obwohl schematische Grenz-
ziehungen dabei nicht sinnvoll sind und das „biologische" Lebensalter wichtiger ist als
das rein rechnerische, kann als gewisse Orientierungslinie das 60.–70. Lebensjahr
dienen. Jüngere Patienten können sich nach einem Hirninfarkt in der Mehrzahl im
weiteren Verlauf irgendwann wieder selbst versorgen, während dies nur bei einem
kleinen Teil der älteren der Fall ist (Abb. 3.6).

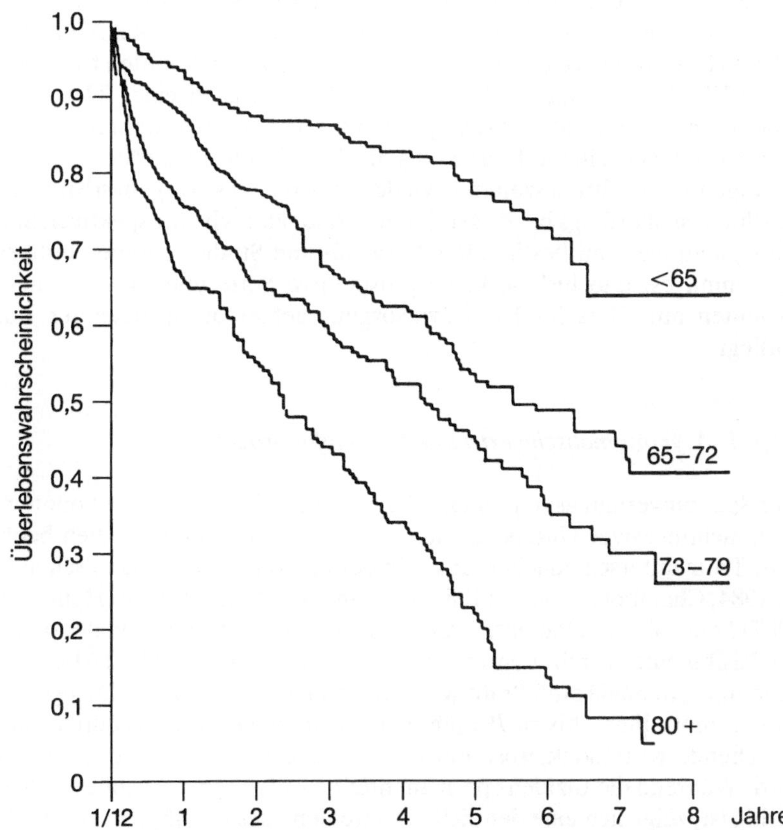

Abb. 3.6. Einfluß des Alters auf die Überlebensrate nach Hirninfarkt. (Nach Chambers et al. 1987)

Daß die Infarktgröße prognostisch relevant ist, überrascht nicht. Je größer die ischämische Läsion und je gravierender das initiale neurologische Defizit, desto schwieriger und prognostisch ungünstiger ist in der Regel auf der weitere Verlauf. Allerdings ist zu beachten, daß ein großer kortikaler Mediainfarkt und ein kleiner subkortikaler lakunärer Infarkt sich klinisch anfangs gleichen können und sich dennoch grundlegend in ihrer Prognose unterscheiden.

Lakunäre Hirninfarkte zeigen auch einen weitaus besseren Verlauf als thrombembolisch bedingte Territorialinfarkte, was sich bereits zwanglos aus der Anatomie mit kleineren und subkortikal gelegenen Defekten ableiten läßt.

Infarktgröße und -lokalisation stehen wiederum mit dem Auftreten einer Bewußtseinsstörung in Beziehung. Die verschiedenen prognostischen Kriterien müssen also immer im Zusammenwirken gesehen werden. Neben Bewußtseinsstörung mit Blickparesen soll das Vorliegen von aphasischen Störungen und Gesichtsfelddefekten eher mit einem ungünstigen Verlauf verknüpft sein. Bei rechtshirnigen Infarkten zeigen Neglekt der linken Körperhälfte und Anosognosie meist eine bessere Rückbildungstendenz als hemianopische Gesichtsfeldstörungen und Hemiparesen. Bei linkshirnigen Infarkten bzw. Läsionen der sprachdominanten Hemisphäre haben Broca- und Leitungsaphasien eine bessere Prognose als die Wernicke-Aphasie; bei schwerer globaler Aphasie ist der weitere Verlauf eher ungünstig.

Die Ergebnisse der wenigen bislang publizierten Studien über den Spontanverlauf und die Prognose von Patienten mit transitorisch ischämischen Attacken divergieren erheblich (Committee on Health Care Issue 1987). So konnten frühere Befunde der Mayo-Klinik über eine in den ersten 4 Wochen nach einer TIA auf das 15fache erhöhte Infarktmorbidität bislang nicht bestätigt werden, während die Mehrzahl der Untersuchungen eine auf das 3- bis 5fache erhöhte Insultrate bis zum Ende einer 2jährigen Beobachtungszeit mit Wiedererreichen des Ausgangsrisikos berichten. Zu beachten ist allerdings bei diesen Zahlen, daß sämtliche prospektiven Studien Therapiepopulationen mit bestimmten Auswahl- und Studienkriterien untersucht haben. So kommt es, daß bislang keine prospektive Serie über den Spontanverlauf von Patienten mit TIAs im Karotisversorgungsgebiet bei ipsilateraler Karotisstenose vorliegt.

3.1.4.1 Asymptomatische extrakranielle Gefäßprozesse

Der Spontanverlauf asymptomatischer extrakranieller Prozesse konnte nach Einführung nichtinvasiver Untersuchungsmethoden in mehreren Studien beobachtet werden. Trotz unterschiedlicher Auswahl der in zwei nordamerikanischen (Roederer et al. 1984; Chambers u. Norris 1986) und einer deutschen Studie (Hennerici et al. 1982, 1987) kontrollierten Patienten zeigte sich übereinstimmend ein überraschend niedriges Risiko eines zerebralen Insults ohne vorausgehende TIA (Abb. 3.7): Die jährliche mittlere Schlaganfallrate wird mit etwa 1% angegeben. Demgegenüber ist die Gesamtmortalität – bis zu 7% jährlich – deutlich erhöht, was durch eine gleichzeitig bestehende Koronarsklerose mit überwiegend kardial bedingter Mortalität erklärt wird. Während die Inzidenz permanenter neurologischer Ausfallserscheinungen also gering ist, zeigt sich eine deutliche Progredienz des Gefäßprozesses in den Verlaufsbeobachtungen: Dabei korreliert eine rasche oder gleichförmige Progredienz der

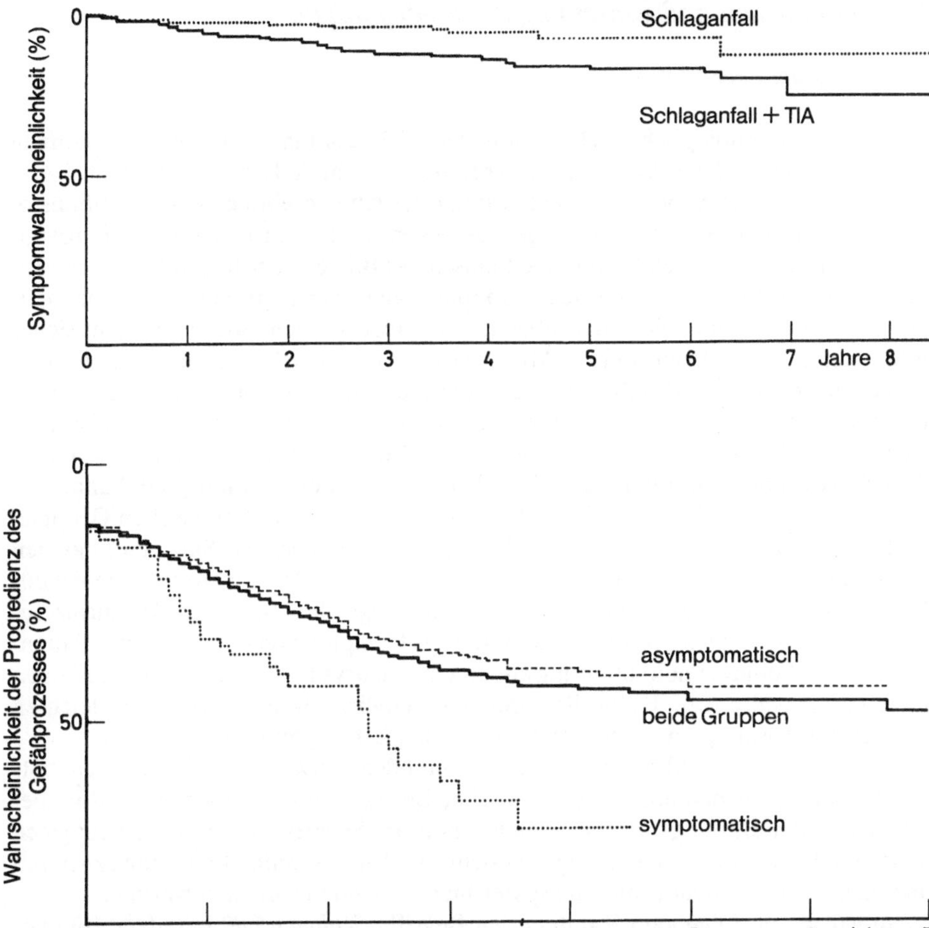

Abb. 3.7. Mortalität und Morbidität (TIA und Hirninfarkt) in einer Serie von 433 prospektiv kontrollierten neurologisch-asymptomatischen Patienten mit extrakraniellen Gefäßprozessen. Jährliche Mortalität 6,8%, jährliche Insultrate (ohne vorausgehende TIA) 1,4%, kombinierte TIA- und Insultrate 2,9%

Vaskulopathie mit einer Zunahme des individuellen Risikos für ein zerebrovaskuläres Ereignis. Da die Mehrzahl dieser Patienten aber ohne neurologisches Defizit bleiben, sollten asymptomatische Karotisprozesse zunächst nicht operativ behandelt werden: Der Hinweis auf die Bedeutung einer transitorisch-ischämischen Attacke an den Patienten selbst und nichtinvasive Verlaufskontrollen der Gefäßveränderungen ermöglichen im Falle einer Befundverschlechterung eine individuelle Anpassung und Überprüfung der günstigsten Behandlungsstrategie (vgl. 6.3).

3.2 Definitionen und Einteilung der Schlaganfälle

3.2.1 Ischämie oder Blutung?

Nach der epidemiologischen Definition der Weltgesundheitsorganisation können einem Schlaganfall ("stroke") eine umschriebene zerebrale Ischämie, eine intrazerebrale Blutung, eine Subarachnoidalblutung oder eine zerebrale venöse Abflußstörung (Sinusthrombose) zugrunde liegen. Alle können zunächst zu akuten neurologischen Funktionsstörungen führen, die klinisch das Bild eines Schlaganfalls hervorrufen. Synonym hierfür werden auch Apoplex oder apoplektischer Insult benutzt. Diese Bezeichnungen sollte man aber nur so lange wählen, wie noch nicht sicher differenziert werden kann, welche Ätiologie dem klinischen Syndrom zugrunde liegt. Dies ist mit klinischen Mitteln nicht immer mit hinreichender Sicherheit möglich, da die Differenzierung zwischen intrazerebraler Blutung und ischämischem Insult, in Einzelfällen aber auch die Abgrenzung zu einer Enzephalitis, einer Sinusthrombose, einer Subarachnoidalblutung oder einer Tumoreinblutung schwierig sein kann. Abb. 3.8 soll verdeutlichen, daß die Zuordnung zu einer der ätiologischen Gruppen der Schlaganfälle mit Hilfe bildgebender Verfahren möglich ist: Sie zeigt links den CT-Befund eines wenige Tage alten ischämischen Infarkts im Ausbreitungsgebiet der A. cerebri media, daneben das CT einer wenige Tage alten, mittelgroßen intrazerebralen (Stammganglien)-Blutung und unten das Computertomogramm eines Patienten mit einer Subarachnoidalblutung aus einem Aneurysma. Diese Patienten können mit einer gravierenden Halbseitenlähmung, möglicherweise auch einer leichten Bewußtseinsstörung, eine vergleichbare neurologische Symptomatik zeigen.
Über die Qualität des klinischen Syndroms und den Schweregrad des Schlaganfalls entscheidet die Ausdehnung des ischämischen Bezirkes einschließlich seiner Randbezirke (oder der Blutung) und die Lokalisation des Herdes. Neben dem häufigsten Schlaganfallmuster einer halbseitigen gesichts- und armbetonten Lähmung existieren eine Reihe anderer Syndrome, die später im einzelnen besprochen werden.
Wenn wir in den folgenden Kapiteln den Begriff *„Schlaganfall"* benutzen, tun wir dies, um einen klinischen Zustand zu beschreiben, dessen Ursache (Ischämie, Blutung) wir noch nicht kennen. Wenn ätiologisch eine Ischämie vorliegt, bezeichnen wir die Funktionsstörung als ischämischen *Insult*. Diesem ischämischen Insult können pathogenetisch eine Reihe verschiedener Ursachen zugrundeliegen, er kann embolisch, lokal thrombotisch oder hämodynamisch bedingt sein. Unabhängig von der Pathogenese können manche fokalen Ischämien ohne morphologisch nachweisbare Läsionen bleiben. Die klinischen Befunde können sich dann schnell zurückbilden. Wenn die Ischämie länger besteht, können morphologische Veränderungen im Gehirn resultieren. Dann spricht man von einem ischämischen *Infarkt*. Mit *ischämischem Insult* beschreiben wir also die Funktionsstörung, mit *Infarkt* das morphologische Substrat, wie es sich auch in den bildgebenden Verfahren darstellt. Abb. 3.9 stellt diese Abstufung der Nomenklatur graphisch zusammen.
Der ischämische Hirninfarkt ist primär „weiß", d.h. blutleer. In seinen Gefäßen findet keine Blutbewegung mehr statt, im Randbezirk des Infarktes findet man nicht selten gestaute, hyperämische Gefäße (vgl. Abschn. 2.4.1). Sekundär kann es zu kleinen, petechialen Blutextravasaten des Infarktrandbezirkes kommen, der sog. blutigen Imbibierung des Infarktes. Ausgedehnte, sekundäre parenchymatöse Blu-

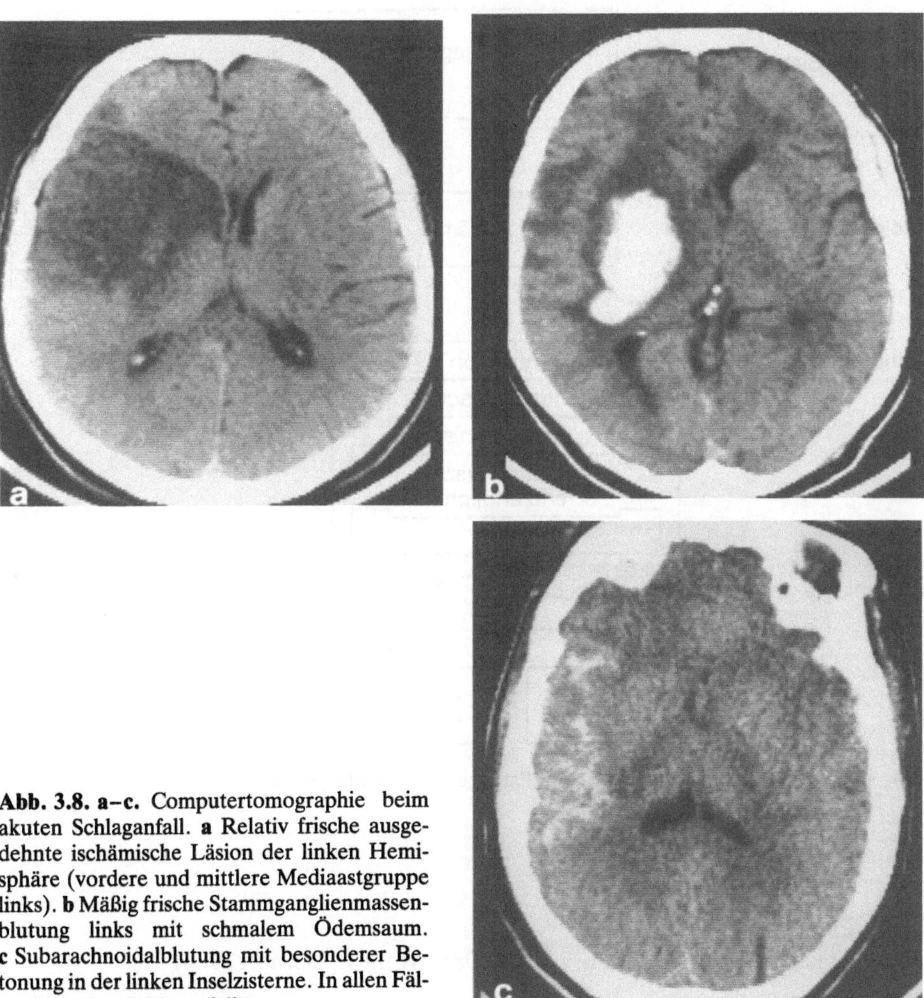

Abb. 3.8. a–c. Computertomographie beim akuten Schlaganfall. **a** Relativ frische ausgedehnte ischämische Läsion der linken Hemisphäre (vordere und mittlere Mediaastgruppe links). **b** Mäßig frische Stammganglienmassenblutung links mit schmalem Ödemsaum. **c** Subarachnoidalblutung mit besonderer Betonung in der linken Inselzisterne. In allen Fällen liegt ein „Schlaganfall" vor

tungen sind im Spontanverlauf der Ischämie selten; wenn sie auftreten, dann meist nach kardialen Embolien.

Globale Hypoxien (z.B. nach CO-Vergiftung oder Strangulation), der zerebrale Funktionsverlust nach langer Hypoglykämie oder die globale oligämisch-hypotone zerebrale Schädigung (nach Reanimation, im protrahierten Schock) führen zu ausgedehnten Schrankenstörungen und sekundär hämorrhagischen Infarkten, deren Prädilektionsstellen das subkortikale Marklager und die Stammganglien sind.

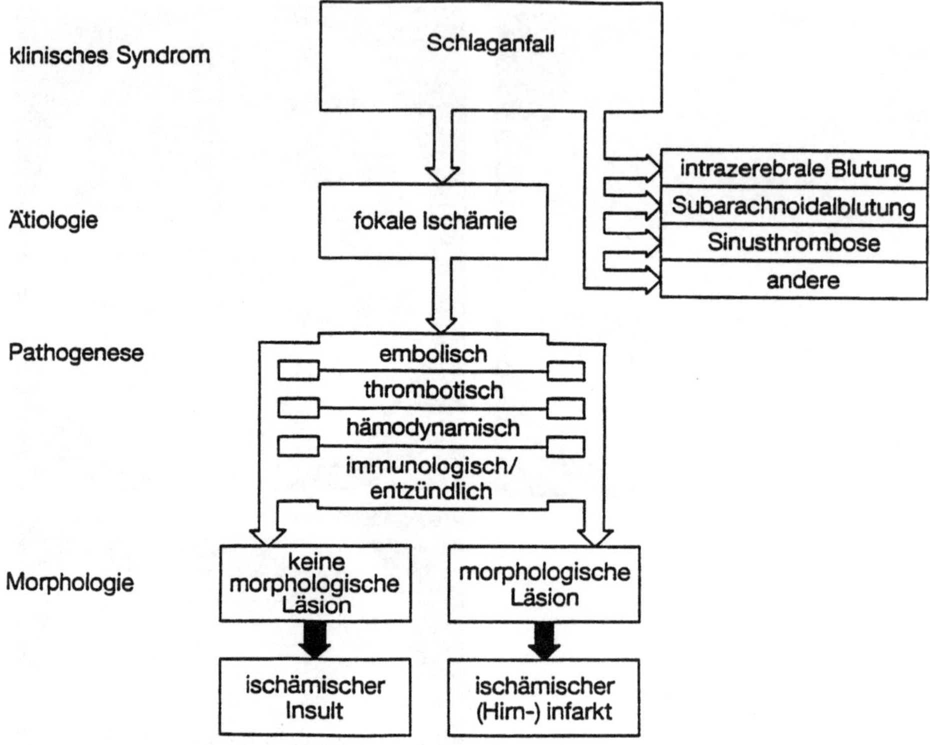

Abb. 3.9. Klinisches Syndrom, Ätiologie, Pathogenese und Morphologie

3.2.2 Einteilung der Ischämien
(Vgl. Caplan 1983; Hachinski u. Norris 1985; Mohr u. Barnett 1986)

Die traditionellen Einteilungsprinzipien der Ischämien orientieren sich am zeitlichen Verlauf des Schlaganfalls, an den betroffenen Stromgebieten und am Ausmaß des neurologischen Defizits (Übersicht bei Courbier 1985). Schon aus den in Abb. 3.9 angedeuteten Definitionen geht aber hervor, daß eigentlich eine Klassifikation wünschenswert wäre, die die pathophysiologischen Mechanismen berücksichtigt bzw. zugrunde legt (Caplan 1983; Poeck 1986; Ringelstein et al. 1985). Dies war in der Vergangenheit in Ermangelung einer ausreichenden intravitalen Diagnostik kaum möglich und bei der lange Zeit vorherrschenden Überschätzung hämodynamischer Faktoren auch nicht angestrebt worden. Interessant ist in diesem Zusammenhang, daß sich besonders chirurgisch orientierte, ältere Einteilungsschemata primär am Zustand der extrazerebralen Gefäße orientierten und dann in semantischer Inkonsequenz ein asymptomatisches Stadium einer zerebrovaskulären Insuffizienz kannten, in dem ein Patient mit extrakraniellen Gefäßveränderungen weder aktuell noch anamnestisch neurologische Herdsymptome hatte. Entscheidend war für diese Klassifikation also der Nachweis der extrakraniellen Gefäßläsion (Vollmar 1980, 1985).

Auch war häufig nicht zu entscheiden, ob die neurologische Symptomatik auch tatsächlich in ursächlichem Zusammenhang mit der vaskulären Läsion stand. Zur Zeit vollzieht sich ein Wechsel in der Klassifizierung der zerebralen Ischämien, wegen der Orientierung zahlreicher Therapiestudien werden wir aber auch die traditionelle Einteilung besprechen.

3.2.2.1 Einteilung nach dem zeitlichen Verlauf

Die wahrscheinlich bekannteste Einteilung ischämischer Insulte stützt sich auf die Beschreibung des zeitlichen Verlaufs der Ischämie. Man unterscheidet die Stadien der drohenden (transienten, intermittierenden) Ischämien (transitorisch ischämische Attacke, TIA), [Ia], und des reversiblen ischämischen neurologischen Defizits (RIND) [Ib], das Stadium der progredienten (oder fluktuierenden) Ischämie [II] und das Stadium des vollendeten Infarkts [III], das mit stabilem Defizit oder partieller Rückbildung einhergehen kann. Diese Abfolge ist in Abb. 3.10 graphisch dargestellt. Die Phase der drohenden Ischämie kann sich über Wochen, Monate, manchmal Jahre erstrecken. Es kann immer wieder zu ischämischen Attacken mit schneller (TIA) oder langsamer Rückbildung (RIND) kommen. In der Phase der progredienten Ischämie entwickelt sich ein ischämisches Defizit über 6–48 h. Auch hierbei kann manchmal eine kurzdauernde Besserung der Funktionsstörung registriert werden. Schließlich kann der komplette, stabile Infarkt auftreten, der sich innerhalb von Tagen bis Monaten partiell zurückbilden kann. Der Begriff kompletter Infarkt sagt

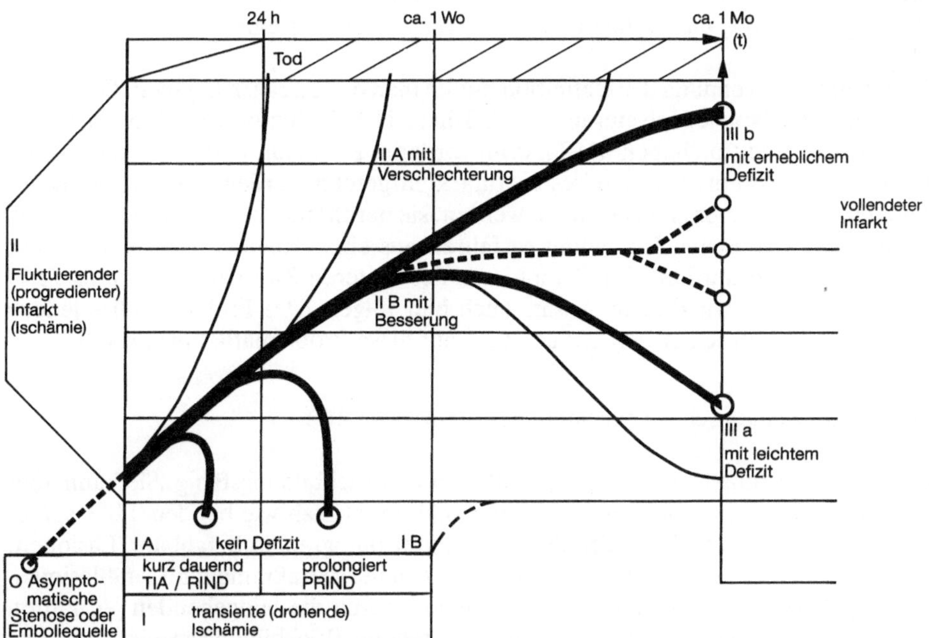

Abb. 3.10. Klassifikation der Ischämien nach dem zeitlichen Verlauf, der Reversibilität und dem resultierenden Defizit. (Nach Courbier 1985)

nichts über das Ausmaß des neurologischen Defizits aus. Ergänzt wird die Stadienein-teilung manchmal durch das schon erwähnte Stadium 0 der asymptomatischen Ste-nose oder Emboliequelle.

Transitorisch-ischämische Attacke (TIA)

Umschriebene neurologische Funktionsstörungen, die definitionsgemäß innerhalb von 24 h vollständig reversibel sind, nennt man transitorisch-ischämische Attacken. Sie dauern nur kurz, mindestens 1–2 min, meist weniger als 1 h. Nur 10% der Attacken dauern länger als 6 h, die Hälfte der Attacken dauert weniger als 30 min. Die korrekte diagnostische Zuordnung der TIA zu den Gefäßterritorien ist häufig dadurch erschwert, daß sich der Untersucher nicht mehr auf objektive Befunde stützen kann, sondern auf die subjektive Beschreibung des Patienten angewiesen ist. So fällt es oft schwer, retrospektiv eine aphasische Störung von einer Dysarthrie oder eine Hemianopsie von einer Amaurosis fugax zu differenzieren. Bei breitem Einsatz bildgebender Verfahren wird man übrigens bei einer Reihe von TIA-Patienten [im CT bei etwa 20% (Waxmann u. Toole 1983; Bogousslavski u. Regli 1984), für MRT noch höher] bereits korrespondierende Läsionen finden.

Wenn wir trotzdem die Definition der TIA akzeptieren, ergibt sich ein weiteres, nicht zu unterschätzendes Problem: Sind drop attacks (Sturzanfälle), manche Formen von Reflexsynkopen, unsystematische Schwindelattacken oder gar die gewöhnliche Ohn-macht nicht auch TIAs im hinteren Kreislauf? Auch sie beruhen auf kurzdauernden fokal-ischämischen Funktionsstörungen des Hirnstamms, sie sind voll reversibel und können rezidivieren. Ist also die sog. „intermittierende Basilarisinsuffizienz" (eine „Undiagnose", die man schnell wieder vergessen sollte) eine Anhäufung solcher TIAs?

Bei strenger Anwendung der Definition müßte man diese Fragen bejahen. Gleichzei-tig müßte man dann jedoch einräumen, daß diese TIAs im hinteren Kreislauf nicht die gleiche Warnfunktion haben wie TIAs im vorderen Kreislauf, also noch viel seltener als ohnehin bekannt, von manifesten Infarkten gefolgt werden (vgl. 3.1.4). Diese Annahme müßte aber noch bewiesen werden, sie beruht nur auf einem Eindruck. Da die meisten klassischen Einteilungsverfahren aus einer Reihe von Gründen diese Formen von intermittierenden Symptomen der hinteren Zirkulation nicht als TIAs auffassen, wollen wir diesem Ansatz auch hier folgen. Das Problem sollte jedoch zumindest angesprochen werden, um auch auf diese Problematik hinzuweisen.

Reversibles ischämisches neurologisches Defizit (RIND)

Auch diese Störung ist definitionsgemäß komplett rückbildungsfähig. Sie kann aber über einige Tage bestehen bleiben, manchmal findet man wie bei den TIAs später trotz klinisch vollständiger Erholung computertomographisch faßbare Läsionen. Dies hat dazu geführt, daß man vor allen Dingen bei extrakraniellen Gefäßläsionen manchmal von einem Stadium spricht, das nur durch die bildgebenden Verfahren „symptomatisch" ist, klinisch jedoch eine vollständige Rückbildung gezeigt hat. Es ist möglich, daß dieser Befund bei vermehrtem Einsatz der magnetischen Resonanz-tomographie nach ischämischen Attacken noch häufiger werden wird. Der für die

Definition des RIND herangezogene Zeitraum ist willkürlich gewählt. Wir wollen hier nur den Begriff reversibles ischämisches neurologisches Defizit (RIND) benutzen. Hierbei wird die Rückbildung innerhalb von etwa 3 Tagen gefordert. Manchmal wird auch noch der Unterbegriff eines prolongiert reversiblen ischämischen Defizits (PRIND) benutzt, bei dem die Rückbildung bis zum 7. Tag möglich ist.

Entgegen einer weitverbreiteten Meinung rechtfertigt eine rasche klinische Besserung oder nur gering anhaltende oder fluktuierende Funktionsstörung nach einem Insult eine abwartende Haltung nicht. Im Gegenteil, diese flüchtigen Ischämien sollten Anlaß sein, prophylaktisch nach einer behandelbaren Ursache zu fahnden. Wird dies versäumt, droht den Patienten die Invalidität oder der Tod nach einem vollendeten Infarkt.

Man muß im übrigen bedenken, daß die Unterteilung TIA oder RIND und ihre Abgrenzung zu den folgenden Kategorien progredienter Insult und vollendeter Infarkt nur retrospektiv möglich ist. Zu einem frühen Zeitpunkt kann noch nicht abgeschätzt werden, ob das neurologische Defizit sich innerhalb eines definierten Zeitraums als vollständig reversibel erweisen wird, oder schon das endgültige Defizit eines späteren kompletten Infarktes andeutet. Dies hat natürlich erhebliche Konsequenzen für die Einleitung einer frühen Therapie, sowohl dann, wenn man zuwarten möchte, ob sich vielleicht die Symptomatik von allein wieder zurückbilden wird, als auch, wenn man versucht, früh und aggressiv zu therapieren. Hierbei kann es geschehen, daß man Patienten risikoreich behandelt, bei denen auch der Spontanverlauf eine gute Prognose hätte.

Progredienter Insult

Der progrediente Insult stellt diagnostisch und therapeutisch ein besonderes Problem dar. Über Stunden (im hinteren Kreislauf auch über Tage) nehmen die Ausfälle an Schwere und Ausmaß immer mehr zu. Eine Verlaufsform mit fluktuierender Symptomatik, evtl. auch mit Remission, und eine Verlaufsform mit kontinuierlicher fortschreitender Verschlechterung der neurologischen Ausfälle sind möglich. Eine Gewebsläsion muß noch nicht bestehen (deshalb Insult, nicht Infarkt). Beide Formen könnten von aggressiven therapeutischen Verfahren profitieren. Deshalb muß in beiden Fällen eine rasche dopplersonographische und evtl. auch angiographische Abklärung der Pathogenese des Insultes erfolgen. Gerade am Beispiel des progredienten Insultes muß wieder darauf hingewiesen werden, daß die verschiedenen ätiologischen Ursachen der Ischämie (und der Schlaganfälle überhaupt) sich mit diesem Bild manifestieren können. Ein progredienter Insult ist daher nicht zwangsläufig gleichzusetzen mit einem großen Gefäßverschluß, er kann ebensogut Folge einer Lakune, einer Sinusthrombose oder eines Gefäßspasmus sein.

Vollendeter Infarkt

Kennzeichen des vollendeten Infarktes sind neurologische Ausfälle, die sich stabilisiert haben und länger als 2–3 Wochen persistieren. Der Begriff kompletter oder vollendeter Infarkt setzt eine ischämische Gewebsnekrose voraus, die aber morphologisch unvollständig sein kann und in seltenen Fällen selektiv neuronal auftritt.

Dann, aber nur dann kann sie sich dem computertomographischen Nachweis entziehen. Ein kompletter Infarkt im Karotiskreislaufgebiet deutet sich im CT nach 12–24 h an. Im vertebrobasilären Gebiet kann ein Infarkt klinisch erst nach 72 h komplett sein, oft dauert die Phase des progredienten Insultes noch länger.

Der Begriff „vollendeter Infarkt" beinhaltet keine Aussage über das Ausmaß der neurologischen Ausfälle. Sind nur leichte neurologische Störungen zu finden, spricht man von einem vollendeten Infarkt mit leichtem oder mäßigem Defizit. Dies kann sich z.B. in einer leichten brachiofazialen Hemiparese, einer bleibenden Zeigeataxie oder leichteren neuropsychologischen Störungen ausdrücken. Ein vollendeter Infarkt mit ausgedehnten Funktionsstörungen (erhebliches Defizit) zeigt sich z.B. mit einer schweren Aphasie, einer fortbestehenden Hemianopsie und einer hochgradigen Hemiparese bis Hemiplegie. Dann ist oft der Zeitpunkt für prophylaktische Maßnahmen überschritten. Die Therapie beschränkt sich meist auf konservative und rehabilitierende Maßnahmen. Wenn aber einem Patienten mit geringen oder mäßigen Funktionsstörungen bei einem neuen Infarkt noch weitere Ausfallserscheinungen im gleichen oder einem benachbarten Gefäßterritorium drohen, kann auch nach kompletten Infarkten mit stabilem Defizit eine prophylaktische Therapie noch sinnvoll sein. Nicht selten gehen kompletten Infarkten mit ausgedehnten Funktionsstörungen transitorisch-ischämische Attacken, reversible Insulte oder vollendete Infarkte mit leichtem Defizit im gleichen Strombahngebiet voraus. Manchmal steht der komplette Infarkt mit schweren Ausfällen auch am Ende des progredienten Insultes. Vollendete Infarkte in verschiedenen zerebralen Gefäßterritorien lassen den Verdacht auf eine embolisierende Krankheit oder eine Entzündung der Hirnarterien aufkommen. Nicht außer acht lassen darf man schließlich die Tatsache, daß manche ischämischen Insulte nach rascher Progredienz unbeeinflußbar zum Tode führen können, so der maligne Media-Infarkt oder die Basilaristhrombose.

3.2.2.2 Einteilung nach Gefäßterritorien

Auch die Zuordnung der Insulte zu den großen Gefäßterritorien geht in manche Klassifikationen mit ein. Sie scheint theoretisch einfach, macht aber, wenn die Hirnstammläsionen nicht zu den klassischen, aus der Literatur bekannten gekreuzten Syndromen (Hirnnervenausfälle mit kontralateralen Paresen oder Sensibilitätsstörungen, s. S. 74) führen, einige Probleme. Manche monosymptomatischen, fluktuierenden Schlaganfälle mit rein motorischen oder sensiblen Paresen können ihre Ursache sowohl in hemisphärischen als auch in medullären oder pontinen Läsionen haben. In der Frühphase hemisphärischer Infarkte kann immer wieder eine (kontralaterale) Parese in von motorischen Hirnnerven versorgten Bereichen (wie Zungenabweichung oder asymmetrische Innervierung des Gaumensegels) gefunden werden. Möglicherweise ist dies bei den bilateral innervierten Hirnnervenkernen nicht unbedingt eine Folge einer Parese, sondern einer zentralen Tonusdifferenz. Selbst der Kornealreflex kann einseitig abgeschwächt sein. Dysarthrien treten sowohl hemisphärisch (links wie rechts) als auch bei Hirnstammläsionen auf.

Problematisch ist auch die Zuordnung von Funktionsstörungen im Ausbreitungsgebiet der A. cerebri posterior, die zwar supratentorielle Hirnanteile versorgt, aber in den meisten Fällen dem vertebrobasilären System entspringt. Eine flüchtige Hemi-

anopsie oder eine Quadrantenanopsie ist daher klinisch ein Symptom einer Großhirnhemisphäre, nach dem Gefäßterritorium ist es aber ein Signal des hinteren Kreislaufes. Daher ist die Differenzierung zwischen einer Amaurosis fugax als Karotis- und
einer Hemianopsie als Vertebralis-Basilaris-Warnzeichen von großer Bedeutung,
auch wenn dies von den Patienten manchmal anamnestisch nicht sicher angegeben
werden kann. Kompliziert wird dies, wenn bei manchen Patienten die A. cerebri
posterior überwiegend oder zu einem großen Teil aus der A. carotis interna über eine
große A. communicans posterior versorgt wird.

3.2.2.3 Weitere Klassifikationsansätze

Einige Klassifikationen berücksichtigen Informationen zur weiteren Pathogenese des
ischämischen Insultes auf Grund von regionalen Blutflußmessungen, zerebralen
Blutvolumenmessungen, Operationsindikationen und Daten, die von der Positro-
nen-Emissionstomographie zu erhalten sind (Übersicht bei Courbier 1985). Unter
Berücksichtigung metabolischer Parameter unterscheidet man drei Stadien ischämischer Läsionen (s. S. 28). Im ersten Stadium ist der Perfusionsdruck beeinträchtigt:
Ischämische Symptome kommen durch das Herabsetzen des Funktionsstoffwechsels
bei erhaltenem Strukturstoffwechsel zustande. Dieser Zustand ist reversibel. Im
Stadium des Dysmetabolismus ist neben der Veränderung der regionalen Durchblutung und des zerebralen Blutvolumens die Sauerstoffreservekapazität herabgesetzt
und der Strukturstoffwechsel gefährdet. Die dritte Phase ist die Infarzierung, jetzt ist
auch der Strukturstoffwechsel gestört. Die Sauerstoffutilisation, die Sauerstoff-
extraktion und das zerebrale Blutvolumen sind pathologisch verändert.
Von einem Symposion in Marseille 1984 (Courbier 1985) stammt der in Abb. 3.10
dargestellte dreistufige Einteilungsvorschlag mit den Hauptgruppen transienter, fluktuierender und vollendeter ischämischer Insulte. Diesen Hauptgruppen werden
beschreibende Modifikatoren hinzugefügt, die transiente Symptomatik bei einem
Insult kann z. B. kurz oder prolongiert sein, der fluktuierende Insult kann mit intermittierender Verbesserung oder kontinuierlicher Verschlechterung der Symptomatik
einhergehen. Schließlich wird der vollendete Infarkt sich mit leichten oder mit schweren Ausfällen, angegeben auf einer Prozentskala, manifestieren. Fügt man dieser
Stadienbeschreibung dann noch das betroffene Gefäßterritorium hinzu und
beschreibt die Ergebnisse der angiologischen und der bildgebenden Untersuchungen,
so kommt man zu einer umfassenden Beschreibung: Ein Patient mit einer hochgradigen Stenose der A. carotis interna und flüchtigen transitorisch-ischämischen Attak-
ken würde als: „Grad Ia, linke Karotis, 95%ige Stenose, symptomatisch, normales
CT" beschrieben.
Ein Patient mit vollendetem Schlaganfall und gravierendem Defizit auf Grund eines
Karotisverschlusses würde als: „Stadium IIIb, Karotisverschluß links, ausgedehnter
Territorialinfarkt der mittleren und hinteren Mediaastgruppe, ausgeprägtes Defizit"
eingeordnet.
Leider erfaßt auch diese sehr differenzierte Skalierung Mikroangiopathien nur
schlecht, überhaupt wird der pathogenetische Aspekt der Schlaganfälle in dieser
ansonsten sehr anschaulichen Einteilung unterbewertet.

3.2.3 Versuch einer pathogenetischen Zuordnung der Infarkte aufgrund computertomographischer und angiologischer Befunde

Wir hatten bereits im Kapitel 1 auf die ausgezeichnete Kollateralisierung der arteriellen Versorgung des Gehirns hingewiesen. Neben der basalen Kollateralenbildung im arteriellen Zirkel und den Anastomosen zwischen Externa- und Internagefäßen, liegen auch ausgedehnte meningeale Anastomosen zwischen den großen zerebralen Gefäßen vor. Eine Schwachstelle in diesem System sind die langen penetrierenden Markarterien und die Stammganglienarterien, die funktionellen Endarterien entsprechen und nur wenig kollateralisiert sind. Die pathologischen, anatomischen, angiologischen und computertomographisch-morphologischen Befunde enthalten oft einen Hinweis auf den Entstehungsmechanismus eines ischämischen Infarktes (Ringelstein et al. 1985; Rodda u. Path 1986; Zeumer u. Hacke 1988). Vor allem aufgrund der durch die Computertomographie und die magnetische Resonanztomographie intravital zu erhaltende morphologische Beschreibung eines Infarktbezirkes lassen sich im Zusammenspiel mit den Ergebnissen von Ultraschalluntersuchungen und den angiographischen Befunden verschiedene Infarktpathogenesen mit relativ hoher Wahrscheinlichkeit annehmen. Grad und Ausdehnung der einzelnen Infarktregionen werden dabei nicht nur durch den Ort der Läsion oder das Ausmaß der Verengung eines zuführenden Gefäßes, sondern auch durch Grad und Qualität der Anastomosen definiert (Zülch 1985; Hacke et al. 1987). Wir werden im Kapitel über die computertomographischen Befunde ausführlich auf die verschiedenen Infarktmuster eingehen (s. Kap. 5.3.1). In Abb. 1.11 des Kapitels 1 über die arterielle Anatomie des Gehirns haben wir schon exemplarisch verschiedene Infarktmuster vorgestellt, bei denen ganz entscheidend die Information ist, ob es sich um Läsionen handelt, die überwiegend auf eine Erkrankung der nichtkollateralisierten, nach intrazerebral penetrierenden kleinen Gefäße (Mikroangiopathien) oder der großen Hirnarterien (Makroangiopathien) zurückzuführen sind. Bei Infarkten wurden unterschieden nach solchen, die im Versorgungsterritorium einer kurzen oder einer langen Zirkumferenzarterie liegen (Territorialinfarkte), oder die sich im Grenzbezirk zwischen zwei miteinander anastomosierenden Gefäßbezirken abspielen (Extraterritorialinfarkte). Bei diesen, oft hämodynamisch bedingten Infarkten kann man Endstrominfarkte (im distalen Ausbreitungsgebiet der nichtkollateralisierten Mediaarterien, „letzte Wiesen") und Grenzzoneninfarkte im Grenzgebiet zwischen den Territorien zweier oder dreier großer Gefäße unterscheiden. Solche Muster werden im computertomographischen Kapitel exemplarisch dargestellt. Durch den embolischen oder lokal thrombotischen Verschluß von großen Hirnoberflächenarterien entstehen Territorialinfarkte, die oft keilförmig auf das Versorgungsgebiet einer betroffenen Arterie beschränkt sind. Multiple Territorialinfarkte lassen an kardiale Embolien aber auch, besonders wenn sie das Posterior- und Anteriorterritorium jüngerer Patienten betreffen, an eine Vaskulitis denken. Auch hier lassen sich also aus dem morphologischen Befund Hinweise auf die mögliche Pathogenese finden.
Eine Sonderstellung nimmt hierbei die Okklusion der Aa. lenticulostriatae bei einem Verschluß der proximalen Media ein, die zwar einem Infarkt im Bereich langer, penetrierender Endäste entspricht, auf der anderen Seite durch das gemeinsame Erfassen eines ganzen Bündels von solchen penetrierenden Arterien gewissermaßen ein Territorium, nämlich das der Aa. lenticulostriatae erfaßt.

Mikroangiopathien entstehen, wenn die kleinen, dünnen, tief in das Hirngewebe penetrierenden Arterien isoliert oder multipel disseminiert thrombosieren. Dem entspricht das Infarktmuster der Lakunen, sie sind Ausdruck einer Systemkrankheit der kleinen Hirngefäße mit dem herausragenden Risikofaktor der Hypertonie. Wahrscheinlich stellt die subkortikale arteriosklerotische Enzephalopathie (SAE) eine besondere Form dieser Systemerkrankung kleiner Gefäße dar, bei denen zu der diffusen Marklagerhypodensität auch lakunäre Infarkte treten. Diese können im CT, noch besser jedoch im MRT nachgewiesen werden. Hier ist es aber noch fraglich, ob nicht eine ganze Reihe dieser im magnetischen Resonanztomogramm gefundenen Zonen abnormer Signalintensität im Marklager gerade bei älteren Patienten einem „normalen" Alterungsvorgang des Gehirns entspricht, also nicht schon Hinweis auf eine Hirngefäßkrankheit ist (vgl. S. 96) (Awad et al. 1986).

Wenn man diese Hinweise, zusammen mit der Beschreibung des zeitlichen Verlaufs der augenblicklichen oder anamnestischen Krise, dem befallenen Gefäßareal und dem Ausmaß der neurologischen Ausfälle, zusammenfaßt, so kommt man zu einer Klassifikation, bei der auch die Pathogenese mitberücksichtigt wird. Man würde dann z. B. von einem Patienten sprechen können, der eine flüchtige Hirnstammsymptomatik mit schneller Rückbildung bei normaler Dopplersonographie und multiplen supratentoriellen lakunären Läsionen hatte, oder von einem Patienten mit ausgedehntem Territorialinfarkt der mittleren Mediaastgruppe auf der rechten Seite mit Dysarthrie und schwerer sensomotorischer Hemiparese ohne Rückbildungstendenz bei normalem dopplersonographischem Befund und absoluter Arrythmie. Daß diese beiden, jetzt sehr konträr geschilderten Patienten auch unterschiedlicher therapeutischer Ansätze bedürfen, scheint auf der Hand zu liegen.

3.3 Literatur

Awad IA, Johnson PC, Spetzler RF, Hodak JA (1986) Incidental subcortical lesions identified on magnetic resonance imaging in the elderly. II. Postmortem pathological correlations. Stroke 17: 1090

Baum HM (1981) The national survey of stroke. Stroke 12: 59

Bogousslavsky J, Regli F (1984) Cerebral infarction with transient signs (CITS): Do TIAs correspond to small deep infarcts in internal carotid artery occlusion? Stroke 15: 536

Caplan LR (1983) Are terms such as completed stroke or RIND of continued usefulness? Stroke 14: 431

Chambers BR, Norris JW (1986) Outcome in patients with asymptomatic neck bruits. N Engl J Med 315: 860

Chambers BR, Norris JW, Shurwell BL, Hachinski V (1987) Prognosis of acute stroke. Neurology 37: 221

Courbier R (1985) Basis for a classification of cerebral arterial diseases. Excerpta Medica, Amsterdam, p 308

Fratiglioni L, Mattey EW, Schoenberg AG, Schoenberg BS (1983) Mortality from cerebrovascular disease. International comparisons and temporal trends. Neuroepidemiology 2: 101

Garraway WM, Whisnant JP, Furlan AJ (1979) The declining incidence of stroke. N Engl J Med 300: 449

Gautier JC (1985) Stroke in progression. Stroke 16: 729

Hachinski V, Norris JW (1985) The acute stroke. Davis, Philadelphia

Hacke W, del Zoppo GJ, Harker LA (1987) Thrombosis and cerebro-vascular disease. In: Poeck K, Ringelstein EB, Hacke W (eds) Recent advances in diagnosis and management of stroke. Springer, Berlin Heidelberg New York Tokyo, p 59

Hennerici M, Rautenberg W, Mohr S (1982) Stroke risk from symptomless extracranial arterial disease. Lancet II: 1180

Hennerici M, Hülsbömer H-B, Hefter H, Lammerts D, Rautenberg W (1987) Natural history of asymptomatic extracranial artery disease – results of a long-term prospective study. Brain 110: 777

Kurtzke JF (1985) Epidemiology of cerebrovascular disease. In: McDowell FH, Caplan LR (eds) Cerebrovascular survey report. National Institute of Neurology and Communicative Disorders and Stroke. Bethesda, p 1

Matsumoto N, Whisnant JP, Kurland LT (1973) Natural history of stroke in Rochester, Minnesota 1955 through 1969: An excursion of a previous study, 1945 through 1954. Stroke 4: 20

Millikan CH, McDowell F, Easton JD (1987) Stroke. Lea & Febiger, Philadelphia

Mohr JP, Barnett HJM (1986) Classification of ischemic stroke. In: Barnett HJM, Mohr JP, Stein BM, Yatsu FM (eds) Stroke – pathophysiology, diagnosis and management. Churchill Livingstone, New York, p 281

Poeck K (1986) Moderne Diagnostik und Therapie beim Schlaganfall. Dtsch Med Wochenschr 111: 1369

Ringelstein EB, Zeumer H, Schneider R (1985) Der Beitrag der zerebralen Computertomographie zur Differentialtypologie und Differentialtherapie des ischämischen Großhirninfarktes. Fortschr Neurol Psychiat 53: 315

Rodda RA, Path FRC (1986) The arterial patterns associated with internal carotid infarcts. Stroke 17: 69

Takeya Y, Popper JS, Shimizu Y (1984) Epidemiologic studies of coronary heart disease and stroke. In: Japanese men living in Japan, Hawaii and California: Incidence of stroke in Japan and Hawaii. Stroke 15: 15

Vollmar JF (1980) Rekonstruktive Chirurgie der Arterien, 3. Aufl. Thieme, Stuttgart

Vollmar JF (1985) Classification for surgery of cerebrovascular insufficiency. In: Courbier R (ed) Basis for classification of cerebral arterial diseases. Excerpta Medica, Amsterdam

Waxman SG, Toole JF (1983) Temporal profile resembling TIA in the setting of cerebral infarction. Stroke 14: 433

Weisberg LA (1982) Lacunar infarcts: Clinical and computed tomographic correlations. Arch Neurol 39: 37

Whisnant JP (1983) The role of the neurologist in the decline of stroke. Ann Neurol 14: 1

Whisnant JP (1984) The decline of stroke. Stroke 15: 160

Wodarz R (1980) Watershed infarctions and computed tomography. A topographical study in cases with stenosis or occlusion of the carotid artery. Neuroradiology 19: 245

Wolf PA, Kannel WB, Verter J (1983) Current status of risk factors for stroke. Neurol Clin 1: 317

Zeumer H, Hacke W (1988) Ischämische Insulte. In: Hacke W (Hrsg) Neurologische Intensivmedizin, 2. Aufl. Perimed, Erlangen, S. 89

Zülch KJ (1985) The cerebral infarct. Pathology, pathogenesis, and computed tomography. Springer, Berlin Heidelberg New York Tokyo

4 Klinische Syndrome, Pathogenese und Differentialdiagnose

4.1 Symptome und Syndrome – zeitliche und topische Aspekte

Die zeitlichen Aspekte einer zerebralen Ischämie und die dynamische Entwicklung neurologischer Ausfallserscheinungen sind wichtige Anhaltspunkte für die Analyse der zugrunde liegenden pathophysiologischen Mechanismen und bei der Suche nach einer hämodynamischen oder embolischen Ursache von großer Bedeutung. Die Krankheitssymptome selbst werden für die Lokalisation der ischämischen Hirnregion und zur Identifikation der betroffenen Gefäßterritorien herangezogen. Selbst bei typischen Krankheitsbildern ermöglichen die klinischen Daten allein oft keine eindeutige anatomische und pathogenetische Zuordnung, so wichtig sie für die Wahl der diagnostischen und therapeutischen Maßnahmen sein mögen: in den ersten Stunden nach einer zerebralen Ischämie ist auch die prognostische Beurteilung außerordentlich schwierig, und meist ist es unmöglich zu entscheiden, ob mit einer vollständigen Remission zu rechnen ist, oder ob sich unter einer progredienten Entwicklung ein schweres Defizit einstellt. Angesichts der aktuellen Überlegungen, ob thromboembolisch bedingte zerebrale Ischämien in der Akutphase ähnlich wie beim frischen Myokardinfarkt lysiert werden sollen (Zeumer 1985; del Zoppo et al. 1986; del Zoppo und Hacke 1987; Hacke et al. 1988), sind diese prognostischen Aspekte besonders wichtig, da nur solche Patienten dem mit der Behandlung verbundenen Blutungsrisiko ausgesetzt werden sollten, bei denen keine rasche Spontanremission erwartet wird.

Die anatomisch-topische Zuordnung von fokalen Ausfallserscheinungen ist nicht nur dann schwierig, wenn außer den anamnestischen Angaben keine objektiven klinischen Untersuchungsbefunde zur Verfügung stehen: heute wissen wir, daß vermeintlich charakteristische klinische Störungen ganz unterschiedlichen Infarktarealen nach CT bzw. MRT zugeordnet werden können. Ausdehnung und Lokalisation des verantwortlichen morphologischen Defektes können vom klinischen Bild bisweilen nicht antizipiert werden. Dies wird besonders bei aphasischen Störungen deutlich, wo man bei charakteristischen Syndromen über die Broca- und Wernicke-Region hinausgehende Defekte findet, oder aber nur kleine, atypisch gelegene Läsionen nachweisbar sind. Auch können, vergleichbar den bekannten Diskonnektionssyndromen, sekundär metabolische Funktionsstörungen in korrespondierenden kortikalen Regionen vorliegen, die mit den primär ischämiegeschädigten Strukturen in afferenter oder efferenter Verbindung stehen – die Läsion betrifft dann morphologisch nur eine subkortikale Struktur und das funktionelle Defizit ist weitaus größer.

Die Definition der zeitlichen Zuordnung einzelner zerebrovaskulärer Krankheitsformen und die pathogenetische Zuordnung der Infarkte aufgrund computertomographischer und angiologischer Befunde sind im vorangegangenen Kapitel dargestellt worden. Im folgenden sollen neben typischen Symptomen und Syndromen, die dem Karotisstromgebiet und dem vertebrobasilären Stromgebiet aufgrund der klinischen Phänomenologie zugeordnet werden, auch deren häufigste Ursachen diskutiert und abschließend Sonderformen von den neurologisch asymptomatischen Verlaufsformen schwerer zerebraler Angiopathien bis zu chronisch multifokalen Prozessen besprochen werden.

Besondere Aufmerksamkeit verdienen die transitorisch-ischämischen Attacken (TIAs) als Warnsymptome einer drohenden, irreversiblen zerebralen Ischämie sowie als Anhaltspunkte für die relevanten Pathomechanismen. Da ihnen in den meisten Fällen kein objektives Korrelat bei der neurologischen und apparativen Untersuchung entspricht, sind die anamnestischen Angaben des Patienten und eine gezielte ärztliche Exploration von entscheidender Bedeutung. Die Aufklärung eines Risikopatienten mit bislang neurologisch asymptomatischer Karotisstenose über die typischen Phänomene einer TIA ist sehr nützlich: in mehreren prospektiven Untersuchungen konnte gezeigt werden, daß viel häufiger TIAs einem Hirninfarkt vorausgehen als nach retrospektiven Untersuchungen zu vermuten war. Da zum Zeitpunkt einer TIA durch geeignete Untersuchungsmaßnahmen die Differentialdiagnose geklärt und eine mögliche prophylaktische Therapie eingeleitet werden sollte, dürfen TIAs nicht aus Unkenntnis und Unbesorgtheit bagatellisiert werden. Falsch ist es auch, die definitionsgemäße Rückbildung der Symptome einer „erfolgreichen, unspezifischen Therapie" zuzuschreiben oder in lockerem Zusammenhang eine vorübergehende Schwäche mit Kribbelgefühl im Arm als Überanstrengung oder Erkrankung der Halswirbelsäule zu erklären. Erst die Kenntnis der vielfältigen Möglichkeiten auch seltener fokaler neurologischer Ausfallserscheinungen und der Zusammenhang mit möglicherweise wirksamen Pathomechanismen ermöglicht eine sinnvolle ärztliche Anamnese. Sie ist die Grundlage jeder weiterführenden apparativen Diagnostik und letztlich auch der Therapie.

4.1.1 Karotisstromgebiet

Zerebrale Ischämien betreffen am häufigsten das Territorium der A. carotis mit ihren wichtigsten Ästen A. cerebri media und A. cerebri anterior. Bei proximaler Lokalisation des Gefäßprozesses im extrakraniellen Karotisabschnitt ist die Variabilität der neurologischen Ausfallserscheinungen groß – je weiter distal die zu einer Ischämie führende arterielle Läsion liegt, desto geringer sind die Kompensationsmöglichkeiten durch Kollateralkreisläufe und um so einförmiger werden die klinischen Ausfallserscheinungen. Wir besprechen daher die einzelnen Abschnitte der A. carotis und ihrer Äste und die korrespondierenden typischen klinischen Infarktbilder.

4.1.1.1 Arteria carotis

Bei Gefäßprozessen, die den Abgang der *A. carotis interna* (ACI) betreffen (Tabelle 4.1), kommt es häufig zu hemisphärischen TIAs unterschiedlicher Dauer (30 s bis 15 min), wobei über 2 h persistierende Symptome schon mit Parenchymdefekten im CT

Tabelle 4.1 Prozesse der extra- und intrakraniellen ACI, ACM und ACA mit klinischen Verlaufsformen. (Nach Caplan 1988)

Läsionsstelle	Klinische Verlaufsform			Häufige Pathomechanismen
	TIA-Häufigkeit	Rezidive	TIA/Insultrate	
Bifurkation				Embolien aus Stenosen
ACI am Hals	+++	oft	3,27	*initial* meist komplette Läsion Grenzstrominfarkte *initial* fluktuierend
ACI Siphon	+	oft	0,76	unklar, da selten *initial* fluktuierend
ACI T-Gabel	?	?		sehr selten, meist nicht atherosklerotisch
A. ophthalmica	+++	oft	> 5,0	Embolien aus Plaques
ACM *Kaukasier*	++	selten		Embolien, Territorialinfarkte *initial* meist komplett
Asiaten und Schwarze	+	?	0,27	*initial* meist fluktuierend
ACA	++			Embolien aus Stenosen

oder MRT einhergehen können (vgl. S. 130ff.). Klinisch betroffen sind meist die kontralaterale obere Extremität und das Gesicht (brachiofaziale Halbseitensymptomatik), wobei Paresen und Sensibilitätsstörungen proximal oder distal verteilt sein können. Gelegentlich sind nur einzelne Funktionen, z. B. die der ulnaren Finger der Hand betroffen. Wenn die von der A. cerebri anterior (ACA) versorgte Hirnregion mitbetroffen ist, treten sensorische oder motorische Funktionsstörungen des kontralateralen Beins hinzu. Mischbilder sind bei hochgradigen Karotisobstruktionen im Halsbereich nicht selten. In diesen Fällen kommt es auch öfter als bei geringgradigen Lumeneinengungen zu Serien reversibler ischämischer Attacken, während längerdauernde, mit ausgeprägten neurologischen Defiziten einhergehende Einzelattacken seltener sind. Beide Formen können Folgen hämodynamisch bzw. embolisch bedingter Ischämien aus hochgradigen Stenosen bzw. Verschlüssen sein. Auch für klinisch progrediente Insulte können beide Pathogenesen verantwortlich sein, z. B. rezidivierende Embolien oder anterograde Thromboseausdehnung in distale Gefäßabschnitte mit Verschluß abzweigender Kollateralarterien.

Häufig sind extrakranielle Karotisprozesse asymptomatisch und zeigen auch bei prospektiven Verlaufsuntersuchungen eine außerordentlich niedrige Schlaganfallinzidenz. Eine deutliche Zunahme der Inzidenz von zerebralen Ischämien, überwiegend TIAs, findet man bei Verlaufskontrollen oft parallel zu einer raschen Progredienz des Gefäßprozesses (vgl. S. 43): die jährliche Schlaganfallrate liegt um 1%, die kardial bedingte, deutlich erhöhte Mortalität dieser Patientengruppe aber bei 6–8%. Dies ist durch eine gleichzeitig Koronarsklerose im Rahmen der generalisierten Arteriopathie erklärt (Hennerici et al. 1987). Die Kollateralisation der z. T. hochgradigen Karotisstenosen bzw. Verschlüsse über den Circulus arteriosus *Willisi* kann mit den nichtinvasiven Ultraschall-Dopplerverfahren untersucht werden und gibt Auskunft über hämodynamische Aspekte (Abb. 4.1). Dies ist ein weiterer prognostisch

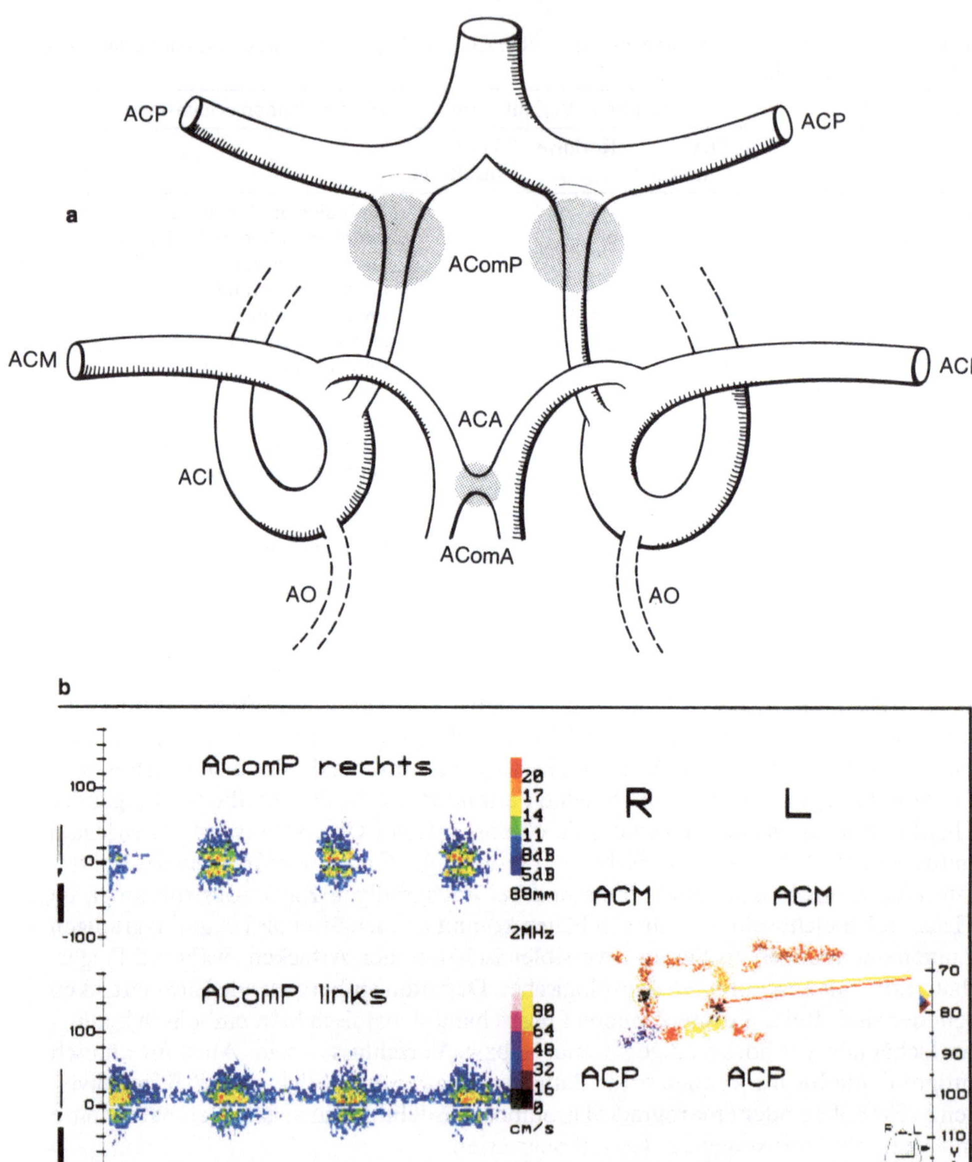

Abb. 4.1a, b. Schematische Darstellung **(a)** und transkranielles Dopplersonogramm **(b)** zum Nachweis der Kollateralen bei extrakraniellen hämodynamisch wirksamen Gefäßprozessen. **a** Dopplersonographisch können die A. ophthalmica (AO), der vordere und der hintere Circulus arteriosus *Willisi* als Kollaterale des kontralateralen Karotissystems bzw. des vertebrobasilären Systems bei hochgradigen extrakraniellen Gefäßprozessen untersucht werden. **b** Abbildung des Circulus arteriosus *Willisi* und Fourier-transformierte Dopplerspektren der A. communicans posterior beidseits bei einem Patienten mit bilateralem extrakraniellen Carotis-interna-Verschluß. Funktionelle Stenosezeichen in beiden Aa. communicantes posteriores (AComP) als Ausdruck einer funktionierenden Kollateralisation (ACA = A. cerebri anterior; AComA = A. communicans anterior; ACI = A. carotis interna; ACP = A. cerebri posterior; ACM = A. cerebri media; R = rechts; L = links)

wichtiger Parameter, da selbst hämodynamisch ausgeprägte wirksame Karotisprozesse im Halsbereich neurologisch häufiger asymptomatisch bleiben, wenn eine gute Kollateralisation vorliegt. Transitorische Ischämien sind wahrscheinlich Ausdruck von Veränderungen der Morphologie solcher Gefäßprozesse, die als neue Emboliequellen meist kurze, wiederholte Attacken, seltener unmittelbar persistierende fokale Ausfallserscheinungen produzieren (Mohr et al. 1978; Ringelstein et al. 1983). Progrediente Verlaufsformen oder solche mit fluktuierender neurologischer Symptomatik sind im Vergleich zu Infarkten bei Gefäßverschlüssen distaler Abschnitte sehr selten. Dies spricht ebenfalls für einen embolischen Mechanismus in der überwiegenden Zahl der Fälle ("artery-to-artery embolism").

Gefäßprozesse, die den *Karotissiphon* überwiegend oder isoliert betreffen, sind weitaus schlechter untersucht (Tabelle 4.1). Transiente Warnsymptome, oft passagere Sehstörungen, sind seltener. Als fluktuierende Erstsymptome sind Paresen der kontralateralen Gesichts- und Beinmuskulatur unter Auslassung der oberen Extremität beschrieben, computertomographisch gut dokumentierte Infarktstudien liegen aber nicht vor, und die pathophysiologischen Mechanismen sind unklar.

Läsionen der *intrakraniellen T-Gabel der ACI* führen selten zu zerebralen Ischämien – meist liegt ihnen ein nicht-arteriosklerotischer Gefäßprozeß zugrunde: es kann sich um Dissektionen, kardiale Embolien oder Thrombosen bei Koagulopathien bzw. entzündlichen Gefäßerkrankungen handeln. Wenn eine Ischämie auftritt und die Kollateralen nicht funktionsfähig sind, kann eine Hemiplegie mit früher Bewußtseinsstörung und Gefahr der unkontrollierbaren Ödementwicklung bei Hemisphären- oder (malignem) Mediainfarkt auftreten (Spitzer et al. 1988).

4.1.1.2 Äste aus dem Karotissiphon

Die **A. ophthalmica** als anatomische, physiologische und embryonale Verbindung zwischen der intrakraniellen und extrakraniellen Zirkulation entspringt aus dem Karotissiphon (vgl. S. 6). Sie tritt durch die Dura und durch den Canalis opticus in die Orbita unterhalb des Sehnerven ein und kann an dieser Stelle mechanisch eingeengt sein, aber auch den N. opticus alterieren. In beiden Fällen ergeben sich manchmal operative Möglichkeiten zur Dekompression. Ihr Verlauf führt sie um den N. opticus auf die mediale Seite unter den M. obliquus superior, wo sie sich in eine Reihe sehr variabler Endäste aufteilt, unter ihnen die A. centralis retinae, die A. lacrimalis (lateral), die die wichtige Anastomose mit der A. meningea media bildet, die vorderen und hinteren Ethmoidaläste (medial) und die Aa. supratrochlearis und supraorbitalis (rostral), die mit den Aa. facialis und temporalis superficialis anastomosieren und für die Dopplersonographie wichtige Kennarterien sind.

Nach partiellen oder kompletten *Amaurosis fugax-Attacken* (Abb. 4.2) kommt es meist zu einer vollständigen Restitution. Retinale Infarkte sind sehr selten. Die Zahl der Attacken kann über 100 pro Tag betragen. Typischerweise kommt es zu einem sich meist vertikal, seltener horizontal ausbreitenden kurzdauernden Visusverlust an einem Auge. Manchmal ist nur ein Teil des okulären Gesichtsfeldes betroffen, häufig tritt ein kompletter monokulärer Visusverlust auf, der bei erhaltenem Sehvermögen auf dem zweiten Auge zu uncharakteristischen anamnestischen Angaben führen kann: monokuläre Obskurationen und „Nebelsehen" oder „Schleiersehen" resultie-

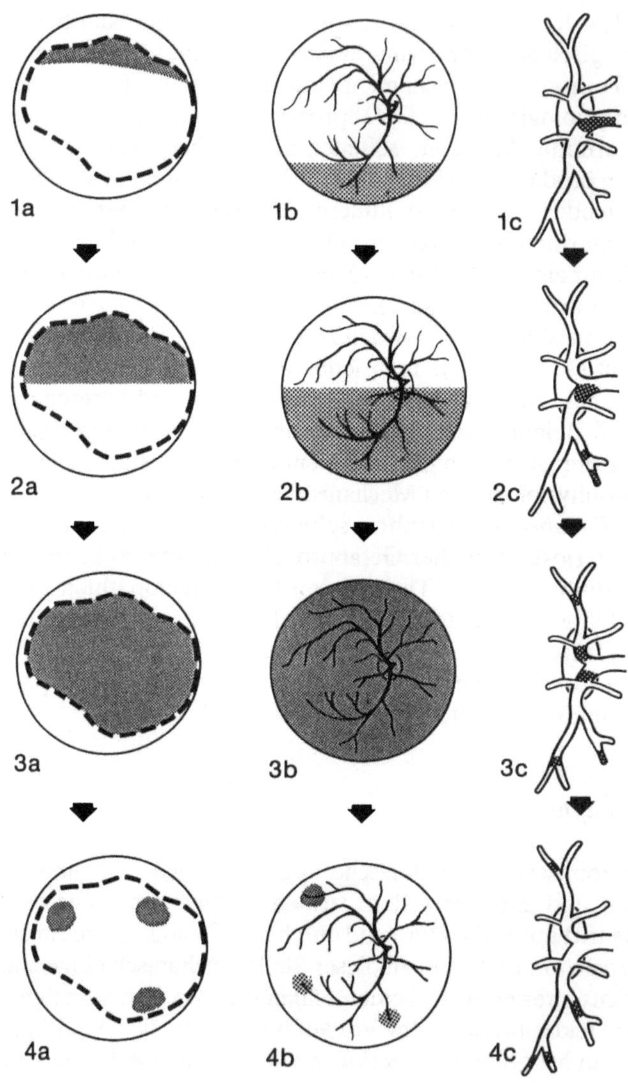

Abb. 4.2. Synoptische Darstellung der Dynamik von Gesichtsfeldveränderungen **(a)**, retinalen Ischämieterritorien **(b)** und Gefäßprozessen in den Retinaarterien **(c)** bei Amaurosis fugax-Attacken. Mit wechselnder Lokalisation des Gefäßverschlusses (1–4) ändert sich auch die Symptomatologie entsprechend dem Ischämieterritorium (nach Toole 1984)

ren daraus, daß der Patient während der Störung keine seitengetrennte Visusprüfung (mit Zuhalten jeweils eines Auges) durchführt. Andererseits können aber auch positive Reizphänomene aus der Nachbarschaft ischämischer Areale mit Farbskotomen, Lichtblitzen oder Fortifikationen auftreten, die fast stets und zu Unrecht als Migräneattacken verkannt werden (Goodwin et al. 1987). Beim akuten *Zentralarterienverschluß* kommt es zu einem plötzlichen, schmerzlosen Visusverlust – im Gegensatz zum akuten Glaukomanfall besteht auch kein Bulbusschmerz. Obwohl proximale Karotisprozesse im Halsbereich abhängig von der Größe der Emboliepartikel häufig sowohl hemisphärische als auch retinale Ischämien bedingen, treten beide selten simultan auf. Die Prognose nach retinalen TIAs ist viel günstiger, da seltener als bei hemisphärischen TIAs zerebrale Insulte folgen (Tabelle 4.1).

Amaurosis fugax-Attacken treten weit häufiger als hemisphärische TIAs ohne nachweisbare stenosierende Veränderungen der Karotiden auf. Gaul et al. (1986) haben in einer Serie von 500 Patienten mit Sehstörungen einschließlich 171 klassischer Amaurosis fugax-Attacken bei 77,2% bzw. 79% pathologische Doppler- und echotomographische Befunde beobachtet, von denen nur 16% bzw. 21,6% hämodynamisch relevant waren. Lokale, die A. ophthalmica stenosierende Prozesse sind äußerst selten, während kardiale Embolien wahrscheinlich häufiger als lange vermutet zu retinalen Ischämien führen (Bogousslavsky et al. 1985). Schwere Defektzustände nach retinaler Ischämie mit intraretinalen Blutungen, Ausbildung von Mikroaneurysmen und Dilatation der großen Venen, die früher bei bis zu 5% der Patienten mit hochgradigen Karotisstenosen in der Literatur beschrieben wurden und zum permanenten Virusverlust führen konnten (Tour u. Hoyt 1959), sind wahrscheinlich viel seltener.

Amaurosis fugax-Attacken sind wichtige Indikatoren, die Anlaß sein sollten, nach einer Emboliequelle oder einer hämodynamisch relevanten Arteriopathie zu fahnden.

Auch die **A. communicans posterior** entspringt aus dem Karotissiphon zwischen der A. ophthalmica und der A. chorioidea anterior. Ihr entspringen zahlreiche Äste zum Dienzephalon, Thalamus und dem Nucleus caudatus, unter ihnen die Aa. thalamoperforantes anteriores (Abb. 4.3). Sie bilden ein dichtes kollaterales Netzwerk mit den übrigen Thalamusarterien, die in der Regel aus dem vertebrobasilären System versorgt, aber hier kurz gemeinsam besprochen werden (Tabelle 4.2). Gefäßvarianten sind häufig, die Zuordnung von Gefäßverschlüssen zu klinischen Ausfallserscheinungen und computertomographisch bzw. kernspintomographisch nachweisbaren Infarkten ist deshalb uneinheitlich und schwierig. Es gelingt aber, vier recht charakteristische Syndrome zu differenzieren (Bogousslavsky et al. 1988):

a) Die Infarkte im Territorium der *Aa. thalamoperforantes anteriores* führen zu keiner oder zu einer nur mäßig ausgeprägten kontralateralen, brachiofazial betonten, sensomotorischen Hemiparese. Im Vordergrund stehen Verhaltensauffälligkeiten mit Apathie, Desorientiertheit und Aspontaneität sowie gelegentlich eine transkortikale Aphasie.

b) Am häufigsten sind Infarkte im Versorgungsgebiet der *Aa. thalamogeniculatae* (P2-Segment der A. cerebri posterior; ACP), die typischerweise zu kontralatera-

Tabelle 4.2 Thalamusarterien mit Ursprung und Versorgungsareal im Thalamus

Arterien	Häufigster Ursprung	Versorgungsareal
Aa. thalamoperforantes anteriores (syn. A. tuberothalamica)	A. communicans posterior	VA, VL, DM
Aa. thalamoperforantes posteriores (syn. paramediane Äste)	A. cerebri posterior (P1) (A. communicans basilaris)	rostraler Hirnstamm IL, DM
A. thalamogeniculata	A. cerebri posterior (P2)	VL, VP
A. chorioidea posterior (syn. inferolaterale Äste)	A. cerebri posterior (P2)	P, CGL

VA = Ncl. ventro-anterior; *VL* = Ncl. ventro-lateralis; *DM* = Ncl. dorso-medialis; *IL* = Ncl. intralaminaris; *VP* = Ncl. ventro-posterior; *P* = Pulvinar; *CGL* = Corpus geniculatum laterale; syn = synonym

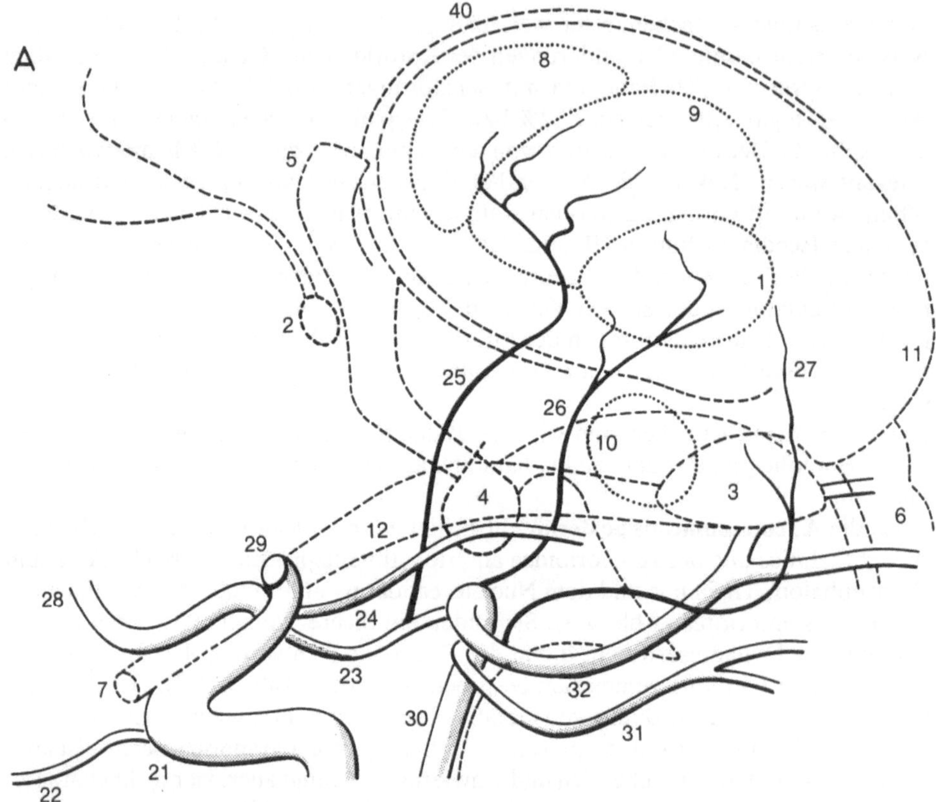

Abb. 4.3 A, B. Schematische Darstellung der arteriellen Versorgung des Thalamus **(A)** (modifiziert nach Schlesinger 1976) und **(B)** computertomographische Schnittbilder mit Darstellung von Thalamusinfarkten in vier Regionen (nach Bogousslavsky et al. 1988).
A: *1* Centrum medianum, *2* Commissura anterior, *3* Corpus geniculatum laterale, *4* Corpus mamillare, *5* Fornix, *6* Lamina quadrigemina, *7* N. opticus, *8* Nn. ant. thalami, *9* Nn. medialis thalami, *10* N. ruber, *11* Pulvinar, *12* Tractus opticus, *21* A. carotis interna, *22* A. ophthalmica, *23* A. communicans posterior, *24* A. chorioidea anterior, *25* Aa. thalamoperforantes anteriores, *26* Aa. thalamoperforantes posteriores, *27* A. chorioidea posterior, *28* A. cerebri anterior, *29* A. cerebri media, *30* A. basilaris, *31* A. cerebelli superior, *32* A. cerebri posterior

len halbseitigen Dysästhesien, gelegentlich verbunden mit Hemineglekt und Hemiataxie sowie bei linksseitiger Läsion zu transkortikal-aphasischen Störungen führen.

c) Infarkte im Versorgungsgebiet der *A. choroidea posterior,* die ebenfalls aus dem P2-Segment der ACP entspringt, sind äußerst selten und verursachen eine horizontale, homonyme Sektoranopie durch wahrscheinlich selektive Ischämie im Corpus geniculatum laterale.

d) Bilaterale Infarkte im Territorium der *Aa. thalamoperforantes posteriores*, die aus einer gemeinsamen A. communicans basilaris stammen können, führen zu

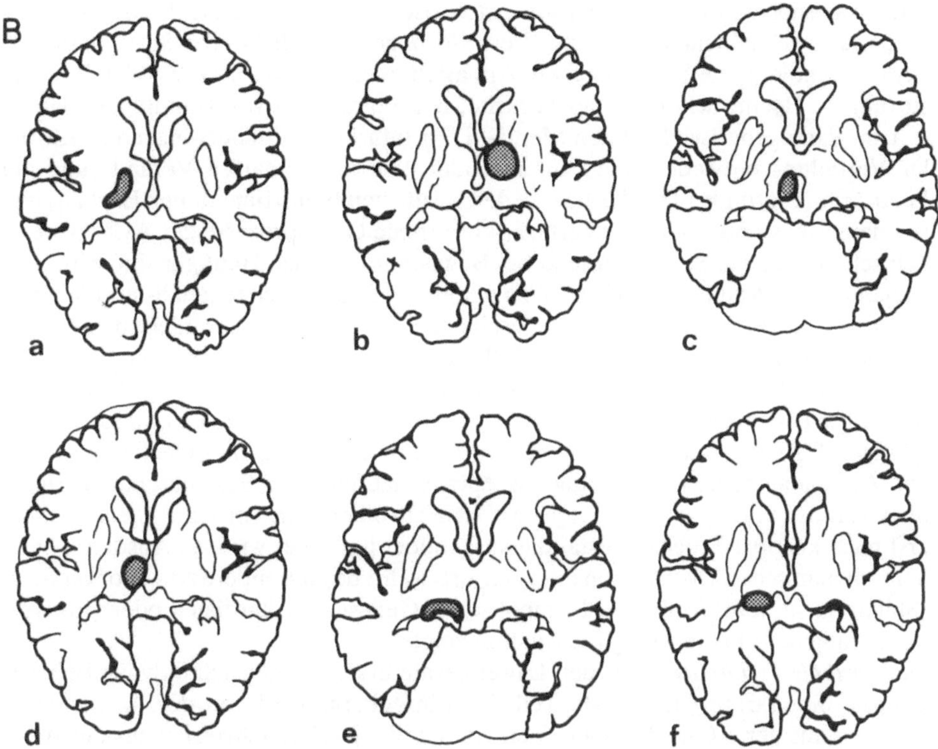

Abb. 4.3B. *a* A.-thalamogeniculata-Territorium, *b* A.-thalamoperforans-anterior-Territorium; *c* und *d* A.-chorioidea-posterior-Territorium; *e* und *f* A.-thalamoperforans-posterior-Territorium

Bewußtseins- und Gedächtnisstörungen, supranukleärer vertikaler Blickparese und Okulomotoriusschädigung durch Ischämie im rostralen Hirnstamm.

Ischämien im Versorgungsgebiet der **A. chorioidea anterior** sind selten und wurden zuletzt von Helgason et al. (1986) in einer Übersicht zusammengestellt. Die klassische Trias besteht aus einer schweren gegenseitigen Hemiparese, halbseitigen Sensibilitätsstörung und homonymen Hemianopsie.

4.1.1.3 Arteria cerebri media (ACM)

Im Territorium der A. cerebri media (ACM) findet man am häufigsten ischämische Infarkte. Die Verteilung der Infarkte nach dem CT ist in Abb. 1.10 angegeben. Nach ihrer Lokalisation und den zugrunde liegenden Pathomechanismen lassen sich *korti-kale* Territorial- und Grenzstrominsulte von *subkortikalen* Ischämien in Grenzstromregionen und *lakunären* Syndromen unterscheiden.
Bei *kortikalen Ischämien* in einzelnen Ästen oder im gesamten Mediastromgebiet lassen sich je nach betroffenen Strukturen eine Vielzahl von Ausfallserscheinungen

finden: sensible, motorische oder sensomotorische kontralaterale Halbseitensymptomatik unterschiedlichen Schweregrades, Störungen der Blick- oder Sprechmotorik, neuropsychologische Symptome wie Aphasien oder Apraxien, Lese- oder Rechenstörungen, Beeinträchtigung der Sprache, der Konzeption von Handlungsabläufen u. a. m. Pathogenetisch liegt den Media-(Teil)-Infarkten mit überwiegend territorialer Verteilung entweder eine Embolie oder eine atheromatöse Veränderung der Piaarterien zugrunde (Tabelle 4.1). In den westlichen Industrienationen Europas und Nordamerikas sind bei Weißen arteriosklerotische Gefäßprozesse der ACM wesentlich seltener als bei Schwarzen und bei Bewohnern Asiens. Häufiger sind zerebrale Ischämien bei Weißen durch Embolien bedingt, die sehr rasch rekanalisieren können und daher angiographisch vielfach bereits nach wenigen Stunden nicht mehr nachweisbar sind. Den unterschiedlichen Pathomechanismen in verschiedenen Populationen entsprechend zeigen Studien aus Japan oder USA mit einem höheren Anteil schwarzer Patienten eine niedrige TIA/Insultrate, während in einer Londoner Serie häufiger TIAs auftraten (Corston et al. 1984). Selten ist die klinische Symptomatik von Anfang an bereits vollständig ausgeprägt, häufiger sind fluktuierende Verläufe über Stunden und Tage, wobei sich das Defizit in einer Serie von Caplan et al. (1986) erst nach knapp 1 Woche vollständig ausgebildet hat. Dies wird als Ausdruck einer hämodynamischen Obstruktion interpretiert, während eine andere New Yorker Serie (Shinar et al. 1985) mit meist embolischer Genese aus kardialer oder proximal extrakranieller Quelle wenig Fluktuation zeigte.

Subkortikale Ischämien, wie der Linsenkerninfarkt, können hämodynamisch wie Grenzstrominfarkte (der basale Teil des Linsenkerns wird von der A. recurrens *Heubner* aus der ACA, der obere Teil von lentikulostriären Arterien aus der ACM versorgt), nach Art lakunärer Infarkte im Versorgungsgebiet mehrerer Endarterien durch Lipohyalinose und schließlich durch embolisch bedingten territorialen Verschluß der Abgänge der perforierenden Arterien entstehen. Klinisch findet man eine meist gering bis mäßiggradig ausgeprägte Hemiparese, die von dystonen und athetoiden Bewegungsimpulsen überlagert sein kann. Nicht selten liegt auch eine rigide Muskeltonuserhöhung vor. Verschlüsse der striolentikulären Arterien führen zu lakunären Syndromen (Soria et al. 1987) (Abb. 4.4): bei Kapselinfarkten findet man häufig eine reine Hemiparese der kontralateralen Körperseite mit ausgeprägter Spastik, wobei das Gesicht meist einbezogen ist – bei weiter kaudal gelegenen Läsionen der Pyramidenbahn durch lakunäre Hirnstammischämien ist das Gesicht oft ausgespart, und die Spastik kann fehlen. Nicht selten berichten die Patienten Dysästhesien für alle Qualitäten, ohne daß bei der Sensibilitätsprüfung ein Defizit nachweisbar ist. Relativ selten, aber charakteristisch ist das von Fisher beschriebene "Dysarthria-clumsy-hand"-Syndrom mit einer distal betonten Parese der kontralateralen Hand, Dysarthrie, Dysphagie und fazialer Schwäche. Das Syndrom findet sich auch bei lakunären Hirnstamminfarkten. Viele kleine subkortikale Läsionen bleiben asymptomatisch und finden sich als Zufallsbefunde in CT und MRT.

Auch bei proximal vom Abgang der Aa. lenticulostriatae gelegenen Verschlüssen der A. cerebri media können ausgedehnte subkortikale Ischämien (sog. Endstrominfarkte) auftreten, wenn die Konvexität über Kollateralen versorgt wird. Je nach Kapazität dieser Anastomosen können aber auch im Grenzstrombereich zur ACA oder ACP keilförmige Infarkte resultieren (Abb. 4.5, vgl. auch S. 134ff.). Paresen betreffen die kontralaterale Körperhälfte, wobei nach großen Serien Arm > Bein >

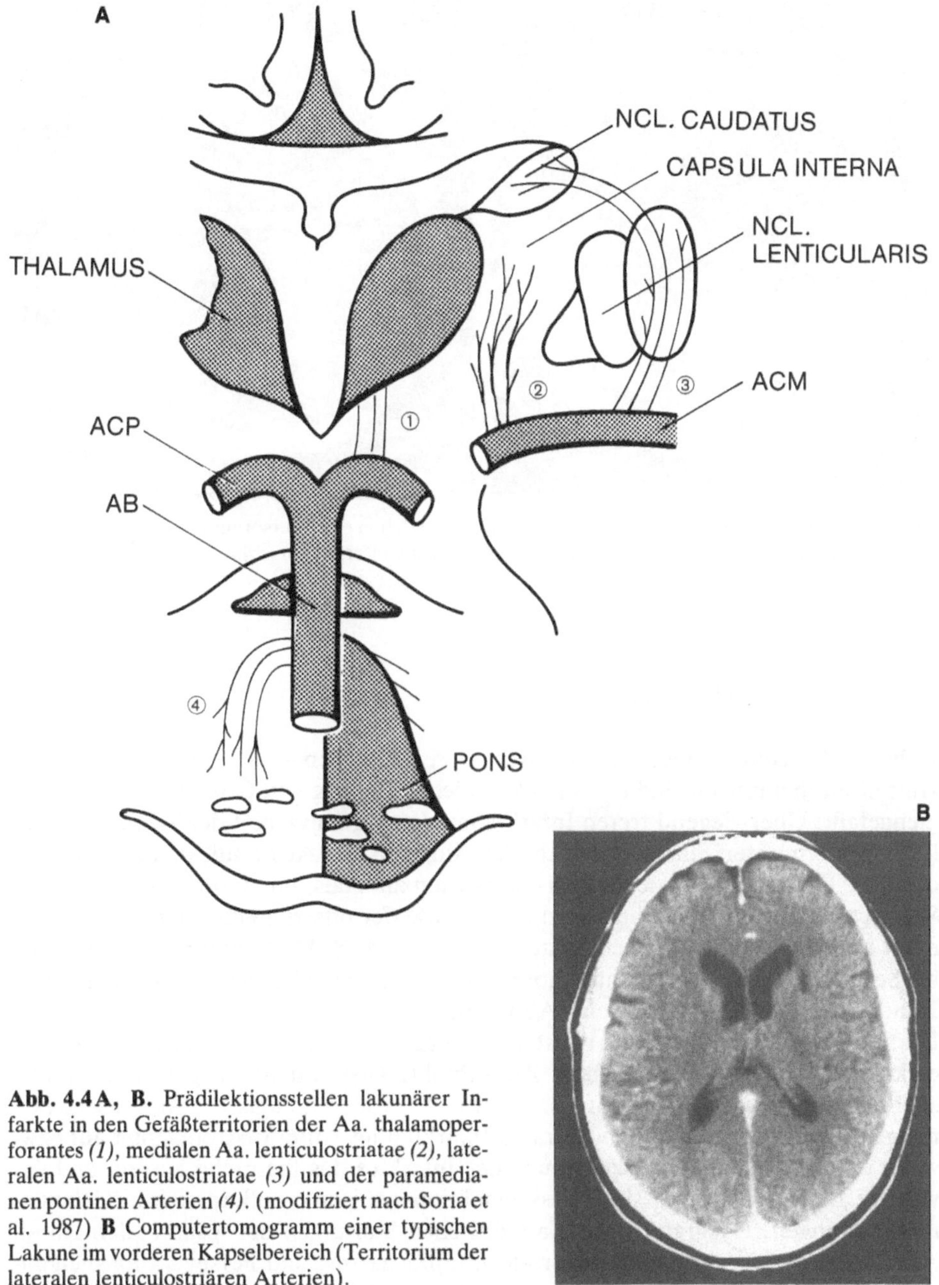

Abb. 4.4A, B. Prädilektionsstellen lakunärer Infarkte in den Gefäßterritorien der Aa. thalamoperforantes *(1)*, medialen Aa. lenticulostriatae *(2)*, lateralen Aa. lenticulostriatae *(3)* und der paramedianen pontinen Arterien *(4)*. (modifiziert nach Soria et al. 1987) **B** Computertomogramm einer typischen Lakune im vorderen Kapselbereich (Territorium der lateralen lenticulostriären Arterien).

Gesicht betroffen sind. Nicht selten begleiten Sensibilitätsstörungen die motorischen Ausfallserscheinungen. Neuropsychologische Ausfälle sind außerordentlich vielgestaltig, je nachdem, ob die dominante oder nichtdominante Hemisphäre bzw. beide betroffen sind (s. Kap. 5).

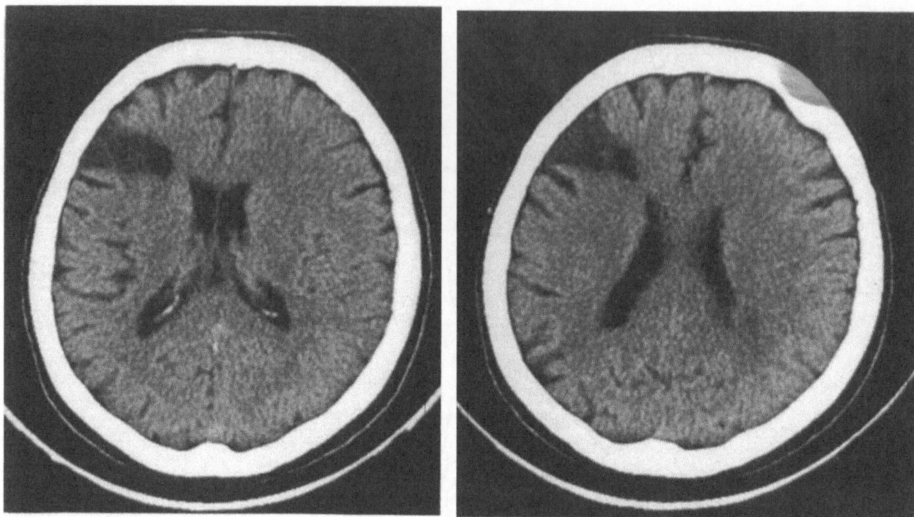

Abb. 4.5. Typischer keilförmiger Grenzstrominfarkt zwischen dem Versorgungsterritorium der Aa. cerebri anterior und media bei einem ipsilateralen Carotis-interna-Verschluß

4.1.1.4 Arteria cerebri anterior (ACA)

Isolierte Verschlüsse oder Stenosen der ACA sind selten – die typischen klinischen Ausfallserscheinungen sind in einem klassischen Beitrag von Critchley 1930 zusammengefaßt. Überwiegend treten Infarkte im Versorgungsgebiet der ACA nicht isoliert, sondern unter Einbeziehung des Territoriums der ACM auf, da der Mehrzahl der Fälle Gefäßprozesse der Karotisbifurkation am Hals, im Siphon oder an beiden Stellen zugrunde liegen. Klinisch ist eine Parese der unteren kontralateralen Extremität mit distaler Betonung charakteristisch, aber auch Hüfte und Schulter können bei Schädigung der supplementär motorischen Region (SMA) unter Aussparung von Hand und Gesicht betroffen sein (Abb. 4.6).
Die Sensibilitätsstörungen sind meistens geringgradig und betreffen in aller Regel die epikritische Qualität mit gestörter Zwei-Punkte-Diskrimination, gelegentlich sind auch stereotopische Störungen vorhanden. Neuropsychologische Ausfallserscheinungen treten besonders bei bilateralen Infarkten im Anteriorstromgebiet auf bzw. wenn durch subkortikale Ausdehnung des Infarktes das limbische System und der vordere Balken betroffen sind. Diskonnektionssyndrome äußern sich in Orientierungsstörungen, Dysgraphien und apraktischen Störungen der ipsilateralen Hand. Außerdem können mutistische Störungen, Spracharrest und Perseverationsneigungen bei Läsionen der SMA auftreten. Auch unwillkürliche Spiegelbewegungen der kontralateralen Hand sind beschrieben. Vegetative Funktionsstörungen kommen besonders bei bilateralen Infarkten vor. Verschlüsse des Hauptstamms der A. cerebri anterior einschließlich der *Heubner*schen Arterie sind von solchen distal ihres Abgangs zu differenzieren. Dabei ist zu beachten, daß die neurologischen Ausfallserscheinungen gering bleiben, wenn die kontralaterale ACA über eine offene A. com-

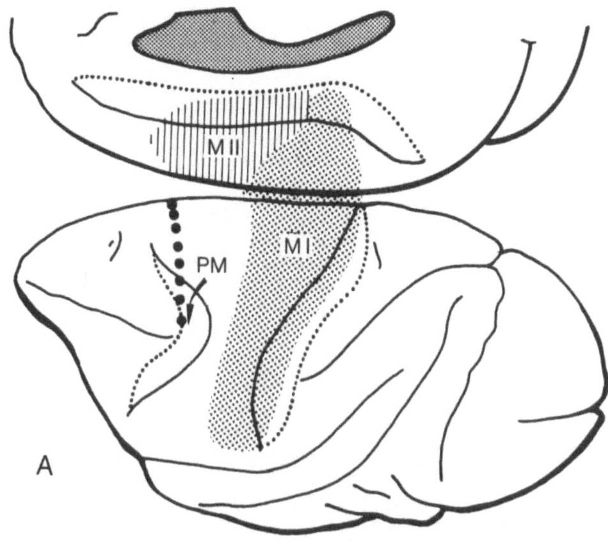

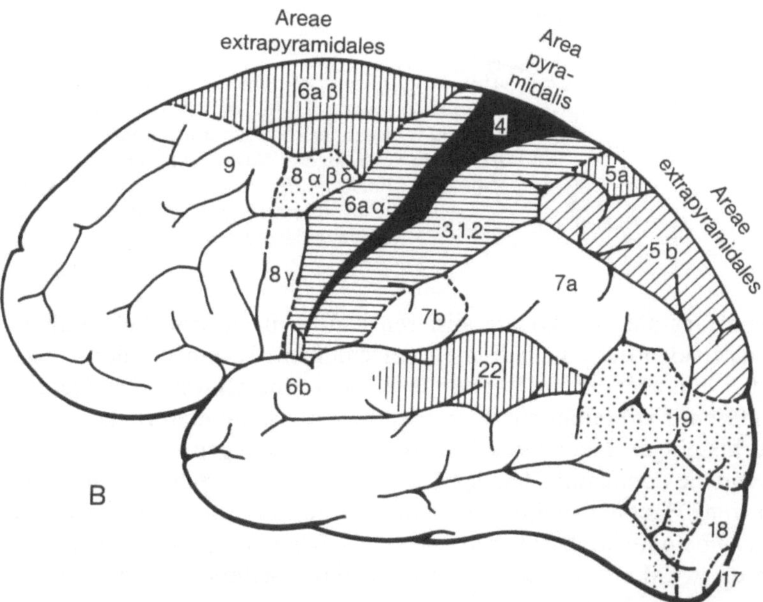

Abb. 4.6. A Aufsicht auf die linke Hemisphäre eines Primaten mit Darstellung der lateralen *(unten)* und medialen Hirnoberfläche *(oben)*. *MI* primär motorischer Kortex, *MII* supplementär motorischer Kortex (SMA), *PM* prämotorischer Kortex (nach Wise 1985). **B** Aufsicht auf ein menschliches Gehirn (nach Foerster 1936) mit zytoarchitektonischen Regionen in der Numerierung von Vogt u. Vogt. Der primär motorische Kortex entspricht der Area 4, SMA und PM entsprechen etwa der Area 6 (aus Freund 1987)

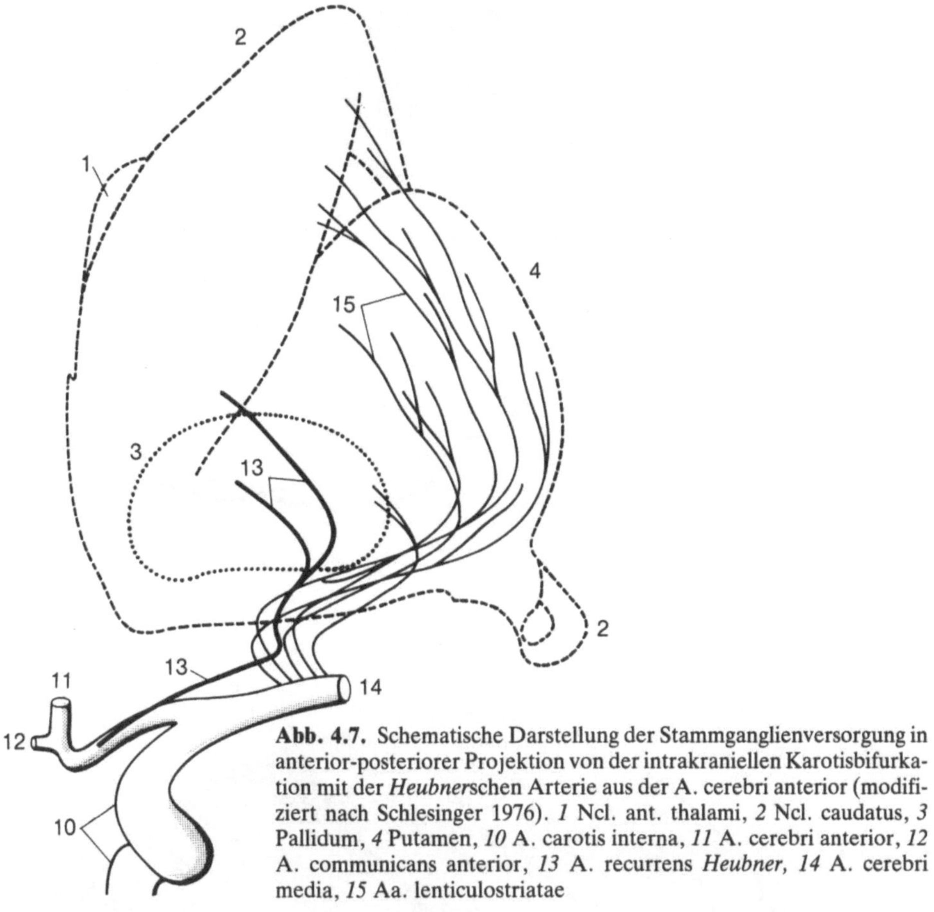

Abb. 4.7. Schematische Darstellung der Stammganglienversorgung in anterior-posteriorer Projektion von der intrakraniellen Karotisbifurkation mit der *Heubner*schen Arterie aus der A. cerebri anterior (modifiziert nach Schlesinger 1976). *1* Ncl. ant. thalami, *2* Ncl. caudatus, *3* Pallidum, *4* Putamen, *10* A. carotis interna, *11* A. cerebri anterior, *12* A. communicans anterior, *13* A. recurrens *Heubner, 14* A. cerebri media, *15* Aa. lenticulostriatae

municans anterior kollateralisieren kann – in diesem Fall resultiert ein Bild, das nahezu identisch einem distalen Verschluß mit Thrombose der A. recurrens Heubner ist. Beim proximalen Verschluß entsteht eine schwere Hemiparese besonders der unteren Extremität mit hier betonten Sensibilitätsstörungen, eine Apraxie (bei rechtsseitiger Hemiparese), Bewußtseinsstörungen und aphasischen Störungen, wenn die dominante Hemisphäre betroffen ist. Verschlüsse nach Abgang der A. recurrens Heubner und der A. communicans anterior zeigen meist nur eine brachio-facial betonte kontralaterale Parese. Sie hängen von der Ausdehnung des Thrombus in die ACM mit Verschluß lentikulostriärer Arterien ab (Abb. 4.7).

4.1.1.5 Extraterritoriale Zonen

„Grenzzonen" oder „Wasserscheiden" zwischen den Versorgungsgebieten der großen zerebralen Hirnarterien sind gegenüber Ischämien auf hämodynamischer Grundlage besonders anfällig. Phänomenologisch sind sie durch außerordentliche Variabilität der sich entwickelnden Kollateralkreisläufe und der oft distanten Topographie multipler Herde über die gesamte Hemisphäre hinweg gekennzeichnet. Pathogenetisch bedeutsam sind ein starker Blutdruckabfall, etwa durch Herz-Kreislauf-Stillstand oder andere Ursachen, bei hochgradiger Strömungsbehinderung der Karotis im Halsbereich (Grenzstrominfarkte oder subkortikale Infarkte im Linsenkernbereich) oder des Mediahauptstamms (subkortikale Infarkte). Ein Grenzzoneninfarkt zwischen Anterior- und Mediastromgebiet (Abb. 4.5) ist häufig durch eine *proximal* betonte kontralaterale Hemiparese unter Aussparung distaler Anteile charakterisiert, wenn Regionen des prämotorischen und supplementär motorischen Kortex betroffen sind (Freund u. Hummelsheim 1985).

Bei Grenzzoneninfarkten zwischen Media- und Posteriorstromgebiet können je nach Betroffensein der dominanten oder nichtdominanten Hemisphäre äußerst variable neuropsychologische Ausfälle mit Störungen der Sensibilität der kontralateralen Körperseite und unterschiedlich starken homonymen Gesichtsfeldausfällen kombiniert sein. Bei proximal vom Abgang der striolentikulären Arterien gelegenen Verschlüssen der ACM können ausgedehnte subkortikale Infarkte auftreten, die im Grenzstrom zwischen den penetrierenden basalen und Konvexitätsarterien liegen – ähnlich wie bei lakunären Infarkten im Mediastromgebiet kann es dabei zu rein motorischen kontralateralen Hemiparesen durch Unterbrechung der absteigenden motorischen Bahnen in der Corona radiata mit meist schlechter Rückbildung kommen.

4.1.2 Vertebralis-Basilaris-Stromgebiet

Hirnstamm, Okzipitallappen und mediobasale Bereiche der Temporallappen erhalten ihre Blutversorgung aus dem vertebrobasilären Kreislauf. In dieser Region sind auf engem Raum Strukturen von größter funktioneller Bedeutung angeordnet: hier finden sich Kernareale für die Organisation der Blick-, Schluck- und Sprechmotorik neben den großen Verbindungsbahnen zwischen beiden Hemisphären, zum Kleinhirn und zum Rückenmark, die zentralen Strukturen des vegetativen Nervensystems sowie der zentralen Regulation von Atmung und Herz-Kreislauf-Funktion. Durch die besondere Anatomie der Gefäßversorgung in dieser Region mit Ausbildung zahlreicher individueller Varianten und kollateraler Netzwerke ist die Zuordnung einer Vielzahl von subjektiven und objektiven neurologischen Ausfallserscheinungen bei Ischämien erheblich erschwert. Oligosymptomatische Formen können als Ergebnis einer weitgehend intakten Kollateralfunktion selbst bei höchstgradigen, beide Vertebralarterien betreffenden Gefäßprozessen, aber auch bei segmentalen Basilarisverschlüssen resultieren. Andererseits können durch Verschluß einer kleinen Endarterie schwerste neurologische Ausfallserscheinungen zu permanenter Invalidität oder zum Tode führen (z.B. beim klassischen *Wallenberg-Syndrom*). Die Mehrzahl der meist nach ihrem Erstbeschreiber benannten klassischen Syndrome ist heute nicht mehr von Bedeutung: es handelt sich um eine Selektion von einzelnen Fällen mit letalem Ausgang und schwersten klinischen Defekten – die überwiegende Zahl der zu beobachtenden neurologischen Ausfallserscheinungen bei vertebrobasilären Durchblutungsstörungen sind aber weniger gravierend. Die Zuordnung des klinischen Krankheitsbildes zu anatomischen Strukturen wird wie früher immer noch durch eine exakte Analyse der neurophysiologischen und neuroanatomischen Befunde durchgeführt, da die abbildenden Verfahren bis auf die Kernspintomographie im Bereich der hinteren Schädelgrube in ihrer Aussagekraft wesentlich eingeschränkt sind.

Besonders schwierig ist die Zuordnung der Symptome zum vertebrobasilären System, wenn lediglich anamnestische Angaben vorliegen – Hirnstammdurchblutungsstörungen werden daher viel zu oft aufgrund uncharakteristischer Beschwerden diagnostiziert. Es ist also zu fordern, daß mindestens zwei verschiedene, typische Symptome berichtet werden, bevor eine Störung der Zirkulation im Bereich der hinteren Strombahn angenommen werden kann. Dies gilt insbesondere dann, wenn vorbekannte extrakranielle Gefäßveränderungen eine Assoziation von uncharakteristischen Beschwerden zu einer pontozerebellären Ischämie suggerieren. Häufig führen Angaben über Schwindelzustände, die vom einzelnen Patienten sehr unterschiedlich empfunden und berichtet werden, zur Fehldiagnose einer vertebrobasilären Ischämie: angefangen von systematischen Formen (Dreh- oder Liftschwindel und seitliche Gangabweichung) über unsystematische Fallneigung bis hin zu „Benommenheit", „Leeregefühl", „synkopalen Zuständen" oder „Bewußtseinsstörungen". Dagegen gehören Schluck- und Sprechstörungen in wechselnd charakteristischer Ausprägung, Doppelbilder wie auch bilaterale periorale oder akrale Kribbelparästhesien, sensomotorische Tetraparesen, Tremor oder Ataxie zu den typischen Funktionsstörungen des Hirnstamms bzw. Kleinhirns.

Bei Ischämien treten nicht selten Ausfallserscheinungen im Versorgungsgebiet der ACP und der Kleinhirnarterien hinzu, die bei den häufig unpaaren Anlagen einzelner Verzweigungen und seltener auch der Hauptäste zu komplexen bilateralen Ausfallserscheinungen führen können.

4.1.2.1 Aortenbogennahe Äste und extrakranielle A. vertebralis

Arteriosklerotische Gefäßprozesse betreffen neben der Karotisbifurkation im Halsbereich besonders häufig die *Abgänge der Vertebralarterien,* wobei die **proximalen Subklaviasegmente** bevorzugt mitbetroffen sind (links mehr als rechts). Seltener sind Verschlüsse oder hochgradige Stenosen des **Truncus brachiocephalicus** ($< 1\%$) (Hass et al. 1968). Beide Formen einer *aortenbogennahen Verschlußkrankheit* der hirnversorgenden Arterien können zu komplexen Veränderungen der Hämodynamik mit Umkehr der Zirkulation in den nachgeschalteten Arterien des Karotis- bzw. Vertebralissystems führen. Das 1961 erstmals von Reivich et al. aufgrund angiographischer Untersuchungen bei 2 Patienten beschriebene und von Fisher in einem Editorial des gleichen Heftes des New England Journal of Medicine als *Subclavian-Steal* bezeichnete Phänomen ist heute sicher nicht-invasiv durch die Ultraschall-Dopplerverfahren zu diagnostizieren. Entgegen der ursprünglichen Annahme handelt es sich um eine häufige Manifestationsform der Arteriosklerose, die ganz überwiegend *ohne* zerebrale Funktionsstörungen (TIA und Infarkt) auftritt, solange sich der Gefäßprozeß auf die A. subclavia bzw. den Truncus brachiocephalicus allein beschränkt. Hennerici et al. (1988a) beobachteten bei 324 dopplersonographisch nachgewiesenen Subclavian-Steal-Phänomenen nur 4mal belastungsabhängig auftretende Zeichen einer pontinen Durchblutungsstörung. Häufig sind die Patienten über Jahre hinweg beschwerdefrei. Das asymptomatische oder mit ganz uncharakteristischen subjektiven Beschwerden einhergehende Subclavian-Steal-Phänomen stellt also keine Operationsindikation dar. Nur bei peripheren Durchblutungsstörungen mit Einschränkungen der Armarbeit oder distalen Embolien in die Hand ergibt sich bisweilen diese Indikation. Da aber der individuelle Krankheitsverlauf nicht abzusehen ist und mit Ausdehnung und Schweregrad des extrakraniellen Gefäßprozesses auch die Häufigkeit von in der Regel passageren zerebralen Symptomen ansteigt, sind vaskuläre Verlaufskontrollen notwendig. Dies gilt, wenn Veränderungen des Truncus brachiocephalicus auch die Hämodynamik in der A. carotis beeinträchtigen. Durch Palpation und vergleichende Blutdruckmessung an beiden Armen beim Patienten kann die Verdachtsdiagnose gestellt werden. Bei hochgradiger Subklaviaobstruktion kann eine therapiebedürftige Hypertonie übersehen oder sogar fälschlicherweise eine medikamentöse Blutdrucksteigerung eingeleitet werden, wenn nur einseitig der Blutdruck gemessen wird. Gelegentlich führen Engpaßsyndrome zur Stenose der A. subclavia und zur Kompression des Plexus brachiocephalicus. Auch dies kann nichtinvasiv dopplersonographisch und elektroneurographisch diagnostiziert werden. Diese Krankheitsformen stellen nur in Ausnahmefällen eine Operationsindikation dar – im allgemeinen genügt es den Patienten auf bestimmte Bewegungen hinzuweisen, die er vermeiden sollte.

Selten sind bei einem **Aortenbogensyndrom** die Abgänge sämtlicher proximaler Äste der hirnversorgenden Arterien im intrathorakalen Abschnitt betroffen – neben kongenitalen Anomalien handelt es sich vor allem um entzündliche Gefäßprozesse, die nach ihrem Erstbeschreiber als *Takayasu*-Syndrom bezeichnet werden. Besonders bei Frauen tritt diese granulomatöse Arteriitis gehäuft auf. Weitere entzündliche Ursachen sind die Endangiitis obliterans, die Sarkoidose oder die Tuberkulose. Mechanische Faktoren (Knick- und Schlingenbildung, Halsrippen, mediastinale Raumforderung oder Traumen), Aortenaneurysmen und Dissekate (arteriosklerotisch, luetisch, traumatisch, spontan) oder die idiopathische Medianekrose Erdheim-Gsell können ebenfalls ein Aortenbogensyndrom hervorrufen. Die klinische Symptomatik entspricht den einzelnen Territorien der betroffenen Arterien.

Arteriosklerotische Gefäßprozesse betreffen am häufigsten den Abgang der **A. vertebralis** in ihrem proximalen *extrakraniellen* Abschnitt. In abnehmender Häufigkeit sind der intrakranielle und der extrakranielle Abschnitt im Bereich der lateralen Halswirbelkörper betroffen. Durch den Zusammenfluß beider Vertebralarterien, die häufig asymmetrisch angelegt sind, kommen hämodynamisch bedingte Ischämien selten vor, da selbst bei doppelseitigen proximalen Vertebralisverschlüssen häufig über Kollateralen aus der A. carotis externa, dem Truncus thyreocervicalis und anderen Muskelästen die Blutversorgung der distalen A. vertebralis erhalten bleibt. Knick- und Schlingenbildungen im proximalen Abschnitt und am Abgang selbst sind nicht selten. Sie sind hämodynamisch nicht relevant, stellen aber mögliche Emboliequellen dar. Obwohl aus epidemiologischer Sicht die arteriosklerotischen Gefäßprozesse der A. vertebralis denen der A. carotis ähnlich sind, unterscheiden sie sich in ihrer klinischen Bedeutung nachhaltig: TIAs im Vertebrobasilarisgebiet sind häufiger, kürzer und führen weit seltener zu einem nachfolgenden Infarkt. Die üblichen Mechanismen sind dann ein akuter thrombotischer Verschluß der Vertebralarterie bei ungenügender Kollateralisation oder arterio-arterielle Embolien (Caplan 1988).

4.1.2.2 Intrakranielle A. vertebralis und Kleinhirnarterien

Intrakranielle Gefäßprozesse der A. vertebralis sind ernster als extrakranielle und führen häufiger zu Hirninfarkten. Klinisch können sie Basilarisprozessen ähneln, wenn bei Anlageanomalien die für die Perfusion verantwortliche A. vertebralis stenosiert. Sind beide Vertebralarterien normal ausgebildet, kann der Verschluß eines Gefäßes 1) zu einem Hirnstamminsult (z.B. *Wallenberg-Syndrom*), 2) zum Kleinhirninfarkt, 3) zu embolischen Verschlüssen der distalen A. basilaris und ihrer Äste mit rostralen Hirnstamminfarkten, 4) zu pontozerebellären transitorischen ischämischen Attacken führen oder 5) asymptomatisch toleriert werden.

Das 1895 von Wallenberg beschriebene und auf den Verschluß der A. cerebelli posterior inferior (PICA) zurückgeführte *laterale Hirnstammsyndrom* ist in seiner klassischen Konstellation außerordentlich selten. Meist liegt ein Verschluß der ipsilateralen intrakraniellen A. vertebralis im Bereich des PICA-Abgangs zugrunde. Der keilförmige Infarkt liegt im Territorium der dorsolateralen penetrierenden Hirnstammäste (Abb. 4.8). Bei Ausdehnung des Infarktes nach dorsal kommt häufig auch eine Infarzierung des PICA-Territoriums im Kleinhirn zustande. Nicht selten gehen transitorisch-ischämische Attacken mit Schwindel, Nystagmus, Taubheitsgefühl des Gesichts, Sehstörungen oder passageren Gangabweichungen dem Infarkt voraus – wie bei allen vertebrobasilären Durchblutungsstörungen sind Fluktuationen über mehrere Tage häufig. Mehr oder minder ausgeprägte Kopf- bzw. Gesichtsschmerzen sind dabei nicht selten und weisen auf die Beteiligung des N. trigeminus hin, Nackenschmerzen auf der Verschlußseite sind häufig. Diese Prodromi sind Zeichen der vestibulären Funktionsstörung bzw. der Beteiligung von Verbindungsbahnen zum

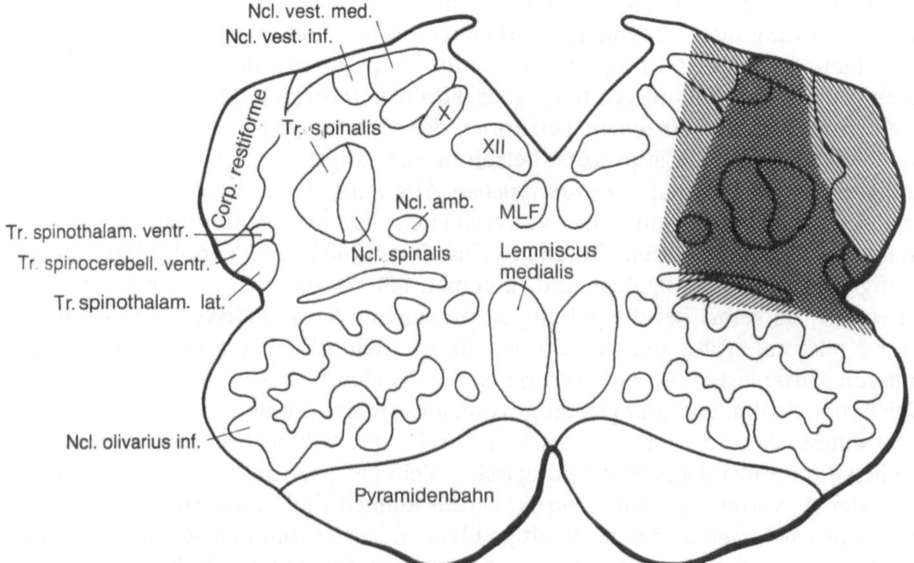

Abb. 4.8. Schematische Darstellung eines lateralen Medullainfarktes beim sog. *Wallenberg-Syndrom*. Die häufigste Ausdehnung des Infarktes ist gefeldert, größere Infarkte sind gestreift markiert. (Nach Currier et al. 1961)

Kleinhirn und den spinalen Afferenzen. Die Sehstörungen sind meist Ausdruck einer Läsion des vestibulo-okulären Systems, während Doppelbilder selbst bei rostraler Ausdehnung der Ischämie bis in die supranukleären blickmotorischen Zentren und Kernregionen nur selten berichtet werden. Schluckstörungen sind häufig und tragen die Gefahr einer Pneumonie in sich, Sprechstörungen und Heiserkeit weisen auf eine Schädigung des Nucleus ambiguus bei tieferreichenden Infarkten hin. Die charakteristischen Zeichen einer gekreuzten, dissoziierten Sensibilitätsstörung durch Schädigung des Tractus spinothalamicus lateralis fehlen nicht selten oder sind nur gering ausgeprägt, während die ipsilaterale Gesichtshälfte fast immer involviert ist. Gang- und Zeigeataxie können Ausdruck der Hirnstamm- oder Kleinhirnischämie sein.

Rumpf- und Standataxie, ausgeprägte Zeigeataxie und Rebound-Phänomen sind wichtige diagnostische Zeichen eines zusätzlichen *Kleinhirninfarktes*. Durch Druckerhöhung in der hinteren Schädelgrube kann es zu einer Einklemmung und damit zum tödlichen Ausgang kommen, wenn nicht rechtzeitig eine medikamentöse oder chirurgische Dekompression erfolgt. Eine supratentorielle Ventrikeldrainage allein ist nicht ausreichend. Da klinisch in der Regel eine eindeutige Differenzierung der pontinen Ataxie gegenüber der zerebellären nicht gelingt, ist in *allen* Fällen einer solch ausgeprägten Störung eine computertomographische Untersuchung notwendig. Dabei müssen indirekte Zeichen wie die Kompression des IV. Ventrikels und Zunahme der Weite der Temporalhörner im Frühstadium sorgfältig beachtet werden, auch wenn sich der Kleinhirninfarkt noch nicht demarkiert. Klinisch alarmierende Symptome sind Veränderungen der Bewußtseinslage, Schluckauf und Erbrechen.

Distale Embolien in beiden Aa. cerebelli superiores (SCA), die Aa. cerebri posteriores und die rostrale A. basilaris können zu vielfältigen und ausgedehnten Symptomen führen, die allein oder zusammen mit dem lateralen Medullainfarkt das klinische Bild bestimmen.

Wie in anderen Gefäßterritorien und bei obstruktiven Arteriopathien können aber auch nur *passagere Symptome (TIAs)* auftreten oder bei ausreichender Kollateralisation selbst Gefäßverschlüsse *asymptomatisch* bleiben. Generell sind isolierte Symptome (z. B. Schwindelattacken) selten Vorläufer eines Hirnstamminfarktes, insbesondere wenn sie über Wochen persistieren. Auch die sog. Sturzattacken ("drop attacks"), bei denen der Patient einen plötzlichen Tonusverlust mit Hinstürzen ohne Bewußtseinsstörung berichtet, sind entgegen landläufiger Ansicht nur selten Ausdruck einer vertebrobasilären Ischämie. Sie können eine Vielzahl von Ursachen haben, auch ohne daß überhaupt eine zerebrovaskuläre bzw. neurologische Erkrankung vorliegt.

4.1.2.3 A. basilaris und Äste

Obstruktionen der aus der *A. basilaris* stammenden Äste führen je nach Lokalisation und Ausdehnung zu einer Vielzahl recht ähnlicher Krankheitsbilder, die z. T. nach ihren Erstbeschreibern als separate Syndrome benannt sind (Tabelle 4.3). Die Bedeutung dieser in reiner Form selten vorkommenden Syndrome ist gering, insbesondere da sich aus einer Differenzierung keinerlei therapeutische Konsequenz ergibt. Es ist aber wichtig zu wissen, daß sich dabei meist auf dem Boden arteriosklerotischer Prozesse im mittleren und distalen Segment der A. basilaris Thromben

Tabelle 4.3 Beispiele klassischer Hirnstammsyndrome

Bezeichnung	Lokalisation	Ipsilaterale und	kontralaterale Symptome
Parinaud-S.	Vierhügelregion	Vertikale Blickparese (nach oben > nach unten) Konvergenzparese, Störung der Pupillomotorik	
Benedikt-S. (oberes Ruber-S.)	Mittelhirn Ncl. ruber	Nukleäre III Parese skew deviation	Hemiataxie Hyperkinesen, Hemiparese
Claude-S. (unteres Ruber-S.)	Mittelhirn Ncl. ruber	Nukleäre III Parese skew deviation	Hemiataxie, Hemiparese
Weber-S.	Mittelhirn	Infranukleäre III Parese skew deviation	Motorisches Hemisyndrom
Gasperini-S.	Kaudale Brückenhaube	V, VI, VII, VIII Läsion	Sensibles Hemisyndrom
Foville-S.	Kaudale Brückenhaube	VI und VII Läsion	Motorisches Hemisyndrom
Wallenberg-S.	Laterale Medulla	*Horner*-S., V, IX und X Läsion, Hemiataxie	Dissoziiertes, gekreuztes, sensibles Syndrom

ausbilden können, die schließlich das Gefäß segmental bis zur nächsten Zirkumferenz (AICA oder SCA bzw. von der distalen Vertebralarterie bis zum Zusammenfluß oder insgesamt) verschließen können. Häufig sind auch dilatative Arteriopathien, die in Einzelfällen zur Ausbildung gigantischer Aneurysmen führen können (Abb. 4.9). Sie können bei den meist älteren Patienten mit multiplen arteriosklerotischen Risikofaktoren zu zahlreichen lokalen und Fernsymptomen führen, etwa durch Verschluß des Aquädukts.

Nach häufig mehreren TIAs und einem oft über Tage oder sogar Wochen progredienten Verlauf kann sich das Bild einer *Thrombose der mittleren A. basilaris* entwickeln. Betroffen sind im Kern die paramedianen und basalen Anteile von Mesencephalon und Pons, wenn die lateralen und rostralen Anteile der Vierhügelregion durch

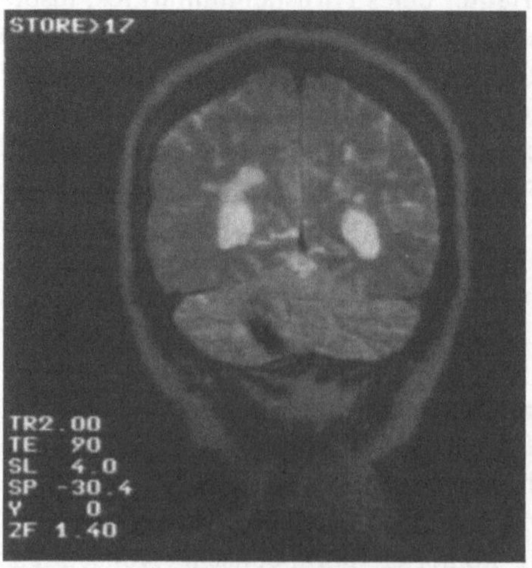
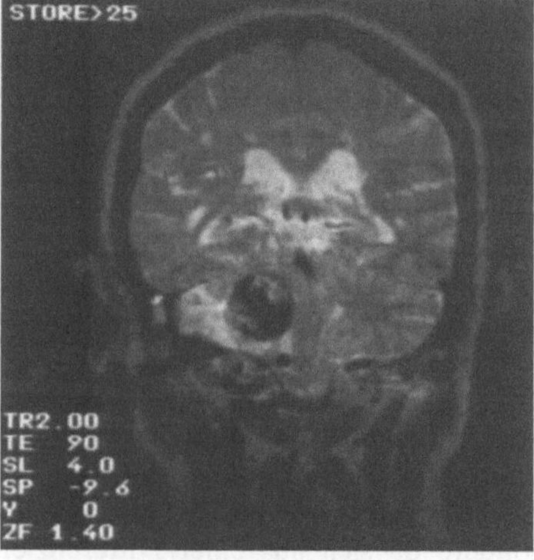

Abb. 4.9. Kernspintomographische Darstellung der hinteren Schädelgrube bei dilatativer Arteriopathie mit Aneurysma der A. basilaris

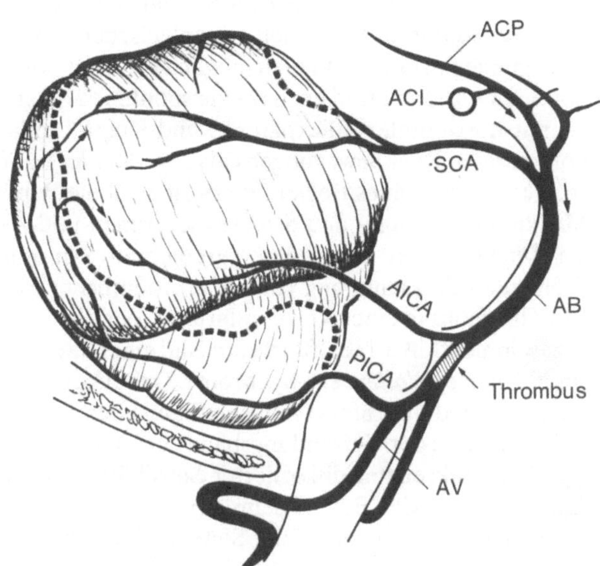

Abb. 4.10. Schematische Darstellung eines Segmentverschlusses der A. basilaris mit Kollateralkreisläufen über die Kleinhirnarterien von der A. vertebralis über die PICA zur AICA und SCA. Außerdem existieren Kollateralen über die A. carotis interna und den Circulus arteriosus zur rostralen A. basilaris. *AB* A. basilaris, *AV* A. vertebralis, *PICA* A. cerebelli inferior posterior, *AICA* A. cerebelli inferior anterior, *SCA* A. cerebelli superior, *ACI* A. carotis interna, *ACP* A. cerebri posterior

Kollateralen (PICA-AICA oder PICA-SCA) über das Kleinhirn hinweg und aus dem Circulus arteriosus in retrograder Perfusion noch versorgt werden können (Abb. 4.10), oder die Medulla bei intakten Vertebralarterien oder Anastomosen (AICA-PICA bzw. A. corticospinalis anterior – A. vertebralis) ausreichend versorgt wird. Wegen der durchziehenden kortikospinalen und kortikobulbären Bahnen und der ausgedehnten Lokalisation des blickmotorischen Zentrums, der sog. parapontinen retikulären Formation (PPRF), finden sich regelmäßig schwere neurologische Funktionsstörungen. Anders als bei hemisphärischen Schädigungen können Kompensationsmechanismen durch die bilaterale Läsion nicht zum Tragen kommen, so daß Schluck- und Sprechstörungen sowie Heiserkeit als bulbäre Symptome neben einer Tetraparese und blickmotorischen Störungen zu beobachten sind. In 80% der Basilarisverschlüsse kommt es zu Störungen des Bewußtseins bzw. des Schlaf-Wach-Rhythmus. Zeichen der *okulomotorischen Dysfunktion* sind

1. unilaterale oder bilaterale Paresen der horizontalen Blickmotorik, meist mit nur geringen subjektiven Doppelbildern bei ein- und doppelseitigen PPRF-Schädigungen oder nukleären Abuzensparesen,
2. ein- oder beidseitige internukleäre Ophtalmoplegien bei Läsion des medialen Längsbündels (MLF),
3. ein- oder beidseitige periphere Fazialisparese durch intraaxiale Läsion des N. facialis am Fazialisknie sowie
4. eine Kombination von einseitiger Läsion von PPRF und rostralem blickmotorischen Zentrum (rMRF) als Ausdruck des sogenannten Eineinhalb-Syndroms (*"one-and-a-half syndrome"*).

Die vertikale Okulomotorik ist mit Ausnahme einer Einschränkung der Sakkadengenerierung und des optokinetischen Nystagmus bei intaktem Mesenzephalon und rMRF ungestört. Wenn der Hirnstamm von den Großhirnhemisphären deafferentiert ist, kommt es zum sog. "locked-in-Syndrom", wo bei wacher Bewußtseinslage eine Kommunikation mit komplett tetraplegischen Patienten nur über langsame Augenbewegungen in der Vertikalen möglich ist. Charakteristisch bei ein- oder beidseitigen pontinen Läsionen sind auch rasche spontane Augenbewegungen nach unten (bilateral mit horizontalen Blickparesen und Koma; unilateral verstärkt bei ipsilateralen horizontalen Blickbewegungen) als sog. *"ocular bobbing"*. Je nach Ausdehnung des Infarktes bzw. seines Begleitödems ist auch die Pupillomotorik gestört. Ebenso sind Myoklonien, Beuge- und Strecksynergismen und Änderungen der Spontanatmung als Zeichen einer pro- oder regredienten Symptomatik und als Vorläufer einer drohenden Einklemmung von außerordentlicher Bedeutung.

Ein Thrombus in einer Vertebralarterie, der die ipsilaterale PICA und den Vertebraliszusammenfluß erfaßt, führt zum Bild einer **kaudalen vertebrobasilären Thrombose** (modifiziertes *Wallenberg*-Syndrom). Dabei kommt es zu einem ausgedehnten dorsolateralen Medulla-Infarkt mit Beteiligung des Tractus spinothalamicus, der Vestibulariskerne und der Verbindungsbahn zum ipsilateralen Kleinhirn mit Drehschwindel, Übelkeit, gekreuzter dissoziierter Sensibilitätsstörung, Sprech- und Schluckstörungen sowie Ataxie. Bewußtseinsstörungen fehlen initial, nicht selten werden aber Nackenkopfschmerzen auf der Seite des Vertebralis-PICA-Verschlusses angegeben, bisweilen findet sich ein zentrales *Horner*-Syndrom. Zentrale Hörstörungen sind charakteristisch.

Beim Verschluß eines **Basilariskopfes** (Caplan 1988) kommt es zum bilateralen Infarkt von Mesenzephalon, Thalamus bzw. der Okzipital- und medialen Temporallappen. Ursächlich sind meist Embolien aus dem Herzen oder aus dem proximalen vertebrobasilären System. Je nach Größe, Dauer und Kollateralisation des Basilariskopfverschlusses entsteht ein sehr vielgestaltiges Krankheitsbild mit Störungen der Pupillomotorik, der Okulomotorik, des Bewußtseins mit Schlaf-Wach-Störungen, Somnolenz und Stupor, aber auch produktiven Symptomen wie Halluzinationen, Konfabulationen und Psychosen. Ischämien des Nucleus subthalamicus können zu unwillkürlichen Bewegungen mit Hemiballismus führen, wie sie auch bei Schädigungen des Thalamus und des Striatum auftreten.

Die verschiedenen Arten der Basilaristhrombosen lassen sich klinisch, pathogenetisch und neurophysiologisch gut unterscheiden (Hacke 1986).

Verschlüsse der großen **Zirkumferenzarterien** (PICA, AICA, SCA) durch Atherome oder Thromben der vorgeschalteten Aa. vertebrales und basilaris sind seltener als Infarkte in den kurzen penetrierenden Arterien, unterscheiden sich aber klinisch nicht. Wegen der unterschiedlichen Kollateralisation sind die Symptome außerordentlich variabel. In der klassischen Konstellation sind die neurologischen Ausfallserscheinungen im Territorium der AICA ähnlich dem lateralen Medulla-Infarkt (Territorium der PICA). Statt der Hirnnerven XI und X sind die Hirnnerven VII und VIII betroffen, weil sich die Ischämie weiter nach rostral ausdehnt. Die SCA zeigt anatomisch weniger häufig Varianten als alle anderen Äste des vertebrobasilären Gefäßbaums. Isolierte Verschlüsse sind seltener als Kombinationen mit distalen Basilarisembolien. In den nur spärlich in der Literatur berichteten Fällen (Adams 1943; Luhan u. Pollock 1953) wird das Fehlen von gekreuzten dissoziierten Sensibilitätsstörungen durch die Lage des Infarktes oberhalb des Tractus spinalis und des sensorischen Trigeminuskerns sowie das Hinzutreten von unwillkürlichen ipsilateralen Armbewegungen bzw. Dysmetrien betont.

4.1.2.4 Penetrierende Endarterien

Die schon bei den subkortikalen Infarkten der Hemisphären erwähnten lakunären Infarkte sind auch im Hirnstamm sehr häufig. Sie entstehen als Folge embolischer Verschlüsse kurzer Endarterien (0,5–1 mm Durchmesser) oder im Rahmen einer Lipohyalinose noch kleinerer Endarterien und treten meist multipel auf. Pathologisch-anatomisch findet man sie auch ohne anamnestische Anhaltspunkte einer zerebrovaskulären Symptomatik. Weitere Prädilektionsstellen außerhalb des Hirnstamms sind Thalamus und Linsenkern. Verschiedene klinische Syndrome, die meist von C. M. Fisher beschrieben wurden, sind charakteristisch und in Tabelle 4.4 zusammengefaßt. Gelegentlich können sie computertomographisch oder kernspintomographisch belegt werden, kleine Parenchymdefekte entgehen aber auch diesen Nachweismethoden. Klinisch sind sie oft nicht einfach zu diagnostizieren. So können beim rein sensiblen Hemisyndrom Dysästhesien und Schmerzen das Krankheitsbild bestimmen, ohne daß in der formalen Sensibilitätsprüfung Ausfallserscheinungen festzustellen sind. In diesen Situationen können pathologische Befunde in der neurophysiologischen Untersuchungstechnik außerordentlich hilfreich sein (s. Kap. 5.4.2).

Tabelle 4.4 Einige wichtige lakunäre Infarkttypen

Syndromname	Lokalisation
Rein motorisches Hemisyndrom	Innere Kapsel, Hirnstamm
Rein sensibles Hemisyndrom	Thalamus, Hirnstamm
Sensomotorisches Hemisyndrom	Innere Kapsel mit Thalamus
Dysarthria-clumsy-hand-Syndrom	Hirnstamm (selten Linsenkern)
Ataktisch-motorisches Syndrom	Hirnstamm (mit Brachium conjunctivum)

Eine Reihe von ungewöhnlichen Syndromen sind in der Literatur vereinzelt beschrieben, z. B. reine Dysarthrien.
Differentialdiagnostisch richtungsweisend sind
1. eine vorbestehende Hypertonie
2. meist fehlende TIAs vor dem Insult
3. eine fluktuierende Entwicklung der Symptome über einige Tage ohne Bewußtseinsstörungen.

Am bekanntesten sind rein motorische und rein sensible Hemisyndrome – meist unter Aussparung des Gesichts – sowie das "dysarthria-clumsy-hand" – Syndrom mit leichter Dysarthrie und Störung der Feinmotorik einer Hand, die homolaterale Ataxie mit distaler Beinparese, aber auch das Weber- bzw. Claude-Syndrom (vgl. Tabelle 4.3) bei Läsion der paramedianen Mesenzephalarterien.

4.1.2.5 Arteria cerebri posterior (ACP)

Embolien sind die häufigste Ursache für Posteriorinfarkte. Ursächlich sind meist kardiale Emboliequellen sowie proximale Gefäßveränderungen der Hirnarterien verantwortlich; bei einem Drittel aller Patienten bleibt die Ursache ungeklärt (Pessin et al. 1987). Die ACP versorgt neben den okzipitalen und großen Teilen des Temporallappens auch den rostralen Hirnstamm und über eine Reihe von proximal abzweigenden Arterien auch den Thalamus (Abb. 4.3). Charakteristisches Syndrom eines Posteriorinfarktes ist der homonyme Gesichtsfeldausfall, dessen Form und Ausprägung zur Lokalisation der Läsion benutzt werden kann. Während bei striären Infarkten im Versorgungsgebiet der A. calcarina bereits mit einer weißen oder roten Hutnadel exakt das Ausmaß der Gesichtsfeldeinschränkung (mit oder ohne Makulaspaltung) klinisch differenziert werden kann, bestehen bei Infarkten in den visuellen Assoziationsregionen (Aa. parietalis und parieto-temporalis) meist keine Gesichtsfelddefekte. Manchmal werden sie auch vom Patienten nicht angegeben, besonders wenn die nichtdominante Hemisphäre betroffen ist. Eine Reihe von komplexen neuropsychologischen Funktionsstörungen sind dabei bemerkenswert und können leicht übersehen werden, wenn nicht gezielt danach gesucht wird (vgl. S. 105 ff.).

Patienten mit Kalkarina-Infarkten empfinden den meist grauen Defekt und die Einschränkung ihres Gesichtsfeldes und erlernen – möglicherweise über ein primitives Sehzentrum – Kompensationsmechanismen zur Verminderung ihrer räumlichen Behinderung. Der optokinetische Nystagmus ist nach kontralateral in der Regel abgeschwächt, visuell evozierte Potentiale zeigen Asymmetrien. Im Gegensatz dazu haben Patienten mit einem visuellen Neglekt subjektiv keinen Gesichtsfelddefekt, erkennen aber Objekte, Schrift und Bildmaterial nicht. Der optokinetische Nystagmus ist häufig weniger deutlich abgeschwächt.

Visuelle Halluzinationen oder Illusionen kommen besonders bei Patienten mit Infarkten in der *nichtdominanten Hemisphäre* vor und können aus ungeformten Hell-Dunkel-Kontrasten, Farben, Formen und Strukturen, z. T. aber auch aus Gestalten und szenischen Erlebnissen bestehen. Daraus können sich agitierte Zustände entwickeln, die als Delirium oder Psychose fehlinterpretiert werden. Selbst wenn eine Gesichtsfelduntersuchung bei diesen Patienten nicht mit letzter Feinheit möglich ist, sollte doch stets zur Vermeidung solcher Fehldiagnosen an eine homonyme Hemianopsie gedacht werden. Der Nachweis einer Minderung des optokinetischen Nystagmus, der selbst bei bewußtseinsgestörten Patienten noch untersucht werden kann, ist außerordentlich hilfreich! Visuelle Perseverationen oder Metamorphopsien mit verbogenen oder verdrehten Objekten sind seltener. Bei Schädigung der *dominanten Hemisphäre* sind zusätzlich seltene Diskonnektionssyndrome wie reine Alexie bei erhaltener Schreib- und Sprachfähigkeit mit oder ohne Farbbenennungsstörungen bei erhaltener Farbdiskrimination beschrieben. Je nach Lage der Thrombose am Abgang der ACP können die thalamischen Äste mitbetroffen sein: es resultieren dann u. a. sensomotorische und ataktische Störungen (vgl. Tabelle 4.2).

Gedächtnisstörungen, amnestische und transkortikale sensorische Aphasien, visuelle Agnosien und Apraxien sowie Prosopagnosien sind selten und weisen häufig auf *bilaterale Hirninfarkte* hin; sie können aber mitunter auch bei ausgedehnten Infarkten mit Schädigung der Hippokampusregion sowie des Thalamus und subkortikaler Verbindungsbahnen auftreten. Bei Mitbeteiligung der oft unilateral angelegten A. basilaris communicans kommt es nicht selten zu schweren Gedächtnisstörungen (vgl. 4.1.1.2).

Die transiente globale Amnesie (Feuer u. Weinberger 1987) ist eine Sonderform und wird häufig bilateralen Hippokampusdurchblutungsstörungen zugeordnet; inwieweit dies zutrifft und ob vaskuläre Veränderungen des Karotis- oder vertebrobasilären Kreislaufs mit Beteiligung der ACP hier eine Rolle spielen, ist bislang nicht entschieden. Die Prognose ist günstig und Rezidive selten.

4.2 Pathogenetische Aspekte

4.2.1 Arteriosklerose

Arteriosklerotische Veränderungen der extra- und intrakraniellen Hirnarterien stellen die häufigste Ursache des Schlaganfalls dar. Epidemiologische Untersuchungen haben den Einfluß von *Risikofaktoren* im allgemeinen und bei zerebrovaskulären Erkrankungen insbesondere untersucht (Caplan et al. 1986; Yatsu 1986). Sie bestätigen die allgemeine Erfahrung einer meist *multifaktoriellen* Interaktion von Hypertonie, Diabetes mellitus, erniedrigtem Serumspiegel für HDL-Cholesterin, Nikotinabusus und Adipositas bei der Arteriosklerose der Koronararterien bzw. der koronaren Herzkrankheit, zeigen aber nur eine lockere Assoziation mit Gefäßprozessen der Hirnarterien bzw. bei TIAs und Insulten. Über pathogenetisch wirksame Mechanismen, die diesen Unterschied erklären könnten, existieren keine gesicherten Erkenntnisse.

Als wichtige Ausnahme gilt die *Sonderform der chronischen Hypertonie,* die zu hochgradigen Einengungen der Arteriolen und sehr kleinen Arterien führt (50–200 µm im Durchmesser). Nicht selten liegen unbekannte oder intensiv therapierte schwere Nierenerkrankungen vor (Dialyse, Nierentransplantation), die ihrerseits den Arterioskleroseprozeß fördern. Anders als bei der Arteriosklerose der großen Hirnarterien, für deren Entstehung hypertone Blutdruckwerte weniger bedeutsam sind, verdickt sich die Gefäßwand der penetrierenden, kaliberschwachen Endarterien durch Einlagerung von Hyalin, amorphen Lipidprodukten und auch Fibrin (fibrinoide Nekrose) langstreckig. Im Versorgungsgebiet solcher Arterien kommt es dann primär zu hämodynamisch bedingten oder sekundär durch embolischen Verschluß ausgelösten *lakunären Infarkten,* und an Teilungsstellen der kleinen Hirnarterien finden sich gehäuft Mikroaneurysmen, die Ursache *subkortikaler Hämorrhagien* werden können. Mittelbar können auch einzelne Risikofaktoren zu zerebralen Ischämien führen: schwere Veränderungen des Lipidstoffwechsels (z. B. bei hetero- und homozygoten LDL-Rezeptoranomalien, die heute mit Plasmaseparation – HELP – und medikamentöser Therapie behandelbar sind) können über koronare Arteriosklerose zum Myokardinfarkt und sekundär zu zerebralen Embolien führen: die Komplikation der Koronarsklerose gilt daher zusammen mit anderen Herzkrankheiten als Risikoindikator einer zerebralen Ischämie, wobei *embolische Mechanismen* häufiger sind als hämodynamische (z. B. Herzrhythmusstörungen, Herzklappenveränderungen, Kardiomyopathie, herzchirurgische Eingriffe mit Luftembolien oder sekundärer Hypoxie nach Reanimation).

Für bestimmte Faktoren ist bislang eine pathogenetisch relevante Assoziation mit zerebralen Ischämien völlig offen: dies gilt für Umweltfaktoren wie Klimaveränderungen (Hitzewellen) oder Veränderungen der Zusammensetzung des Trinkwassers, Bewegungsmangel und Ovulationshemmer – ihre Bedeutung für die Entstehung venöser Zirkulationsstörungen gilt als gesichert, aber auch das Risiko einer arteriellen Ischämie soll insbesondere in Kombination mit Nikotinabusus und vor der Menopause deutlich erhöht sein.

Für andere Faktoren werden verschiedene, noch weitgehend hypothetische Mechanismen diskutiert: z. B. sprechen einige Autoren einem vermehrten Alkoholabusus eine schädigende Wirkung durch sekundär erhöhte Blutdruckwerte zu, während andere Autoren einen Rückgang von Ischämien beobachtet haben. Akute Intoxikationen sollen zu Veränderungen der Fibrinolyse führen, während Streßfaktoren über vegetative und hormonelle Effektoren immunregulative Zellen (Makrophagenfunktion) beeinflussen und zu Störungen im Lipidstoffwechsel führen sollen. Auch die Bedeutung der Adipositas für die Pathogenese zerebraler Ischämien wird heute nur noch unter dem Gesichtspunkt einer sekundären Hypertonie bzw. einer diabetischen Stoffwechselstörung akzeptiert. Für die Entstehung der Arteriosklerose der großen Hirnarterien werden im wesentlichen zwei Theorien diskutiert:

1. Die *Lipidtheorie* favorisiert eine Störung des Cholesterinmetabolismus (Brown et al. 1981; Yatsu u. Loeb 1981), während
2. Ross u. Glomset (1976) in ihrer Hypothese die Bedeutung *initialer Endothelverletzungen* unterstreichen, in deren Folge wirksame reparative Mechanismen den Krankheitsverlauf bestimmen.

Beide Hypothesen scheinen sich zu ergänzen und betonen wahrscheinlich temporär unterschiedliche Aspekte eines komplexen pathogenetischen Vorgangs.

Pathologische, angiographische und in den letzten Jahren auch verschiedene Ultraschalluntersuchungen haben eine Reihe von wichtigen Informationen über die Häufigkeit und Verteilung insbesondere der extrakraniellen arteriosklerotischen Gefäßprozesse ergeben und den Einfluß von zahlreichen Risikofaktoren und Indikatoren wie auch des Alters und der Geschlechtsverteilung bei der Entstehung zerebrovaskulärer Ereignisse diskutiert (Adams u. van der Eecken 1953; Hutchinson u. Yates 1957; Whisnant et al. 1961; Torvik u. Jörgenson 1964; Fisher et al. 1965a, b; Hass et al. 1968; Blackwood et al. 1969; Toole et al. 1975; Hennerici et al. 1981; Kunitz et al. 1984).

Zusammenfassend ergeben diese und andere Untersuchungen folgenden Kenntnisstand:

1. Im Bereich der Karotiden tritt die Arteriosklerose mit besonderer Prädilektion im Halsbereich wesentlich häufiger als an den Vertebralarterien und den intrakraniellen Gefäßen auf. Wahrscheinlich sind lokale geometrische und hämodynamische Faktoren zusätzlich zu den bereits vorgenannten allgemeinen Pathomechanismen verantwortlich (Hennerici et al. 1986).
2. Ausdehnung und Ausmaß der Karotisveränderungen steigen mit höherem Lebensalter, wobei Männer bereits in der 4. und 5. Dekade, Frauen erst gegen Ende der 6. Dekade wesentlich betroffen sind. Über die Dynamik und Topographie dieser Veränderungen ist bis heute erstaunlich wenig bekannt – insbesondere sind Häufigkeit und Bedeutung reparativer Mechanismen infolge der fehlenden nichtinvasiven Untersuchungsmöglichkeiten lange Zeit erheblich unterschätzt worden. Experimentelle Daten und die Ergebnisse neuer prospektiver Untersuchungen beim Menschen zeigen, daß Rückbildungs- bzw. Heilungsphasen auch bei der Arteriosklerose im Karotissystem in bis zu 20% spontan auftreten

(de Palma et al. 1970; Malinow 1984; Hennerici et al. 1985; Norris u. Bornstein 1986; Ehringer et al. 1987).

3. Verschlüsse der A. carotis finden sich meist an der extrakraniellen Bifurkation, seltener weiter distal. Überschreitet die Strömungsbehinderung 80–90% Lumeneinengung, kann es zur Ausbildung einer anterograden, nach intrakraniell wachsenden Thrombose in den Karotissiphon und weiter in die basalen Hirnarterien unter dem Bild eines progredienten Insultes kommen (Little et al. 1980) oder es können sich Embolien in die großen Hirnarterien lösen ("occlusio supra occlusionem", "artery-to-artery embolism"). Der subtotale Karotisverschluß (auch „Pseudookklusion der ACI" genannt) ist dopplersonographisch manchmal nicht nachweisbar und sollte bei akutem symptomatischem Auftreten Anlaß zur selektiven Karotisangiographie sein. Durch Darstellung auch des kontralateralen Karotissystems kann nicht nur die Kollateralisation beurteilt, sondern auch der Nachweis einer supraokklusionellen Embolie geführt werden. Bisweilen zeigt sich auch eine retrograde Füllung des proximalen Karotissiphons, was vereinzelt als Operationsindikation auch eines Internaverschlusses angesehen wird – auch die Frage nach einer systemischen Fibrinolyse ist in diesem Zusammenhang relevant und wird zur Grundlage mehrerer Untersuchungen gemacht. In diesen Fällen sind die A. caroticotympanica und ein weiterer Ast der ACI zum Canalis pterygoideus offen (Paullus et al. 1977).

Die nächst häufige Prädilektionsstelle, der Karotissiphon, weist zwar oft relativ flache Kalzifikationen als Frühformen der Arteriosklerose auf, hochgradige Stenosierungen sind aber möglicherweise wegen der günstigeren hämodynamischen Situation seltener. Nur drei Studien wurden über den Spontanverlauf von Siphonstenosen publiziert, deren Symptome von denen, die bei extrakraniellen Gefäßprozessen anzutreffen sind, abweichen (Craig et al. 1982; Marzewski et al. 1982; Wechsler et al. 1986) (vgl. Tabelle 4.1).

4. Bei etwa ¼ der Patienten mit einem Karotisverschluß finden sich ausgeprägte Stenosen einer anderen Halsarterie, häufig der Gegenseite (Fisher et al. 1965 a; Hennerici et al. 1981; Hutchinson u. Yates 1957).

5. Karotisverschlüsse und -stenosen sind oft asymptomatisch – insbesondere seit Einführung der nichtinvasiven Ultraschallverfahren werden solche Patienten zunehmend diagnostiziert, meist bei vorbekannter peripherer oder koronarer Gefäßerkrankung. In der Regel finden sich bei diesen Patienten ausgeprägte Kollateralen über den vorderen oder hinteren Circulus arteriosus Willisi, während die Ophthalmica-Anastomose nur eine untergeordnete Bedeutung hat (Fisher et al. 1965 a; Hennerici et al. 1982/1987; Powers et al. 1987; Rautenberg u. Hennerici 1988).

6. Häufigkeit und klinische Bedeutung einer Hämorrhagie in ein präformiertes arteriosklerotisches Beet werden in der Literatur widersprüchlich diskutiert: während Imparato et al. (1979) eine hohe Prävalenz bei symptomatischen Karotisprozessen beobachtet haben und daher solche Veränderungen als zuverlässige Indikatoren eines drohenden oder abgelaufenen zerebrovaskulären Ereignisses ansehen, wurde dies bereits früher von mehreren Autoren bestritten (Fisher et al. 1965 a). Die abbildenden Ultraschallverfahren sind bislang nicht in der Lage, zuverlässig Hämorrhagien von anderen morphologischen Wandveränderungen zu differenzieren (Hennerici 1987).

7. In fortgeschrittenen Stadien der Arteriosklerose können auch die A. carotis communis und die A. carotis interna im oberen Halsabschnitt in den Gefäßprozeß einbezogen werden, hochgradige Stenosen sind aber selten.

8. Ulzerative Veränderungen und eine irreguläre Oberflächenbeschaffung der Plaquebildungen sind im Bereich des gesamten Karotissystems häufig (18% in einer autoptischen Untersuchung von Fisher et al. 1965a), können aber spontan ausheilen (Hennerici et al. 1985). Ihre Bedeutung als potentielle Emboliequellen bzw. Residuen einer abgelaufenen Embolisation ist bislang ebenso unklar, wie ihre mögliche Beeinflußbarkeit durch eine medikamentöse Therapie.

9. Epidemiologische Untersuchungen in der schwarzen und weißen Bevölkerung Nordamerikas von Caplan et al. (1986) haben gezeigt, daß supraklinoidale Gefäßprozesse der A. carotis interna bei Schwarzen wesentlich häufiger vorkommen als bei Weißen (Gorelick et al. 1984). Diese Daten bestätigen große pathologisch-anatomische Untersuchungen aus früheren Jahren (McGill et al. 1968) und zeigen Ähnlichkeiten mit Beobachtungen aus Japan und China, die über eine Prädilektion von Gefäßveränderungen bei der asiatischen Bevölkerung für den intrakraniellen Abschnitt der A. carotis und ihrer Endäste (ACA und MCA) berichten (Mitsuyama et al. 1979).

4.2.2 Arterielle Dissektion

In den letzten Jahren sind *Dissektionen der extrakraniellen A. carotis* und z. T. auch der A. vertebralis (Hart 1988) als Ursache von TIAs und Insulten zunehmend diagnostiziert worden. Nach der Erstbeschreibung von Jentzer (1954) wurden einzelne Fälle berichtet, bei denen eine traumatische oder spontane Genese der Dissektion diskutiert wurden (Hart u. Easton 1986). Mit Verbesserung der angiographischen Untersuchungstechnik, der Einführung nichtinvasiver Verfahren zum Nachweis von extrakraniellen Gefäßprozessen und insbesondere durch eine verstärkte Beachtung der charakteristischen klinischen Krankheitszeichen werden in letzter Zeit immer mehr Fälle erfaßt. Dadurch hat sich auch die Kenntnis über die Prognose dieses Krankheitsbildes entscheidend gewandelt: ging man früher noch von einer hohen Mortalität aus, zeigen jüngere Berichte, daß die Mehrzahl der Patienten eine günstige Prognose mit teilweise vollständiger Wiederherstellung ihrer Gesundheit haben. Obwohl die exakte Prävalenz dieses Krankheitsbildes noch unbekannt ist, gehen Schätzungen von bis zu 5% aller ischämischen Insulte bei jüngeren Erwachsenen (unter 45 Jahren) aus. 70% aller von Hart u. Easton (1986) zusammengefaßten Patienten waren zwischen 35 und 50 Jahre alt, eine geschlechtsbezogene Prädisposition bestand nicht. Pathogenetisch kommt es nach bislang unklarem Auslösemechanismus zu einer Hämorrhagie in die Gefäßwand hinein, wobei verschiedene Formen existieren: bei der Intimadissektion kommt es zu einer erheblichen Einengung des Gefäßlumens, während bei intramedialer oder subadventitialer Dissektion eine Dilatation mit oder ohne Pseudoaneurysmabildung bei gleichzeitiger Irritation des Sympathikusgeflechtes auftreten kann. Während bei manchen Patienten der zeitliche Abstand (Stunden bis Tage) zu einem vorausgehenden Bagatelltrauma eindrucksvoll sein kann, gibt es bislang keine klaren Differenzierungskriterien zwischen der *Spontandissektion* und der sog. *traumatischen* Form, insbesondere da gravierende Traumen sehr selten sind. Als präformierende Parameter werden daher meist sog. Texturstörungen etwa im Sinne eines Marfan-Syndroms oder einer fibromuskulären Dysplasie diskutiert, die bei Patienten mit Karotisdissektion in bis zu 15% vorliegt. In der Ätiopathogenese noch unklarer sind in der älteren Literatur berichtete Fälle, die zwar dem klinischen und angiographischen Bild nach einer Dissektion der A. carotis gleichen, aber nach dem Ergebnis der früher gehäuft durchgeführten operativen Intervention und nach der Analyse des pathologisch-anatomischen Substrats keine intramurale Blutung oder andere Auffälligkeiten zeigten. Diese Fälle legen insbesondere bei einer Häufung von anamnestischen Hinweisen über vasomotorische Kopfschmerzen und Migräneattacken den Verdacht nahe, daß auch funktionelle, spastische Mechanismen bei dem Krankheitsbild eine Rolle spielen können.

Nach der *Anamnese* und dem *klinischen Bild* ist die *Diagnose einer Dissektion* wahrscheinlich, wenn halbseitige Kopf-Nacken-Schmerzen mit oder ohne partiellem *Horner-Syndrom (okulosympathische Form)* bzw. mit verzögert auftretenden fokalischämischen Symptomen vorliegen *(fokale Form)*. Beide Formen können sich beim einzelnen Patienten überlappen, wobei insbesondere die charakteristischen Schmerzen bei über 90% der Patienten dominieren (Mokri et al. 1986). Auch die von Hart u. Easton (1986) aus der Literatur zusammengefaßten 146 Fälle zeigten häufig einen halbseitigen Kopf- und Nackenschmerz (79%), der von einem partiellen Horner-Syndrom (49%) oder einer TIA (45%) bzw. einem zerebralen Insult (33%) begleitet war.

Charakteristische *radiologische Befunde* sind in Abb. 4.11 gezeigt – dopplersonographisch findet sich initial meist ein ausgedehntes, abnormes „Schwapp-Phänomen" mit orthograd und retrograd spätsystolischem Flußanteil in der A. carotis interna nach einem frühsystolisch hirnwärts gerichtet nur niedrigem Strömungssignal (Hennerici et al. 1988 c). Dieses durch den erhöhten peripheren Gefäßwiderstand über eine lange Strecke erklärbare Phänomen mit abnormen, auch gegen die Gefäßwand gerichteten Strömungskomponenten ist im gesamten Bereich der Dissektion des Karotisabschnitts am Hals zu beobachten. Findet man zusätzlich noch im Echotomogramm die charakteristische kappenförmige Einengung des Gefäßlumens oberhalb der Bifurkation und/oder den Nachweis partiell thrombosierten Blutes in der Gefäßwand selbst, ist die Diagnose mit der gleichen Sicherheit wie im Angiogramm zu stellen. Der Zeitpunkt zur Angiographie kann dann unter therapeutischen Gesichtspunkten verzögert werden, wobei insbesondere eine verbesserte angiographische Darstellung pseudoaneurysmatischer Veränderungen nach Wiedereröffnen des Gefäßlumens anzustreben ist. Diese häufig submandibulär gelegenen Pseudoaneurysmen können als Emboliequellen die Prognose verschlechtern und sollten daher Anlaß geben, über eine operative Behandlung nachzudenken. Verschlüsse der ACI fanden sich in der Untersuchungsreihe von Mokri et al. (1986) in 17% und bei Biller et al. (1986) in 38%. Die Zahl der Embolien wurde mit 14% bzw. 18% angegeben.

Die nichtinvasiven Untersuchungsmethoden ermöglichen auch prospektive Untersuchungen zur Therapie dieses Krankheitsbildes. Neben chirurgischen Maßnahmen mit Entfernung des Hämatoms, arterieller Resektion, Verschluß des distalen extrakraniellen Abschnittes der ACI und Anlage eines extra-intrakraniellen Bypass wurden auch konservative Behandlungsmethoden mit initial intravenöser Heparin- und/oder Kalziumantagonisten-Infusion und nachfolgender Kumarintherapie oder Thrombozytenaggregationshemmung erprobt. Insbesondere der zeitliche Ablauf des Beginns

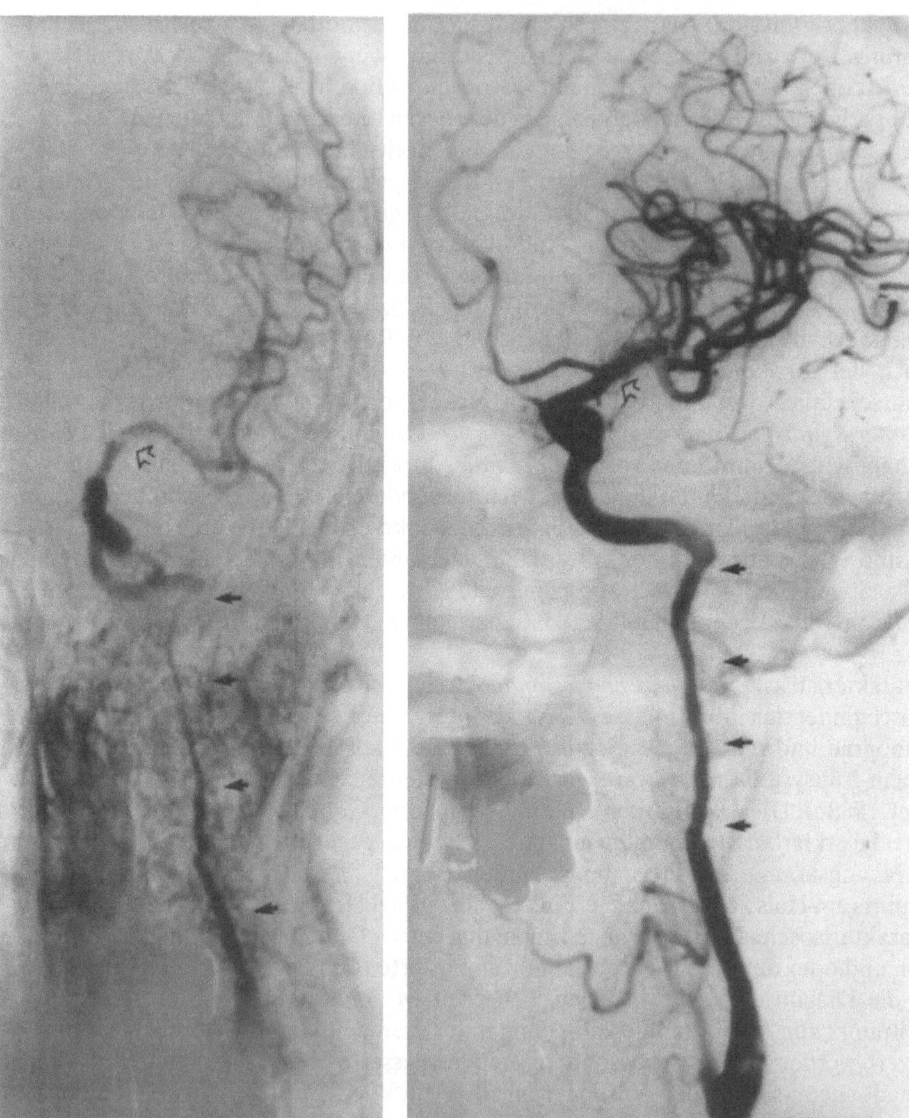

Abb. 4.11. Arteriogramme einer Karotisdissektion bei einem 17jährigen Jungen mit rezidivierenden TIAs. Die Erstuntersuchung *(links)* zeigt ein typischerweise sich konisch verengendes Kontrastmittelband bis zur Schädelbasis ("string-sign"). Bei einer Kontrolluntersuchung *(rechts)* nach 3 Wochen – inzwischen zeigten die Dopplersonogramme eine deutliche Rückbildung der Stenose – läßt sich eine erhebliche Rekanalisation feststellen. Zu beachten ist die damit einhergehende Verbesserung der intrakraniellen Hämodynamik: initial fehlt eine Anfärbung der A. cerebri anterior!

und Endes einer Antikoagulation könnte durch die nichtinvasiven Untersuchungsverfahren besser reguliert werden. Dabei muß jedes therapeutische Modell die hohe Rate der Spontanheilung berücksichtigen: bei Hart u. Easton (1986) haben 70% der Patienten eine gute Rückbildung und 14% nur geringe Residuen behalten.

Vertebralisdissektionen sind seltener, ähneln aber klinisch und angiographisch den Karotisdissektionen – eine Übersicht wurde kürzlich von Hart (1988) aufgrund von über 100 publizierten Fällen gegeben. Möglicherweise stellen sie eine häufig übersehene oder aus dem Angiogramm nicht erkannte Ursache für Zirkulationsstörungen im hinteren Stromgebiet bei jüngeren Erwachsenen dar. Die Abgrenzung gegenüber Schlaganfällen bei Migränepatienten und Thromboembolien, die in diesem Lebensalter die hauptsächliche Infarktursache darstellen, ist wichtig. Sie treten nicht selten unter dem Bild eines lateralen Medullainfarktes oder eines unteren Hirnstammsyndroms auf. Sie betreffen häufig das proximale Drittel der A. vertebralis und kommen spontan oder auch traumatisch bedingt bei chiropraktischen Manövern vor. Auch beim sog. HWS-Schleudertrauma mit Hirnstammsymptomen ist daran zu denken, zumal ein freies Intervall von Stunden bis Tagen zum Auslösemechanismus oft auffällig ist, wenn auch im Einzelfall der Zusammenhang besonders bei Bagatelltraumen nicht zweifelsfrei zu belegen ist. Eine Häufung bilateraler Vertebralisdissektionen im Rahmen der *fibromuskulären Dysplasie* ist mehrfach beschrieben worden.

Neben hämodynamischen Mechanismen sollen auch thromboembolische Komplikationen, z. B. bei Pseudoaneurysmen, eine Rolle spielen. Schmerzen im Hals- und Hinterkopfbereich stehen wie bei der Karotisdissektion am Anfang und bestimmen das klinische Bild, fluktuierende Symptome über Wochen und Monate bis zum Höhepunkt der Erkrankung sind nicht selten – bei intrakranieller Ausdehnung und subadventitialer Hämorrhagie kann es zu Drucksymptomen und zur Subarachnoidalblutung kommen (10% aller Fälle). Der Spontanverlauf ist bestimmt durch das neurologische Defizit, die häufig irregulär langstreckigen Stenosen mit Pseudoaneurysmen können sich spontan zurückbilden. Die Diagnose wird durch die Angiographie gesichert, Untersuchungsbefunde durch nichtinvasive Methoden liegen bislang in nicht ausreichender Zahl vor. 85% bilden sich spontan innerhalb von 2–3 Monaten zurück, Rezidive sind selten (unter 3%).

Die *intrakranielle Arteriendissektion* scheint ein sehr viel selteneres Krankheitsbild zu sein, deren klinische Symptomatologie von der extrakraniellen Form abweicht. Im allgemeinen sind die Patienten jünger (um 25 Jahre), die Dissektion erfolgt meist in die subintimale Wandschicht hinein, und die Prognose ist entsprechend der Lokalisation dieser Gefäßveränderungen bei eingeschränkter Kollateralisationsmöglichkeit deutlich schlechter. Traumatische Mechanismen könnten eine größere Rolle spielen, wegen der ausschließlich angiographischen Diagnostik kann es sich dabei aber auch um einen reinen Selektionsartefakt handeln.

4.2.3 Fibromuskuläre Dysplasie (FMD)

1938 beschrieben Leadbetter u. Burkland bei einem 5jährigen Jungen eine FMD mit Hypertonie und Nierenarterienstenose. Der erste Patient mit dieser ungewöhnlichen Gefäßerkrankung außerhalb der Nierenarterien war eine klinisch asymptomatische Frau mit den charakteristischen angiologischen Zeichen einer FMD an der extrakraniellen A. carotis interna (Palubinskas u. Ripley 1964). 1965 versuchten Connett u. Lanche erstmals eine operative Behandlung und Morris et al. beschrieben 1968 die arterielle Dilatation als Therapieprinzip. Pathogenese und Behandlung dieser

Erkrankung sind immer noch nicht zweifelsfrei geklärt (vgl. den Übersichtsartikel von Healton et al. 1986). Zugrunde liegt eine Strukturanomalie der Gefäßwand, die im wesentlichen die Tunica media betrifft. Sie zeigt eine Proliferation von Bindegewebe mit oder ohne Hyperplasie der glatten Muskelzellen, die konzentrische Ringe bilden. Dieser häufigste Typ der FMD (90%) kann auch in der Intima oder Adventitia vorkommen. Es resultiert eine unregelmäßige Dilatation mit multifokalen Stenosierungen in benachbarten Arteriensegmenten.

Durch Ruptur der Gefäßwand kann eine *arterielle Dissektion* erfolgen, es können sich arteriovenöse Fisteln, Aneurysmen oder Kombinationen ausbilden (Abb. 4.12.) Die Häufigkeit der FMD wird nach großen angiographischen Untersuchungen zwischen 0,53 und 6,8% angegeben, wobei bilaterale Manifestationen nicht selten sind (60%). Das klinische Erscheinungsbild ist uncharakteristisch und kann demjenigen ischämischer Insulte und intrakranieller Blutungen entsprechen oder auch völlig asymptomatisch verlaufen. Healton (1986) beschrieb in einer Serie von 349 aus der Literatur zusammengefaßten Patienten einen Hirninfarkt in 15%, transitorisch-ischämische Attacken bei 33%, uncharakteristische Symptome und intrakranielle Aneurysmen bei jeweils 13%. Bei 24% der Patienten wurde die Diagnose zufällig während einer angiographischen Untersuchung aus anderen Gründen gestellt. Es besteht eine eindeutige Dominanz der Erkrankung bei Frauen (87%) im mittleren Lebensalter, ohne daß der Grund hierfür bekannt ist. Der Spontanverlauf der Erkrankung ist unklar,

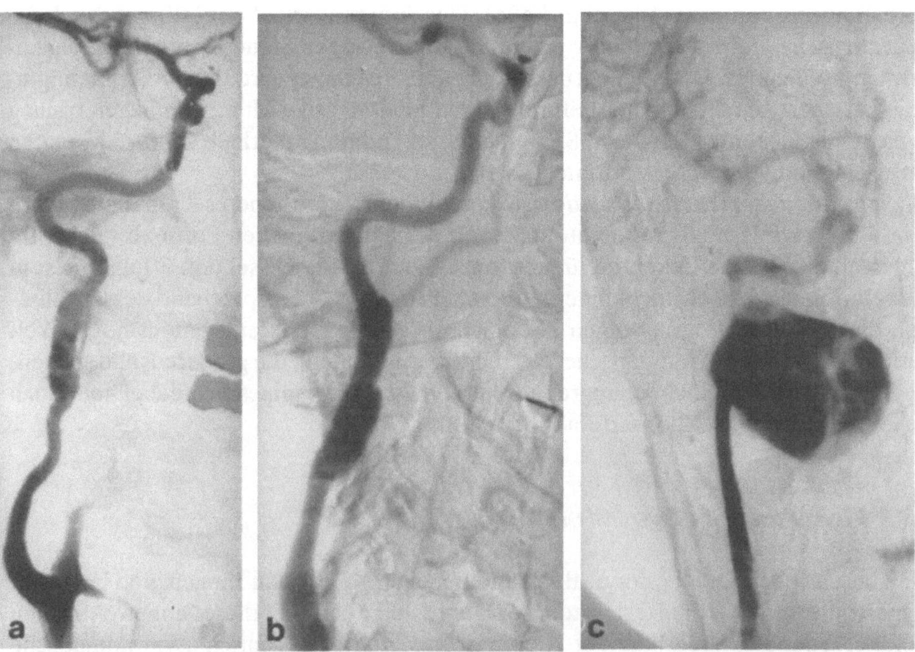

Abb. 4.12a–c. Arteriogramme von Pseudoaneurysmen bei Patienten mit Spontandissektion der A. carotis auf dem Boden einer fibromuskulären Dysplasie **(a)**, mit traumatischer Dissektion **(b)** und bei einem mykotischen Aneurysma **(c)**. Alle Patienten wurden operativ wegen rezidivierender fokaler Ischämien behandelt – die vorbeschriebenen Diagnosen sind histologisch gesichert

ihre Prognose scheint auch ohne Therapie günstig zu sein. Die relativ geringe Insultrate spricht für eine konservative Behandlung und gegen eine operative Therapie –
zumindest im asymptomatischen Stadium.
Besondere Aufmerksamkeit sollte eine sorgfältige Blutdruckkontrolle erfahren.
Stets sollte nach einer gleichzeitig bestehenden Nierenarterienstenose gefahndet
werden. Die Kriterien bezüglich einer neurochirurgischen Intervention bei großen
intrakraniellen Aneurysmen unterscheiden sich nicht von denen bei anderen Aneurysmen.

4.2.4 Arteriitiden

Das klinische Erscheinungsbild der zerebralen Arteriitis ist außerordentlich variabel
und richtet sich sowohl nach der Ätiologie als auch nach den betroffenen Gefäßterritorien. Arteriitiden können bei einer *Bindegewebserkrankung* bzw. einer durch
Immunkomplexe vermittelten Erkrankung vorkommen, wie sie beispielsweise die
Panarteriitis nodosa, der systemische Lupus erythematodes, die Dermatomyositis,
die *Wegener*sche Granulomatose, allergische Angiitis (z. B. *Churg-Strauss*-Syndrom)
oder die *Takayasu*-Arteriitis darstellen (Berlit et al. 1983). Seltener sind *infektiöse
granulomatöse Arteriitiden* bei Lues, Tbc, Malaria oder Pilzinfektionen.
Auch *pararheumatische Erkrankungen* (z. B. *Reiter*-Syndrom, *Sjögren*-Syndrom,
Melkersson-Rosenthal-Syndrom) oder ganz *verschiedenartige ätiologische Erkrankungen* wie die Thrombangitis obliterans, das *Sneddon-Syndrom* (vgl. 4.2.6) oder die
Moya-Moya-Erkrankung können unter dem Bild einer Arteriitis ablaufen. Meist sind
die Arteriolen und Kapillaren betroffen und die großen Arterien (Karotis- und
Vertebralissystem) ausgespart. Dies gilt aber nicht für die *Takayasu*-Erkrankung, die
Riesenzell-Arteriitis oder die *Moya-Moya*-Erkrankung, die primär extra- und intra-
kranielle Hauptarterien betreffen und deshalb kurz diskutiert werden sollen. Rein
intrakranielle Arteriitiden können selbst einer angiographischen Darstellung aller
Hirnarterien entgehen, die bei dieser Verdachtsdiagnose zum Nachweis relativ charakteristischer, multilokulärer Gefäßabbrüche und segmentaler Engstellungen indiziert ist. Obwohl Laborbefunde wichtige diagnostische Hinweise geben können
(Tabelle 4.5), kann bei den rein zerebralen Formen zur Diagnosesicherung eine
Hirnarterienbiopsie notwendig werden, deren Nutzen allerdings wegen des damit
verbundenen Risikos kontrovers diskutiert wird.
Die *Riesenzellarteriitis,* auch als Arteriitis temporalis oder Arteriitis cranialis bezeichnet, ist eine entzündliche Gefäßerkrankung des älteren Patienten. Charakteristisch
ist eine generalisierte Vaskulitis mit Schwerpunkt im Bereich des extrakraniellen
Karotissystems. Histologisch zeichnet sich der Krankheitsprozeß durch entzündliche
Infiltrate und Granulombildung in der Media mit Fibrosierung und Intimaprolifera-
tion aus, in deren Folge es zu Gefäßstenosierung und Thrombosierung kommt. Bei
bislang unklarer Ätiologie wurden verschiedene immunvermittelte Mechanismen
diskutiert. Klinisch stehen Kopfschmerzen mit Dysästhesien im Gesichts- und Kopf-
bereich, Fieber, Gewichtsabnahme und Neigung zu Apathie, Müdigkeit und Konzen-
trationsstörungen am Anfang der Erkrankung. Häufig sind die Temporalarterien
geschwollen und pulslos, eine *Polymyalgia rheumatica* kann der Erkrankung um
Jahre vorauseilen. Gefürchtet sind ophthalmologische Komplikationen (Visusminde-

Tabelle 4.5 Laborbefunde bei Vaskulitiden. (Nach Berlit et al. 1983)

	Pan-arteriitis nodosa	Lupus erythema-todes	Rheuma-toide Arthritis	Arteriitis temporalis	Allergische Granulo-matose	Wegenersche Granulo-matose	Thromb-angiitis obliterans
Blut							
BKS-Beschleunigung	++	++	++	+++	++	+++	Ø−+
Eosinophilie	+	Ø	Ø	Ø	+++	+	Ø
C-reaktives Protein	++	+	+	+	+	+	++
LE-Zellen	Ø	+++	Ø	Ø	Ø	+	Ø
Antinukleäre Faktoren	Ø	+++	+	Ø−+	Ø	Ø	Ø
Rheumafaktor	++	++	+++	Ø	+	+	Ø
Anti Elastin Titer	Ø−++	Ø−++	Ø	Ø	Ø	Ø	+++
Zirkulierende Immunkomplexe	+	+	+	Ø	Ø	+	+
Immunglobuline							
IgA	↑↑↑	normal	↑	normal	normal	↑↑	normal
IgG	normal	↑↑↑	↑	↑	normal	↑	normal
IgM	normal	normal	↑	↑	normal	↓	normal
IgE	normal	normal	normal	normal	↑↑	↑↑	↑↑
Komplement							
C3	↓↓	↓↓	normal	↑	normal	normal	normal
C4	↓	↓↓	normal	↑↑	normal	normal	↑↑
HB_s-Antigen/anti-HB_s	+++	Ø	Ø	Ø/++	Ø	Ø	Ø
DNS-Antikörper	Ø	+	+	Ø	Ø	Ø	Ø
Liquor							
Zellerhöhung	+	+	Ø	Ø	+	Ø−+	+
Eiweißerhöhung	++	++	+	+	+	Ø−+	+
Eosinophilie	Ø−+	Ø	Ø	Ø	+−++	Ø	Ø
Gewebe							
Gewebsantigene	?	HLA-B8 A15	?	HLA-B8 A10	?	HLA-B8	HLA-B8 HLA-B12
positive Immunhistologie	++	++	+	+++	+	++	++
Biopsie aus:	Muskel, Niere	·Haut	Haut, Gelenke	Arteriitis temporalis	Haut	Niere, Lunge	Arterien

Zeichenerklärung: +++ in der Regel vorhanden; ++ häufig vorhanden; + selten vorhanden; Ø nicht vorhanden; ↑↑↑ in der Regel Erhöhung; ↑↑ bzw. ↓↓ häufig Erhöhung bzw. Erniedrigung; ↑ bzw. ↓ selten Erhöhung bzw. Erniedrigung

rung) durch Thrombose der hinteren Ziliararterien oder der A. centralis retinae, die bisweilen den Beginn der Erkrankung charakterisieren.

Darüber hinaus können aber auch andere hirn- und rückenmarkversorgende Arterien in den Krankheitsprozeß einbezogen sein und zu schweren neurologischen Ausfallserscheinungen mit häufig schlechter Rückbildungstendenz führen. Die Visusminderung als führende Komplikation ist in großen Serien mit 40–50% Häufigkeit vertreten, vorhergehende TIAs fehlen.

Auch der Karotissiphon ist häufig stark betroffen. Thrombosen dehnen sich z.T. retrograd in das Halssegment des Karotissystems aus und bilden eine häufige Komplikation. Die Blutsenkungsgeschwindigkeit ist bei vielen Patienten erheblich beschleunigt, kann aber auch normal sein. Auch die Biopsie der A. temporalis kann völlig unauffällige Befunde ergeben (⅓ der Fälle), insbesondere dann, wenn bereits eine Steroidmedikation (es genügt eine einmalige niedrige Dosis) durchgeführt wurde. Eine immunsuppressive Behandlung mit Kortikosteroiden und Azathioprin in ausreichender Dosierung bis zur Normalisierung des subjektiven Beschwerdebildes und der beschleunigten Senkungsgeschwindigkeit ist die wichtigste therapeutische Maßnahme und sollte kontinuierlich fortgeführt werden. Eine fehlerhaft frühzeitige Reduktion der Steroiddosis führt nicht selten zur fatalen Komplikation.

Die *Moya-Moya-Erkrankung* wurde erstmals von Takeushi u. Shimitsu 1955 beobachtet. Ursprünglich nahm man an, daß es sich um eine auf Japan beschränkte Erkrankung handelt. Später konnte aber eine Häufung der Erkrankung auch in Europa und Nordamerika gezeigt werden. Über 1000 Fälle sind seit der Erstbeschreibung im Detail analysiert worden (Gotoh 1983). Die Ursache ist unbekannt, obwohl konstitutionell genetische Faktoren ebenso wie entzündliche und immunmediierte Prozesse diskutiert worden sind. Klinisch kommt es bei den meist jüngeren Patienten zu zerebralen Ischämien (TIA und Insult), bei älteren Patienten bestimmen Hämorrhagien und epileptische Anfälle in der Mehrzahl der Fälle das klinische Bild. Die Prävalenz ist etwas häufiger bei jüngeren weiblichen Patienten. Der Spontanverlauf variiert erheblich und ist nicht individuell vorhersehbar. Die Diagnose wird angiographisch durch den Nachweis hochgradiger Stenosierungen der intrakraniellen Abschnitte der ACI, proximaler Segmente der ACA und ACM ebenso wie durch den Nachweis eines abnormen Gefäßnetzwerks ("rete mirabile") im Bereich der Schädelbasis gestellt (Abb. 5.48). Auch transdurale Anastomosen zwischen Arterien des Externa- und Internaversorgungsgebietes sind beschrieben worden. Therapeutisch werden neben Steroiden auch Thrombozytenaggregationshemmer diskutiert, eine Validierung dieser Behandlung steht aber aus. Auch ist bislang nicht klar, ob operative Maßnahmen (z.B. die Anlage eines extra-intrakraniellen Bypass oder eine Omentum-Transplantation) den Verlauf günstig beeinflussen bzw. das Risiko einer zerebralen Ischämie oder Hämorrhagie verringern können.

4.2.5 Dilatative Arteriopathie

Eine diffuse Verbreiterung und Elongation von Gefäßen ist nicht selten die Ursache von TIAs und zerebralen Insulten. Wieder spielen embolische Mechanismen eine Hauptrolle. Auch Schlingenbildungen (Kinking und Coiling) gehören zu solchen durch diffusen Elastizitätsverlust auf arteriosklerotischer Basis bedingten Veränderungen. Dilatierende Gefäßprozesse können nicht nur das vertebro-basiläre Stromgebiet, wo sie gehäuft berichtet wurden, sondern auch das intra- und extrakranielle Karotissystem involvieren. Charakteristisch sind neben dem morphologisch angiographischen Befund niedrige Strömungsgeschwindigkeiten mit abnormen Strömungssignalen im extra- und intrakraniellen Dopplersonogramm. Die ektatischen Gefäßveränderungen können bisweilen zur Ausbildung von Aneurysmen führen (Abb. 4.9), die sekundär thrombosieren. Kopfschmerzen und Drucksymptome sind dann infolge dieser bisweilen raumfordernden Gefäßveränderungen als Nachbarschaftssymptome nachweisbar. Hinzu treten thrombo-embolische Komplikationen, seltener sind Blutungen (Subarachnoidalblutung oder Parenchymblutungen). Noch seltener sind nichtarteriosklerotische Ektasien Folge anderer Systemerkrankungen, z. B. Ausdruck eines SLE, eines *Marfan*-Syndroms oder angeborener metabolischer Erkrankungen (Homozystinurie und Mukopolysaccharidose etc.).

4.2.6 Nichtarteriosklerotische Vaskulopathien

Außer den bereits genannten entzündlichen Arteriopathien, arteriosklerotischen Gefäßveränderungen, Dissektionen und der fibromuskulären Dysplasie ist bei zerebralen Ischämien im jüngeren Erwachsenenalter (unter 45 Jahre) differentialdiagnostisch noch an andere Ursachen zu denken.

1. Bei anamnestisch bekannten *Migräneanfällen* (besonders bei Migraine accompagnée) ist trotz bislang noch ungeklärter Pathomechanismen (z. B. "spreading depression") eine Häufung von zerebralen Ischämien gesichert. Eine Reduktion des zerebralen Blutflusses ist mehrfach beschrieben worden. Außerdem konnte gezeigt werden, daß eine Reihe von hämostasiologischen Veränderungen während der Migräneattacken auftreten, ohne daß allerdings bislang eine Differenzierung zwischen ursächlichen und Epiphänomenen gelungen ist: neben einer Freisetzung von verschiedenen Plättchen- und Makrophagenmetaboliten wurden eine Erhöhung der thrombozytenaggregationsfördernden Thromboxan- und Plättchenfaktor-4-Spiegel beobachtet. Inwieweit eine Prädisposition dieser Patienten zu spastischen Gefäßreaktionen besteht, ist bislang ungeklärt. Dies hat wiederholt Anlaß zu Kontroversen über ein erhöhtes zerebrales Angiographierisiko gegeben. Interessant ist in diesem Zusammenhang die Beobachtung einer erhöhten Prävalenz von Migräne bei fast allen publizierten Studien zur Karotis- und Vertebralisdissektion.

2. *Dermatologische Erkrankungen* und ihre Kombination mit zerebralen Ischämien sind in den letzten Jahren zunehmend beschrieben worden. Das von *Sneddon* charakterisierte Syndrom einer Livedo reticularis (Abb. 4.13) mit zerebralen Infarkten bei weiblichen Patienten in jüngerem Lebensalter ist ätiologisch ungeklärt (Burton 1988). Eindrucksvoll ist der Kontrast zwischen den oft nur spärlichen fokalen neurologischen Ausfällen bei schweren Parenchymveränderungen im Computertomogramm. Angiographisch imponiert meist nur eine Rarifizierung der Endstrombahn, selbst sehr detaillierte Laboruntersuchungen haben bislang nicht zu einer Klärung der Pathogenese beitragen können. Biopsien der Haut zeigen fokale Intimahyperplasien mit Proliferation glatter Muskelzellen und einzelne Fibroblasten neben thrombotischen Gefäßverschlüssen ohne Entzündungs-

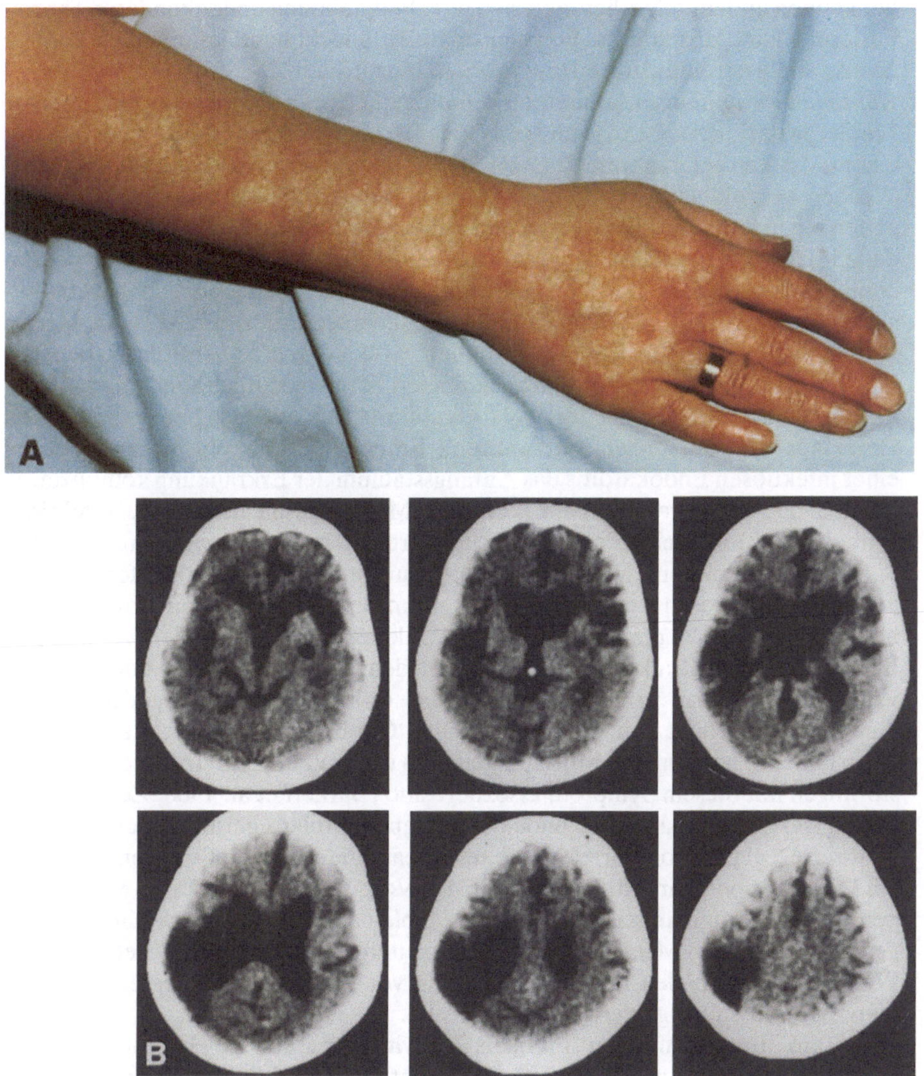

Abb. 4.13 A, B. Typisches Beispiel eines *Sneddon*-Syndroms mit Livedo reticularis der Haut **(A)** und Multiinfarktprozeß im CT **(B)**

zeichen. Eine seltenere Erkrankung mit dermatologischer Manifestation ist das *Angiokeratoma corporis diffusum Fabry* (Sphingolipoidose) mit Glykolipidablagerungen in den Endothelzellen der Arteriolen. Außer den Gefäßen des zentralen und peripheren Nervensystems sind auch die Nieren und das Herz betroffen. In der Genitalregion, am Rumpf und im Bereich der Oberschenkel finden sich papulöse rötlich-braune Veränderungen. Auch das *Kohlmeier-Degos-Syndrom* geht mit zunächst rötlichem, später zentrifugal weiß sich verfärbendem papulösen Exanthem am Rumpf einher und führt im Rahmen einer Vaskulopathie besonders der kleinen und mittelgroßen Arterien mit Hyalinbildung und sekundärer Thrombosierung zum Hirninfarkt. Polyneuropathien und Polyradikulopathien können ebenso wie gastrointestinale Beschwerden hinzutreten.

3. *Kardiale Erkrankungen* können als Emboliequellen, seltener über eine globale Minderperfusion zu Hypoxie und zerebraler Ischämie führen (s. Kap. 5.1.5). Nach einem Myokardinfarkt treten bei 2% der Patienten vornehmlich in den ersten 6 Wochen neurologische Symptome aufgrund einer Embolie auf. Patienten, bei denen ein akinetisches Segment in der Ventrikelwand entsteht und Patienten, bei denen sich ein Aneurysma der Herzwand entwickelt, haben ein größeres, permanentes Embolierisiko. Das Vorhofmyxom ist ein seltener Tumor, der sich hauptsächlich mit zerebrovaskulären Komplikationen manifestiert. Früher waren Herzklappenfehler Hauptursache für Embolien, wobei durch die Antibiotikabehandlung heute die Zahl der entzündungsbedingten Formen deutlich abgenommen hat. Thromboembolien treten häufig bei fortgeschrittenen, vielfach bereits bekannten Herzklappenerkrankungen auf, während Embolien durch Wucherungsmaterial einer infektiösen Endokarditis das Anfangsstadium der Erkrankung komplizieren können und oft sogar die erste klinische Manifestation darstellen. Infektiöse Embolien führen auch zu neurologischen Krankheitsbildern wie Meningitis und Subarachnoidalblutung aus septischen Aneurysmen. Mitralklappenfehler, aber auch Aortenstenosen stellen, besonders wenn sie mit Vorhofflimmern einhergehen, Emboliequellen dar und sollten mit Antikoagulantien behandelt werden. Die Bedeutung des Mitralklappenprolapses ist demgegenüber immer noch kontrovers. Nachdem man zunächst annahm, daß es sich dabei um einen harmlosen Auskultationsbefund mit spätsystolischem Geräusch und mitteldiastolischem Click handelt, häuften sich Mitteilungen, daß überzufällig oft Hirndurchblutungsstörungen mit diesem Symptom assoziiert sind (Barnett et al. 1980; Zenker et al. 1988). Der oft familiär auftretende Mitralklappenprolaps beruht auf einer myxomatösen Degeneration der Chordae tendineae, die überdehnt werden, wodurch die Mitralklappe während der Systole in den Vorhof prolabiert. Da ein Mitralklappenprolaps häufig klinisch asymptomatisch bleiben kann, wurden weitere pathogenetisch relevante Mechanismen diskutiert und untersucht (Schorff et al. 1982). Wahrscheinlich spielen neben der Bildung von Thrombozytenaggregaten auch Herzrhythmusstörungen eine wichtige Rolle.
Die akute Hirnischämie hat ihrerseits Auswirkungen auf die Herzfunktion. Oft werden Störungen einer übermäßigen sympathischen Aktivität mit daraus resultierenden EKG-Veränderungen, Arrhythmien und sogar eine Zunahme der Transaminasen zunächst einem Myokardinfarkt zugeschrieben und bedürfen weiterer differentialdiagnostischer Maßnahmen.

4. *Hämostasiologische und immunologische Systemerkrankungen* können durch Veränderungen der Gerinnungsfähigkeit des Blutes ebenso wie enzymatische Defektsyndrome (AT-III-Mangel, Protein-C-Mangel, Protein-S-Mangel), Paraproteinämien, Veränderungen des Komplementsystems und Kryoglobulinämien zu Ischämien führen – für die Differentialdiagnostik wichtige Suchtests sind in Tabelle 5.2 aufgeführt. Spezifische Antikörper, zirkulierende Immunkomplexe oder auch aktivierte Lymphozyten können ebenso wie mechanische, immunologische, chemische oder infektiöse Noxen zum Endothelschaden führen. Hyperlipidämie, Homozystinämie oder Hypoxie können eine endotheliale Denudation

bewirken. Über Endotoxine oder immunologische Mediatoren können auch bakterielle oder virale Infektionen solche Schädigungen bewirken (Hacke et al. 1987). Manche der genannten Faktoren sind potente Stimulatoren des Koagulationssystems (del Zoppo u. Harker 1984). Auch Veränderungen der intrinsischen Thrombolyse, die auf der Aktivierung von Plasminogen zu Plasmin beruht, sind für die Infarktentstehung bzw. den Verlauf der Erkrankung von Bedeutung. Plasmin ist verantwortlich für den Fibrinabbau. Durch fibringebundenen Gewebeplasminogen-Aktivator (tissue plasminogen activator, tPA) oder durch Urokinaseplasminogen-Aktivator (scuPA) wird Plasminogen in seine aktive Form verwandelt. Die Plasminogenaktivatoren werden wiederum durch eine ganze Gruppe von Plasminogen-Aktivator-Inhibitoren gehemmt. Thrombin katalysiert einen Anstieg der Gewebsplasminogen-Aktivatoraktivität und eine Reduktion der Inhibitorenaktivität. Die molekularen Mechanismen der Aktivierung von Plasmin unterscheiden sich für die verschiedenen thrombotischen Substanzen, z. T. werden Komplexe gebildet, die im Endeffekt der Stimulation von Plasmin zur Auflösung von Fibrin in Fibrinspaltprodukte dienen. Neben humoralen Gerinnungsfaktoren spielen zelluläre Mechanismen eine wichtige Rolle. Ihre Beeinflussung über Thrombozytenaggregationshemmer stellt ein wichtiges Therapieprinzip in der

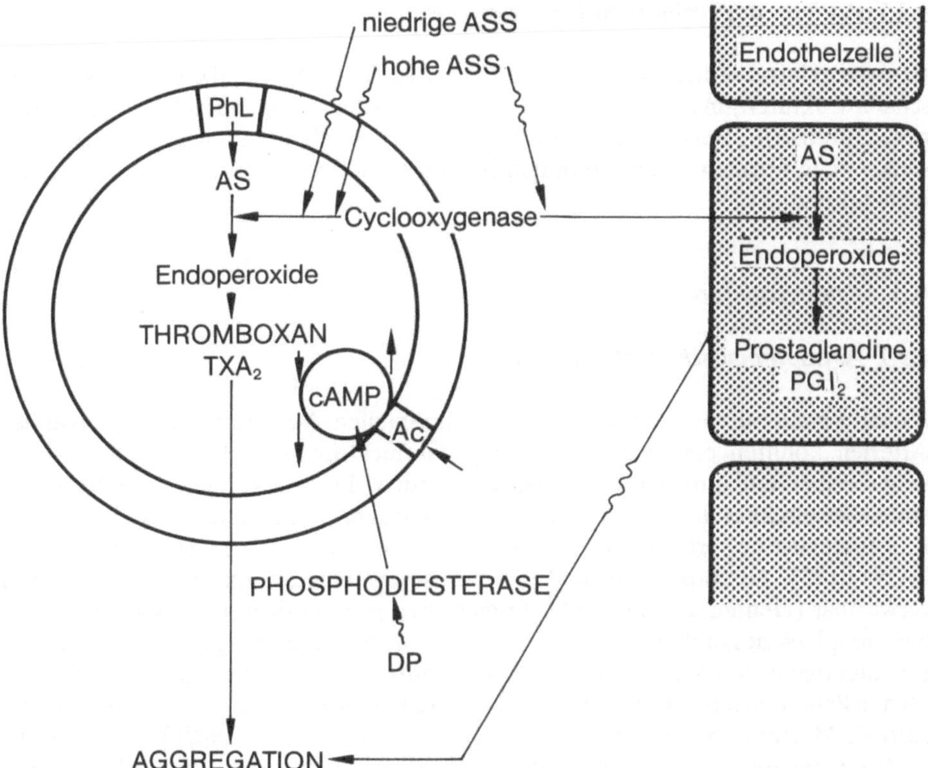

Abb. 4.14. Pharmakologische Wirkung von Thrombozytenaggregationshemmern (*ASS* Azetylsalizylsäure, *PhL* Phospholipide, *AS* Arachidonsäure, *Ac* Adenylzyklase, *cAMP* zyklisches AMP, *DP* Dipyridamol, ⌁⌁⌁ = Hemmung)

Prophylaxe zerebraler, aber auch kardialer Ischämien dar. Dabei kommt der Zyklooxygenase, einem Enzym der Thrombozyten und Endothelzellen, eine besondere Bedeutung zu (Abb. 4.14). Zyklooxygenase wird durch Thrombozytenaggregationshemmer gehemmt. In Thrombozyten ist die Zyklooxygenase an der Bildung von Thromboxan beteiligt, das aggregationsfördernd wirkt, während das Enzym in der Gefäßwand zur Bildung von Prostazyklin beiträgt und so eine aggregationshemmende Wirkung ausübt. In vitro kann bereits durch sehr niedrige Azetylsalizylsäuredosen die Thrombozytenaggregation gehemmt werden, während eine Inhibition des schützenden Prostazyklins nur von kurzer Dauer ist. Hierauf gründen sich Vermutungen, daß bereits sehr niedrige Azetylsalizylsäuremengen einen potentiell stärker aggregationshemmenden Effekt haben sollen als höhere Dosen. Unklar ist, ob Prostazyklin im Bereich atheromatöser Plaques, die das normale Endothel ersetzen, funktionell von Bedeutung ist und wann Thrombozytenaggregationshemmer vom Typ der Azetylsalizylsäure (ASS) die Prostazyklinsynthese beeinflussen, wenn die Thromboxanproduktion vollständig blockiert wird. Möglicherweise reichen ASS-Dosen um 30 mg bereits für eine solche Enzyminhibition aus.

4.2.7 Andere, ungewöhnliche Ursachen

Extra- und intrakranielle Aneurysmen, Tumoren der Gefäßwand oder von Nachbarschaftsstrukturen, insbesondere der Gefäßnervenversorgung, ausgehend, arteriovenöse Durafisteln, Bestrahlungs-Vasopathien oder metabolisch obstruktive Läsionen sind seltene Formen einer zerebralen Ischämie und werden daher nicht weiter im Detail diskutiert.

4.3 Sonderformen

4.3.1 Asymptomatische Gefäßprozesse

Asymptomatische Gefäßprozesse der extrakraniellen Abschnitte hirnversorgender Arterien konnten erst nach Einführung der nichtinvasiven Ultraschallverfahren sicher erfaßt und prospektiv beobachtet werden. Der auskultatorische Nachweis eines Geräuschbefundes im Halsbereich, der früher vielfach als Hinweis für eine Karotisstenose gewertet wurde, ist mit einer hohen Fehlerquote behaftet und deshalb bei bis zu 25% falsch-positiven und 25% falsch-negativen Befunde nicht diagnostisch verwertbar (Hennerici et al. 1981). In mehreren prospektiven Untersuchungen mit der Dopplersonographie konnte inzwischen übereinstimmend gezeigt werden, daß eine niedrige insultbedingte Morbidität und Mortalität bei neurologisch asymptomatischen Patienten mit extrakraniellen Strömungsbehinderungen vorliegt, während die kardiale Mortalität signifikant erhöht ist (Hennerici et al. 1982/1987; Roederer et al. 1984; Chambers u. Norris 1986). Während eine Meta-Analyse dieser Daten noch aussteht, zeigen die neuesten Daten der Düsseldorfer Serie (Stand Juni 1988) bei 433 Patienten (262 Männer, 171 Frauen, mittleres Alter 61,8 Jahre, mittlere Beobachtungszeit 50,2 Monate) eine Bestätigung der früheren Aussagen. 128 Patienten

(29,6%) waren zum Zeitpunkt der letzten Analyse verstorben, 74 (17%) an kardialen Ursachen, aber nur 11 (2,5%) an einem zerebralen Infarkt. 17 Patienten (3,9%) erlitten einen nichtletalen Insult, 42 (9,7%) transitorisch-ischämische Attacken. Dies entspricht einer jährlichen Insultrate (einschließlich der verstorbenen Patienten) von 1,4%, die TIA-Rate beträgt 1,6% pro Jahr. Von besonderem Interesse ist die Gruppe der Patienten mit initial hochgradigen Karotisströmungsbehinderungen, da für sie ein besonders hohes Insultrisiko vermutet wurde. Von 49 Patienten, die bei Eintritt in die Studie eine über 80%ige Karotisstenose aufwiesen, erlitten 2 ohne vorausgehende transitorisch-ischämische Attacke einen ipsilateralen Hirninfarkt. Das Insultrisiko beträgt bei dieser Patientengruppe somit nur 1,1% pro Jahr. Andererseits zeigen Karotisverschlüsse eine schlechtere Prognose. Verantwortlich hierfür ist die Progredienz des Gefäßbefundes in anderen Territorien (kontralaterales Karotis- und vertebrobasiläres System) mit Reduktion der Kollateralkapazität (Hennerici et al. 1986). Mit Hilfe der transkraniellen Dopplersonographie konnte bei 167 neurologisch asymptomatischen Patienten gezeigt werden, daß die Frequenz nachgeschalteter intrakranieller Strömungsbehinderungen sehr gering ist – nur 2mal fanden sich intrakranielle Stenosen. Gleichzeitig war eine ausgezeichnete Kollateralisation der z. T. hochgradigen extrakraniellen Strömungsbehinderungen nachweisbar.

Alle bislang vorliegenden Daten zum Spontanverlauf asymptomatischer extrakranieller Gefäßprozesse sprechen *gegen* eine frühzeitige Karotisdesobliteration – z. Z. laufende Untersuchungen, die den Nutzen der Operation gegenüber einer konservativen Behandlung mit Thrombozytenaggregationshemmern analysieren, müssen abgewartet werden. Bis dahin können die in Kapitel 6 angegebenen Empfehlungen diskutiert werden.

4.3.2 Multi-Infarktsyndrome

4.3.2.1 Subkortikale arteriosklerotische Enzephalopathie (SAE)

Die SAE (Morbus Binswanger) ist anatomisch durch eine Reihe von lakunären Infarkten in Kombination mit einer vakuoligen Demyelinisierung des Marklagers gekennzeichnet. Bei typischen Fällen finden sich neben einer Hypertonie in der Anamnese rezidivierende neurologische Ischämien in unterschiedlichen Hirnregionen. Oft, aber nicht obligat und häufig erst bei mehrjährigem Verlauf kommt es zu einer intellektuellen und affektiven Nivellierung im Sinne einer dementiellen Entwicklung. Computertomographisch und kernspintomographisch zeigt sich neben dem Status lacunaris eine ausgeprägte Leukenzephalopathie (Zeumer et al. 1982; Babikian u. Ropper 1987).

4.3.2.2 Sogenannte „Multiinfarktdemenz"

Die sog. Multiinfarktdemenz charakterisiert nach einem Vorschlag von Hachinski eine Form der dementiellen Entwicklung bei rezidivierenden, bihemisphärischen zerebralen Infarkten. Obgleich die bewußt intendierte Abgrenzung zur präsenilen und senilen Demenz (Morbus Alzheimer) als häufigste Form einer dementiellen

Erkrankung zunächst einleuchtend ist, läßt sich bislang nicht entscheiden, ob es sich bei der sog. Multiinfarktdemenz nicht um eine Koinzidenz von Morbus Alzheimer und zerebralen Infarkten handelt: auch Überlappungen mit der SAE können auftreten. Wie PET-Studien des Hirnmetabolismus gezeigt haben, können isolierte Hirnfunktionsstörungen gerade durch subkortikale Infarkte klinisch als Diskonnektionssyndrome imponieren, die mit einer dementiellen Entwicklung verwechselt werden können. Ebenfalls abzugrenzen sind reaktiv depressive Verstimmungen aufgrund der fokalen Hirnleistungsstörungen, die diesen Eindruck weiter verstärken.

4.3.2.3 Bihemisphärische korrespondierende Läsionen

Seltene Sonderformen bihemisphärischer Läsionen führen zu eindrucksvollen Krankheitsbildern, wenn korrespondierende Hirnregionen betroffen sind. Das Krankheitsbild der Pseudobulbärparalyse setzt eine doppelseitige Unterbrechung kortikobulbärer Bahnen zu den kaudalen Hirnnerven voraus und entwickelt sich als Folge rezidivierender Infarkte im Bereich der inneren Kapsel oder beider Fissurae Sylvii, seltener im Bereich beider Hirnschenkel. Gelegentlich läßt sich ein zweizeitiges Geschehen mit zunächst einseitiger Läsion und guter Remission aus der Anamnese explorieren – die korrespondierende Schädigung führt dann zu einem ungleich schwereren Krankheitsbild als es nach dem Ausmaß des Infarktrezidivs allein zu vermuten wäre. Computertomographisch ist der Nachweis bilateral symmetrischer frischer oder älterer ischämischer Läsionen wichtig (Abb. 4.15). Klinisch imponiert eine Kombination aus Dysarthrie bis Anarthrie, Schluck- und Zungenlähmung mit positiven Primitivreflexen (Schnauzreflex) bei unterschiedlich ausgeprägter Tetraparese mit gesteigertem Masseterreflex. Eine Affektinkontinenz mit „Zwangslachen

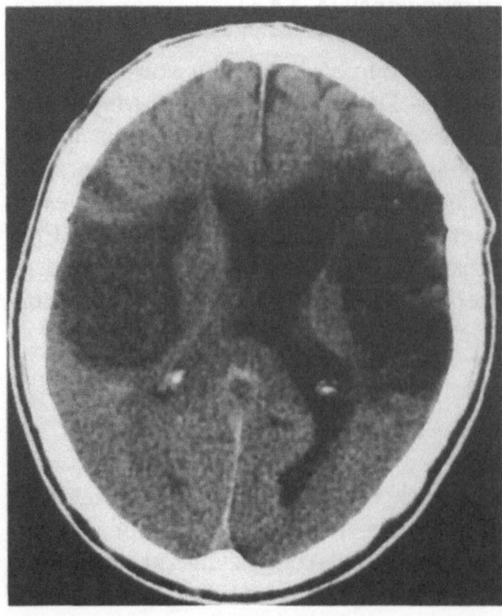

Abb. 4.15. Alter und frischer Mediainfarkt mit schwerer Dysarthrie, Schlucklähmung und linksbetonter Tetraspastik bei vorbestehender rechtsseitiger latenter Hemiparese

oder -weinen" ist charakteristisch, es fehlen die Zeichen einer Beteiligung des 2. Motoneurons mit Muskelatrophien und Faszikulationen.

4.4 Differentialdiagnose

Differentialdiagnostische Probleme ergeben sich aus der Vielfalt der klinischen Symptome, der variablen Gefäßanatomie mit wechselnden Kollateralkreisläufen und den verschiedenen Pathomechanismen, die im Zusammenspiel das individuelle Krankheitsbild prägen. Fehlende Informationen über Beginn und Verlauf der Erkrankung, unvollständige Beobachtung und unvollständige Befunddokumentation sowie Überschneidungen mit anderen Erkrankungen erschweren die Diagnosestellung. *Intrazerebrale Blutungen* lassen sich von Ischämien klinisch nicht sicher differenzieren. Die computertomographische (oder kernspintomographische) Untersuchung führt in aller Regel zur Klärung und ist deshalb bei zerebralen Ischämien prinzipiell als wichtigste differentialdiagnostische Untersuchungsmaßnahme zu fordern. *Subarachnoidalblutungen* können bei klassischer Ausprägung mit plötzlich einsetzendem Vernichtungskopfschmerz, Meningismus und spärlichen fokalen neurologischen Ausfallserscheinungen kaum Anlaß zur Verwechslung geben. Oligosymptomatische Fälle werden aber nicht selten erst spät erkannt oder übersehen. Auch *intrakranielle Tumoren* können durch Druck auf Gefäße zu einer Ischämie als Initialsymptom führen – hier ist ebenfalls die Computertomographie als wichtigste differentialdiagnostische Maßnahme unverzichtbar. Eine schwierige Differentialdiagnose ist die Abgrenzung transitorisch-ischämischer Attacken gegenüber *fokalen Anfällen,* die nicht zuletzt als Frühmanifestationszeichen bei intrakraniellen Raumforderungen auftreten. *Enzephalitische Herdsymptome* sind differentialdiagnostisch bisweilen schwer gegen Tumoren (z. B. Astrozytom I. Grades) bzw. reversible ischämische neurologische Symptome abgrenzbar – liquordiagnostisch können gerade bei kortikalen Infarkten durchaus entzündliche Reaktionen mit Pleozytose und Eiweißvermehrung einschließlich einer Erhöhung der IgG-Fraktion zu beobachten sein. Die Differentialdiagnose ist dann schwierig und oft erst durch den Verlauf der Erkrankung möglich. Wegen der therapeutischen Konsequenz sollte als bedeutendste Ursache eine Herpes simplex-Infektion stets bereits im Verdachtsfall behandelt werden.

4.5 Hirnvenen-Sinus-Thrombosen

Obwohl der klinische Verlauf einer Hirnvenen-Sinus-Thrombose einige Unterschiede zum arteriellen ischämischen Infarkt aufweist, können in Einzelfällen erhebliche differentialdiagnostische Schwierigkeiten auftreten. Sinusthrombosen werden grundsätzlich in blande und septische Formen unterteilt. Beide unterscheiden sich klinisch und erfordern unterschiedliche Therapieansätze. Die Entwicklung der Symptome bei der Hirnvenen-Sinus-Thrombose ist in der Mehrzahl der Fälle subakut und fluktuierend. Erste Warnsymptome können der Manifestation neurologischer Herdsymptome um Wochen vorausgehen. Kopfschmerzen, epileptische Anfälle und Stauungspapillen gehören zu den häufigsten Frühzeichen, bevor zentrale Paresen, psychotische Störungen oder Vigilanzstörungen hinzutreten (Einhäupl 1988).

Im weiteren Verlauf können eine erhebliche Hirnschwellung, der Nachweis intrazerebraler Blutungen und erweiterte hyperdense kortikale Venenzeichnungen im Computertomogramm hinzutreten. Die Diagnose ist aber in vielen Fällen auch computertomographisch nicht zu sichern, auch das sog. Deltazeichen ist unspezifisch: nach Kontrastmittelgabe kommt es zu einer fehlenden Kontrastmittelanreicherung an der Stelle thrombotischen Materials im Zusammenfluß von Sinus rectus und Sinus sigmoideus. Die Kernspintomographie zeigt häufig besser als die Computertomographie die Thrombose im Sinus sagittalis superior. Die Diagnose wird angiographisch gesichert. Neben der fehlenden Darstellung von Sinus und Haubenvenen sind auch indirekte Zeichen mit Verzögerung der venösen Entleerung und von Umgehungskreisläufen (Korkenzieherphänomen) wesentlich. Offensichtlich hat man im Gegensatz zu zerebralen arteriellen Ischämien bei Sinusthrombosen ein größeres zeitliches Fenster für die Therapie zur Verfügung. Dies ist bedingt durch unterschiedliche Mechanismen bei der arteriellen Ischämie, dem Verschluß des zuführenden Gefäßes, und venösen Ischämien, dem Verschluß des abführenden Gefäßsystems. Daraus erklärt sich möglicherweise auch, warum die Gabe von Antikoagulantien nicht in dem Maße von sekundären Hämorrhagien begleitet wird, wenn bei der Wiederöffnung des abführenden Gefäßes ein Reperfusionstrauma ausbleibt. Selbst bei Spontanblutungen (Stauungsblutung) ist eine Vollheparinisierung entgegen lange vorherrschender Befürchtungen indiziert (Dörstelmann et al. 1981; Einhäupl 1988).
Therapeutisch wird deshalb die frühzeitige Gabe von Antikoagulantien je nach klinischem Schweregrad und neuroradiologischen Befundergebnissen nach Diagnosestellung empfohlen (Dörstelmann et al. 1981; Bousser et al. 1985; Einhäupl 1988). In Einzelfällen wurden auch schon fibrinolytische Therapien durchgeführt (Bogdahn et al. 1980; Di Rocco et al. 1981; Zeumer u. Hacke 1988).
Bei septischen Sinusthrombosen, die selten differentialdiagnostisch Schwierigkeiten zu ischämischen Infarkten bieten, steht die Antibiose und die frühzeitige operative Ausräumung von Entzündungsherden im Vordergrund.
Bei der Suche nach Ursachen stehen neben Krankheiten mit einem erhöhten Thromboserisiko (z. B. AT-III-Mangel, Protein-C-Mangel) die Einnahme von Kontrazeptiva, Gravidität bzw. Wochenbett und häufig auch okkulte Tumoren im Vordergrund.

4.6 Literatur

Adams R (1943) Occlusion of the anterior inferior cerebella artery. Arch Neurol Psychiatry 49: 765
Adams RD, Eecken HM vander (1953) Vascular disease of the brain. Ann Rev Med 4: 213
Babikian V, Ropper AH (1987) Binswanger's disease: A review. Stroke 18: 2
Barnett HJM, Boughner DR, Taylor DW, Couper PE, Kostuk WJ, Nichol PM (1980) Further evidence relating mitral-valve prolapse to cerebral ischemic event. N Engl J Med 302: 139
Berlit P, Kessler C, Storch B, Krause K-H (1983) Immunvaskulitis und Nervensystem. Nervenarzt 54: 497
Biller J, Hingtgen WL, Adams HP, Smoker WRK, Godersky JC, Toffol GJ (1986) Cervico-cephalic arterial dissections. Arch Neurol 43: 1234
Blackwood W, Hallpike JF, Kocen RS, Mair WGP (1969) Atheromatous disease of the carotid arterial system and embolism from the heart in cerebral infarction: A morbid anatomical study. Brain 92: 897

Bogdahn U, Dommasch D, Wodarz R (1980) Thrombolytische Therapie der Sinusthrombose. In: Mertens HG, Przuntek H (Hrsg) Pathologische Erregbarkeit des Nervensystemes und ihre Behandlung. Springer, Berlin Heidelberg New York, S 675

Bogousslavsky J, Hachinski VC, Barnett HJM (1985) Causes cardiaques et arterielles de cecite monoculaire transitoire. Rev Neurol 141: 774

Bogousslavsky J, Regli F, Uske A (1988) Thalamic infarcts: Clinical syndromes, etiology, and prognosis. Neurology 38: 837

Bousser MG, Chiras J, Bories JB, Castaigne P (1985) Cerebral venous thrombosis – a review of 38 cases. Stroke 16: 199

Brown MS, Kovanen PT, Goldstein JL (1981) Regulation of plasma cholesterole by lipoprotein receptors. Science 212: 628

Burton JL (1988) Livedo reticularis, porcelaine-white scars, and cerebral thrombosis. Lancet I: 1263

Caplan LR (1988) Clinical course and lesion distribution in carotid and middle cerebral artery occlusive disease. In: Hennerici M, Sitzer G, Weger H-D (eds) Carotid artery plaques. Karger, Basel, p 186

Caplan LR, Gorelick PB, Hier DB (1986) Race, sex and occlusive cerebrovascular disease: A review. Stroke 17: 648

Chambers BR, Norris JW (1986) Outcome in patients with asymptomatic neck bruits. N Engl J Med 315: 860

Connett MC, Lanche JM (1965) Fibromuscular hyperplasia of the internal carotid artery: Report of a case. Ann Surg 162: 59

Corston RN, Kendall BE, Marshall J (1984) Prognosis in middle cerebral artery stenosis. Stroke 15: 237

Craig DR, Meguro K, Watridge C, Robertson JT, Barnett HJM, Fox AJ (1982) Intracranial internal carotid artery stenosis. Stroke 13: 825

Critchley M (1930) The anterior cerebral artery and its syndromes. Brain 53: 120

Currier R, Giles C, DeJong R (1961) Some comments on Wallenberg's lateral medullary syndrome. Neurology 11: 778

Del Zoppo GJ, Hacke W (1987) Fibrinolytische Therapie bei ischämischen Hirninfarkten. Dtsch Med Wochenschr 112: 603

Del Zoppo GJ, Harker LA (1984) Blood-vessel interaction in coronary disease. Hosp Pract 19: 163

Del Zoppo GJ, Zeumer H, Harker LA (1986) Thrombolytic therapy in acute stroke: Possibilities and hazards. Stroke 17: 595

DePalma RG, Hubay CA, Insull W, Robinson AV, Hartman PH (1970) Progression and regression of experimental atherosclerosis. Surg Gynecol Obstet 131: 633

Di Rocco C, Iannelli A, Leone G, Moschini M, Valori VM (1981) Heparin-urokinase treatment in aseptic dural sinus thrombosis. Arch Neurol 38: 431

Dörstelmann D, Dobiasch H, Mattes W, Reuther R (1981) Hirnvenen und Sinusthrombose. Ein Beitrag zur Antikoagulantienbehandlung. Nervenarzt 52: 243

Ehringer H, Bockelmann L, Konecny U, Koppensteiner R, Marosi L, Minar E, Schöfl R (1987) Verschlußkrankheit der extrakraniellen A. carotis: Spontanverlauf und frühe Phase nach Thromb-endarteriektomie im bildgebenden Ultraschall. VASA (Suppl) 20: 71

Einhäupl K (1988) Sinus- und Hirnvenenthrombosen. In: Brandt T, Dichgans J, Diener HC (Hrsg) Therapie und Verlauf neurologischer Krankheiten. Kohlhammer, Stuttgart, S 275

Feuer D, Weinberger J (1987) Extracranial carotid artery in patients with transient global amnesia. Stroke 18: 951

Fisher CM, Goore I, Okabe N, White PD (1965a) Atherosclerosis of the carotid and vertebral arteries – extracranial and intracranial. J Neuropathol Exp Neurol 24: 455

Fisher CM, Goore I, Okabe N, White PD (1965b) Calcification of the carotid siphon. Circulation 32: 538

Freund H-J (1987) Abnormalities of motor behavior after cortical lesions in humans. In: Handbook of physiology, Vol 5: The nervous system, p 763

Freund H-J, Hummelsheim H (1985) Lesions of premotor cortex in man. Brain 108: 697

Gaul JJ, Marks SJ, Weinberger J (1986) Visual disturbance and carotid artery disease. 500 symptomatic patients studied by non-invasive carotid artery testing including B-mode ultrasonography. Stroke 17: 393

Goodwin JA, Gorelick PB, Helgason CM (1987) Symptoms of amaurosis fugax in atherosclerotic carotid artery disease. Neurology 37: 829

Gotoh F (ed) (1983) Annual Report (1982) of the Research Committee on Spontaneous Occlusion of the Circle of Willis (Moyamoya Disease). Ministry of Health and Welfare, Japan

Gorelick PB, Caplan LR, Hier DB, Parker SL, Patel D (1984) Racial differences in the distribution of anterior circulation occlusive disease. Neurology 34: 54

Hacke W (1986) Clinical relevance of multimodal assessment of brainstem functions in severe vascular brainstem lesions. In: Kunze K, Zangemeister WH, Arlt A (eds) Clinical problems of brainstem disorders. Thieme, Stuttgart, p 101

Hacke W, del Zoppo GJ, Harker LA (1987) Thrombosis and cerebrovascular disease. In: Poeck K, Ringelstein EB, Hacke W (eds) New trends in the diagnosis and management of stroke. Springer, Berlin Heidelberg New York Tokyo, p 59

Hacke W, Zeumer H, Ferbert A, Brückmann H, del Zoppo GJ (1988) Intraarterial fibrinolytic therapy improves outcome in patients with acute vertebrobasilar occlusive disease. Stroke 19: 1216

Hart RG (1988) Vertebral artery dissection. Neurology 38: 987

Hart R, Easton DF (1986) Dissections and trauma of cervico-cerebral arteries. In: Barnett HJM, Mohr JP, Yatsu FM, Stein BM (eds) Stroke, Churchill Livingstone, Edinburgh, p 293

Hass WK, Fields WS, North RR, Kricheff JI, Chase NE, Bauer RB (1968) Joint study of extracranial arterial occlusions: II. Arteriography, techniques, sites, and complications. JAMA 203: 961

Healton EB (1986) Fibromuscular dysplasia. In: Barnett HJM, Mohr JP, Stein DM, Yatsu FM (eds) Stroke. Churchill Livingstone, Edinburgh, p 831

Helgason C, Caplan LR, Goodwin J, Hedges T (1986) Anterior choroidal artery-territory infarction. Arch Neurol 43: 681

Hennerici M (1987) Hochauflösende Ultraschall-Duplexsystemanalyse der extrakraniellen Karotis-strombahn. In: Hartmann A, Wassmann H (Hrsg) Hirninfarkt. Urban & Schwarzenberg, München, S 228

Hennerici M, Aulich A, Sandmann W, Freund H-J (1981) Incidence of asymptomatic extracranial arterial disease. Stroke 12: 750

Hennerici M, Hülsbömer H-B, Hefter H, Lammerts D, Rautenberg W (1987) Natural history of asymptomatic extracranial arterial disease – results of a long-term prospective study. Brain 110: 777

Hennerici M, Hülsbömer H-B, Hefter H, Rautenberg W (1986) Spontaneous history of asymptomatic internal carotid occlusion. Stroke 17: 718

Hennerici M, Rautenberg W, Mohr S (1982) Stroke risk from symptomless extracranial disease. Lancet II: 1180

Hennerici M, Rautenberg W, Trockel U, Kladetzky RG (1985) Spontaneous progression and regression of small carotid atheroma. Lancet I: 1415

Hennerici M, Klemm C, Rautenberg W (1988a) The subclavian steal phenomenon: A common vascular disorder with rare neurologic deficits. Neurology 38: 669

Hennerici M, Sitzer G, Weger H-D (1988b) Carotid artery plaques. Karger, Basel

Hennerici M, Steinke W, Aulich A (1988c) High resistance Doppler flow pattern in extracranial carotid dissection. (In press)

Hutchinson EC, Yates PO (1957) Carotico-vertebral stenosis. Lancet I: 2

Imparato AM, Riles TS, Gorstein F (1979) The carotid bifurcation plaque: Pathologic findings associated with cerebral ischemia. Stroke 10: 238

Jentzer A (1954) Dissecting aneurysm of the left internal carotid artery. Angiology 5: 232

Kunitz SC, Gross CR, Heyman A, Kase CS, Mohr JP, Price TR, Wolf PA (1984) The pilot stroke data bank: Definition, design and data. Stroke 15: 740

Leadbetter WF, Burkland CE (1938) Hypertension in unilateral renal disease. J Urol 39: 611

Little JR, Sawany B, Weinstein M (1980) Pseudotandemstenosis of the internal carotid artery. Neurosurgery 7: 574

Luhan J, Pollock S (1953) Occlusion of the superior cerebellar artery. Neurology 3: 77

Malinow MR (1984) Atherosclerosis: Progression, regression and resolution. Am Heart J 108: 1523

Marzewski DJ, Furlan AJ, Louis PS, Little JR, Modic MT, Williams G (1982) Intracranial internal carotid artery stenosis: Long-term prognosis. Stroke 13: 821

McGill H, Arias-Stella J, Carbonell L (1968) General findings of the internal atherosclerosis project. Lab Invest 18: 498

Mitsuyama Y, Thompson LR, Hayashi T, Lee KK, Keehn RJ, Resch JA, Steer A (1979) Autopsy study of cerebrovascular disease in Japanese men who lived in Hiroshima, Japan and Honolulu, Hawai, Stroke 10: 389

Mohr JP, Caplan LR, Melski JW et al. (1978) The Harvard Cooperative Stroke Registry: A prospective registry. Neurology 28: 754

Mokri B, Sundt TM, Houser OW, Piepgras DG (1986) Spontaneous dissection of the cervical internal carotid artery. Ann Neurol 19: 126

Morris GC, Lechter A, DeBakey ME (1968) Surgical treatment of fibromuscular disease of the carotid arteries. Arch Surg 96: 636

Norris JW, Bornstein NM (1986) Progression and regression of carotid stenosis. Stroke 17: 755

Palubinskas AJ, Ripley HR (1964) Fibromuscular hyperplasia in extrarenal arteries. Radiology 82: 451

Paullus WS, Pate TG, Rhoton AL (1977) Microsurgical exposure of the petrous portion of the carotid artery. J Neurosurg 47: 713

Pessin MS, Kwan E, DeWitt LD, Hedges TR, Gale D, Caplan LR (1987) Posterior cerebellar artery stenosis. Ann Neurol 21: 85

Powers WJ, Press GA, Grubb RL, Gado M, Raichle ME (1987) The effect of hemodynamically significant carotid artery disease in the hemodynamic states of the cerebral circulation. Ann Intern Med 106: 27

Powers WJ, Press GA, Grubb RL, Gado M, Raichle ME (1987) The effect of hemodynamically significant carotid artery disease in the hemodynamic states of the cerebral circulation. Ann Intern Med 106: 27

Rautenberg W, Hennerici M (1988) Pulsed Doppler assessment of innominate artery obstructive disease. Stroke (in press)

Reivich M, Holling HE, Robberts B, Toole JF (1961) Reversal of blood flow through the vertebral artery and its effect on cerebral circulation. N Engl J Med 265: 878

Ringelstein EB, Zeumer H, Angelou D (1983) The pathogenesis of strokes from internal carotid artery occlusion. Diagnostic and therapeutical implications. Stroke 14: 867

Roederer GO, Langlois YE, Jager KA, Primozich JF, Beach KW, Phillips DJ, Strandness DWE (1984) The natural history of carotid arterial disease in asymptomatic patients with cervival bruits. Stroke 15: 605

Ross R, Glomset J (1976) The pathogenesis of atherosclerosis. N Engl J Med 295: 369, 1332

Scharff RE, Hennerici M, Bluschke V, Lück J, Kladetzky RG (1982) Cerebral ischemia in young patients: Is it associated with mitral valve prolapse and abnormal platelet activity in vivo? Stroke 13: 454

Schlesinger B (1976) The upper brainstem in the human. Springer, Berlin Heidelberg New York

Shinar D, Gross CR, Mohr JP et al. (1985) Interobserver variability in the assessment of neurologic history and examination in the Stroke Data Bank. Arch Neurol 42: 557

Soria ED, Fine EJ, Paroski NW (1987) Lacunes: The pervasive Strokes. NY State J Med 6: 650

Spitzer K, Thie A, Becker V, Kunze K (1988) Klinische Verläufe bei ausgedehnten supratentoriellen Hirninfarkten mit Hirnödem. Intensivmedizin 25: 192

Takeuchi K, Shimitzu K (1955) Hypoplasia of the bilateral internal carotid arteries. Brain Verve (Tokyo) 9: 37

Toole JF, Janeway R, Choi K, Cordell R, Davis C, Johnston F, Miller HS (1975) Transient ischemic attacks due to atherosclerosis. Arch Neurol 32: 5

Toole JL (1984) Cerebrovascular disorders, 3rd edn. Raven Press, New York

Torvik H, Jörgenson L (1964) Thrombotic and embolic occlusions of the carotid arteries in an autopsy material, Part I: Prevalence, location and associated diseases. J Neurol Sci 1: 24

Tour RL, Hoyt WF (1959) The syndrome of the aortic arch. Am J Ophthalmol 47: 35

Wechsler LR, Kistler JP, Davies KR, Kampinski MJ (1986) The prognosis of carotid siphon stenosis. Stroke 17: 714

Whisnant JP, Martin MJ, Sayre GP (1961) Atherosclerotic stenosis of cervical arteries. Arch Neurol 5: 429

Yatsu FM (1986) Atherogenesis and stroke. In: Barnett HJM, Mohr JP, Stein BM, Yatsu FM (eds) Stroke. Churchill Livingstone, Edinburgh, p 45

Yatsu FM, Loeb J (1981) Atherosclerosis: The role of lipids. Clin Neurosurg 29: 437

Zenker G, Erbel R, Krämer G, Mohr-Kahaly S, Drexler M, Harnoncourt K, Meyer J (1988) Transesophageal two-dimensional echocardiography in young patients with cerebral ischemic events. Stroke 19: 345

Zeumer H, Hacke W (1988) Ischämische Insulte. In: Hacke W (Hrsg) Neurologische Intensivmedizin. 2. Aufl Perimed, Erlangen, S. 86

5 Diagnostik

Das diagnostische Vorgehen bei zerebralen Ischämien richtet sich nach dem zeitlichen Ablauf, der Ausprägung und der Symptomatologie der neurologischen Ausfallserscheinungen. Darüber hinaus werden aber Auswahl und Zeitpunkt der diagnostischen Methoden vom Allgemeinzustand, Alter und der Krankheitsvorgeschichte des Patienten entscheidend mitbestimmt. Insbesondere bei der häufigsten Ursache zerebraler Ischämien, den arteriosklerotisch bedingten kardiovaskulären Erkrankungen, müssen über die neurologische Symptomatologie hinausgehende Erkrankungen und die individuelle Prognose analysiert werden. Sämtliche Faktoren bestimmen unter dem Aspekt therapeutischer Konsequenzen den Ablauf des diagnostischen Verfahrens sowohl in der *Akutphase* als auch während gegebenenfalls notwendiger Verlaufskontrollen im *chronischen Stadium*. Nach der Entwicklung und Verbesserung nichtinvasiver Untersuchungsmethoden werden zunehmend Verlaufsuntersuchungen sowohl bei Patienten durchgeführt, die bereits zerebrale Ischämien hatten, als auch bei solchen, bei denen aufgrund unterschiedlichster Befundkonstellationen ein erhöhtes Risiko besteht. Solchen Studien kommt eine besondere Bedeutung angesichts einer zunehmend kritischen Diskussion über relevante Therapieprinzipien zu. Außerdem ist die Diagnose und Bedeutung einer transitorischen ischämischen Attacke in ihrer rein klinischen Definition als relativ harmlose, weil voll reversible Episode einer Hirndurchblutungsstörung neu zu überdenken, nachdem durch die bildgebenden Verfahren (CT und MRT) vielfach Parenchymdefekte (20–50%) bereits in diesem Stadium nachgewiesen werden (Waxman u. Toole 1983).

5.1 Anamnese und klinische Befunde

5.1.1 Allgemeindruck und Allgemeinbefunde

Bereits die *äußerliche Inspektion* eines Patienten gibt unmittelbar evidente Hinweise: z. B. biologisches Alter, Körperbau und Ernährungszustand, Nikotinabusus bei entsprechenden Hautveränderungen an den Fingern, Fettstoffwechselstörungen bei Xanthelasmen.
Allgemeine Untersuchungsbefunde geben weitere wichtige Anhaltspunkte, z. B. Zeichen einer Herzinsuffizienz und Herzrhythmusstörungen bei Herzerkrankung, Veränderungen im Pulsstatus als Hinweis einer Arteriosklerose der großen Körperarterien, Einschränkungen der Lungenfunktion oder Hautveränderungen bei Kollagenosen, Vaskulitiden (*Arteriitis temporalis*) oder anderen Vaskulopathien (z. B. *Sneddon-Syndrom*) (Abb. 4.13).

Neuropsychologische und psychopathologische Aspekte sind ebenfalls häufig ohne weitere Zusatzdiagnostik evident und werden den weiteren Untersuchungsgang wesentlich beeinflussen, z. B. Veränderungen der Spontansprache, der Sprechmotorik oder Bewußtseinsstörungen.

5.1.2 Neurologische Anamnese und Untersuchungsbefund

Anamnestische Angaben sind bei allen Formen einer passageren zerebralen Ischämie von großer Bedeutung, wobei sowohl der *Phänomenologie der neurologischen Symptomatik,* die eine Zuordnung der betroffenen vaskulären Hirnarterien ermöglicht, als auch der *zeitlichen Dynamik* der Erkrankung besondere Aufmerksamkeit gewidmet werden muß. Die Anamnese ist schwierig, wenn vom Patienten selbst nur unzuverlässige Angaben zu erhalten sind oder er selbst bei bestem Willen nicht dazu in der Lage ist, Auskunft zu geben: so können etwa passagere aphasische Störungen unentdeckt bleiben, wenn der Patient zum Zeitpunkt einer zerebralen Ischämie (mit einer Hemiparese beispielsweise) nicht gesprochen hat. Die unterschiedlichsten Formen von Sprach- und Sprechstörungen, die gleichzeitig mit einer Hemiparese auftreten können und für eine topische Diagnostik wichtig sind (hemisphärische vs. infratentorielle Läsion), bleiben vielfach undifferenzierbar. Auch können motorische und sensible Störungen oft vom Patienten nicht differenziert oder verschiedene Formen von Sehstörungen nicht zugeordnet werden: ob ein Auge oder bei homonymen Gesichtsfelddefekten beide Augen betroffen waren, wird nicht immer erinnert oder gar nicht erst bemerkt.

Die *zeitliche Abfolge zerebraler Ischämien* ist von wichtiger differentialdiagnostischer Bedeutung bei der Analyse der zugrundeliegenden Hirnfunktionsstörung, insbesondere wegen der Zuordnung der relevanten Pathomechanismen und unterschiedlichen Ätiologie solcher Ereignisse. So können bei kortikalen Läsionen transitorisch-ischämische Attacken sich durchaus als fokale Krampfanfälle darstellen oder in ihrem Ablauf mit wandernden neurologischen Ausfallserscheinungen einen Jackson-Anfall imitieren. Andererseits können monosymptomatische zerebrovaskuläre Episoden auch Ausdruck rezidivierender kardialer Embolien sein, an die man meist erst beim Auftreten bihemisphärischer oder unterschiedliche Gefäßterritorien betreffender Symptome denkt (Abb. 5.1).

Beim zerebralen Insult sind neben den fokalen neurologischen Ausfallserscheinungen die psychopathologischen Veränderungen gerade in der Frühphase von entscheidender prognostischer Aussagekraft: bei hemisphärischen Ischämien weisen Bewußtseinsstörungen auf eine Beeinflussung der kontralateralen Hirnhälfte als ungünstiges Krankheitszeichen hin, auch wenn sich in den bildgebenden Verfahren (CT und MRT) keine Veränderungen finden lassen. Bei Hirnstammdurchblutungsstörungen, die sich oft über einige Tage progredient entwickeln, stellen sich häufig lange vor den fokalen Symptomen charakteristische Prodromi mit Störungen des Wach-Schlaf-Rhythmus, der Aufmerksamkeit und der Konzentrationsfähigkeit ein.

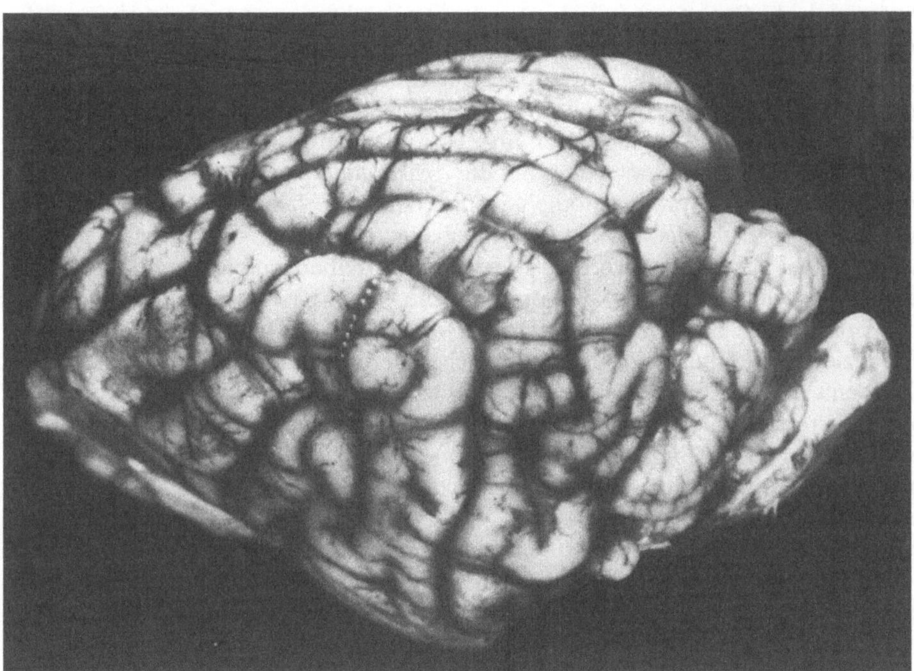

Abb. 5.1. Nachweis mehrerer Stahlkügelchen (0,8 mm Durchmesser), die nach experimenteller Applikation in die linke A. carotis interna alle in den gleichen Ast der A. cerebri media embolisierten. (Nach Whisnant 1955/1982)

5.1.3 Neuropsychologische Symptome

Während die Grundelemente der neurologisch-körperlichen Untersuchung den meisten Ärzten bekannt sind, findet man noch immer eine große Unsicherheit in der Untersuchungsmethodik, Beschreibung und Zuordnung von neuropsychologischen Symptomen. Daher wird die neuropsychologische Untersuchung an dieser Stelle detailliert beschrieben (vgl. Poeck 1985).

5.1.3.1 Aphasien

Aphasien sind zentrale Sprachstörungen, die Sprechen, Verstehen, Lesen und Schreiben betreffen. Die sprachdominante Hemisphäre ist bei Rechtshändern die linke Großhirnhälfte, bei Linkshändern z. T. die rechte Hirnhälfte, bei einzelnen Linkshändern sollen die sprachrelevanten Zentren bilateral angelegt sein. Aphasien werden von *Dysarthrien* abgegrenzt, die auch bei Läsionen in der nicht sprachdominanten Hemisphäre, in den Stammganglien, im Hirnstamm und schließlich auch im peripheren Sprechapparat entstehen können.
Etwa die Hälfte der Patienten mit einem linkshirnigen Infarkt haben eine Aphasie. Im akuten Stadium ist die Differenzierung, welche Art von Aphasie vorliegt, häufig

schwierig, da die Symptome initial entweder stark fluktuieren oder keinerlei Sprachproduktion vorliegt. Die Einordnung gelingt mit hinreichender Sicherheit erst nach einigen Wochen. Am wichtigsten ist die Beurteilung der Spontansprache des Patienten, wobei Antworten auf gezielte Fragen in einem offen strukturierten Gespräch eingehen. *Mimik* und *Gestik* werden im Zusammenhang mit sprachrelevanten Leistungen beurteilt, man achtet weiter auf die *Artikulation* und die *Prosodie*, die durch Sprachrhythmus und Sprachmelodie gekennzeichnet ist. Die *Sprechgeschwindigkeit* und die *syntaktische Struktur* von zusammenhängenden Sätzen oder Phrasen müssen darüber hinaus beschrieben werden (werden Umschreibungen benutzt oder trifft der Patient „haarscharf" daneben?). Phonematische Paraphasien, d. h. die Veränderung des Wortklangs (z. B. „Birt" statt „Bart") werden gegen semantische Paraphasien differenziert. Sie können aus dem semantischen Bereich stammen („Stift" oder „zum Schreiben" für Kugelschreiber), aber auch nicht existente, ganz abwegige Worte können auftreten, die noch immer Ähnlichkeit mit Sprachelementen aus der Muttersprache haben (z. B. „Summer" für „Füller"). Schließlich können Perseverationen, sprachliche Automatismen und stereotype Sprachäußerungen („ja, ja, ja") auftreten.

Ergänzend sollten kurze Schreib- und Leseproben, Proben für das Sprachverständnis und die Benennung durchgeführt werden (Körperteile, Gegenstände des täglichen Lebens). Im stabilen Defizit sind standardisierte Tests (z. B. Aachener Aphasie-Test AAT) in der Lage, eine genaue Einordnung vorzunehmen und Verlaufsbefunde zu dokumentieren.

Die *aphasischen Syndrome* beschreiben Untertypen von Aphasien nach ischämischen Insulten, die in weniger typischer Form auch nach Blutung, bei Tumoren oder Enzephalitiden gefunden werden.

Globale Aphasie

Bei frischen Schlaganfällen findet sich in den ersten Tagen oft eine globale Aphasie. Dabei sind Sprachproduktion und Sprachverständnis gleichermaßen stark reduziert. Es treten Paraphasien, Verständnisstörungen, vermehrte Sprechanstrengung, Agrammatismus und Sprachautomatismen auf. Oft ist keine Kommunikation mehr möglich. Im Verlauf bessert sich meist zunächst das Sprachverständnis. Häufig können objektive Tests noch erhebliche Sprachverständnisstörungen nachweisen, selbst wenn eine gute Kommunikation wieder möglich ist.

Broca-Aphasie (sog. motorische Aphasie)

Patienten mit einer Broca-Aphasie sprechen sehr langsam, stockend und haben eine große Sprachanstrengung. Die Artikulation ist schlecht, fast immer liegt auch eine Dysarthrie vor. Die Sprachmelodie (Prosodie) ist gestört, meist finden sich Ein- und Zweiwortsätze und ein Agrammatismus. Auffällig sind phonematische Paraphasien (z. B. „Meksel" statt „Messer", „Beiltiff" statt „Bleistift"). Das Sprachverständnis ist nur mäßig beeinträchtigt. Selbst beim Nachsprechen bleiben die phonematischen Paraphasien erhalten. Die Broca-Aphasie ist anatomisch auf fronto-präzentrale und laterale Hirnabschnitte bezogen, die der historisch beschriebenen Broca-Region nur z. T. entsprechen. Die Differenzierung zur Anarthrie und Dysarthrie ist oft schwierig, anamnestisch vielfach unmöglich.

Wernicke-Aphasie (sog. sensorische Aphasie)

Patienten mit Wernicke-Aphasie zeigen einen gut erhaltenen Sprachfluß, manchmal sogar eine überschießende Sprachproduktion. Grammatikalische Fehler treten in Form eines Paragrammatismus (falscher Satzaufbau), nicht in Form eines Agrammatismus auf. Das Sprachverständnis ist erheblich gestört, in der Spontansprache kommen reichliche phonematische und semantische Paraphasien vor. Sie haben oft keinerlei Ähnlichkeit mit dem angestrebten Zielwort und wirken neologistisch. Der Extremfall ist eine überschießende Sprachproduktion mit ausschließlich semantischen Paraphasien, was als *phonematischer Jargon* bezeichnet wird. Schreiben und Lesen sind meist in gleicher Form gestört wie Sprechen und Sprachverständnis, Perseverationen kommen vor. Die Läsion liegt meist im hinteren Teil des Schläfenlappens und bezieht immer die erste Temporalwindung mit ein. Dies entspricht dem Versorgungsgebiet der A. temporalis posterior.

Amnestische Aphasie

Bei der amnestischen Aphasie stehen Wortfindungsstörungen bei gut erhaltenem Sprachfluß und weitgehend intaktem Satzbau im Vordergrund. Die Kommunikationsfähigkeit der Patienten ist gut, auch das Sprachverständnis ist nur geringfügig, wenn überhaupt gestört. Im Vordergrund stehen semantische Paraphasien, die oft nur leicht vom eigentlich angestrebten Zielwort abweichen. Umschreibungen („womit man schreibt" anstelle von Kugelschreiber), allgemeine Floskeln („ungefähr so etwas") und Perseverationen (Wiederholung von zuvor benutzten, sprachlich verwandten Wörtern) stehen im Vordergrund. Die Läsion liegt of temporo-parietal, die Prognose der amnestischen Aphasie ist auch im Spontanverlauf relativ gut.

Sonderformen

Seltenere Sonderformen der Aphasien sind die *Leitungsaphasie,* bei der die Patienten flüssig sprechen, viele phonematische Paraphasien zeigen, aber kaum nachsprechen können, und die *transkortikale Aphasie* mit praktisch fehlender Spontansprache, aber gut erhaltener Fähigkeit, selbst längere Sätze nachzusprechen.

5.1.3.2 Apraxien

Als Apraxien bezeichnet man Störungen in der Zusammensetzung von einzelnen Bewegungselementen zu einer sinnvollen Bewegungsabfolge. Hierbei sind die einzelnen motorischen Elementarfunktionen einschließlich der Koordination als intakt vorauszusetzen. Apraxien werden häufig übersehen oder als Paresen fehlinterpretiert, besonders wenn gestörte komplexe Bewegungsabläufe nicht abgerufen werden können und die einzelnen motorischen Funktionen nicht untersucht werden. Man unterscheidet die *ideomotorische* Apraxie mit der Unterform der *bukkofazialen* Apraxie und die *ideatorische* Apraxie.

Die *ideomotorische* Apraxie, auch ideokinetische Apraxie genannt, zeichnet sich dadurch aus, daß einfache motorische Abläufe wie Winken, das Führen der Kaffeetasse zum Mund, Zähneputzen oder ähnliches auf Aufforderung oder auch imitatorisch nicht durchgeführt werden können. Die einzelnen Bewegungselemente, z. B. die Auf- und Abwärtsbewegungen des Arms oder der Hand, aus denen das Winken zusammengesetzt ist, sind aber ungestört. Der Patient weiß nicht, *wie* er die motorische Abfolge durchführen soll. Häufig kommt es bei der Prüfung auch zu einer ausgeprägten Perseveration motorischer Elemente, die früher abgerufen wurden, bei neuen Aufforderungen.

Die bukkofaziale Apraxie ist eine Sonderform der ideomotorischen Apraxie. Gestört sind vor allem Folgebewegungen im Mund-Zungen-Bereich. Dies macht vielen Apraxiepatienten erhebliche Schwierigkeiten beim Wiedererlernen des Sprechens, da die schnellen Bewegungsfolgen für die Artikulation behindert sind.

Bei der seltenen *ideatorischen* Apraxie als komplexester Form können die Patienten bestimmte sequentielle Handlungen nicht mehr richtig ausführen und sind beispielsweise nicht in der Lage, mit dem Messer Butter auf eine Scheibe Brot zu streichen oder Zucker in den Kaffee zu tun, umzurühren und dann die Tasse zum Mund zu führen, obwohl jede einzelne dieser Handlungen ohne weiteres möglich ist. Der Patient weiß also nicht, *was* er in der Handlungssequenz tun soll. Meist ist er weder in der Lage die Handlung nach verbaler Aufforderung noch imitatorisch durchzuführen.

Manchmal wird eine *gliedkinetische* Apraxie abgegrenzt, die als Verlangsamung, vermehrte Umständlichkeit oder Versteifung von Bewegungen beschrieben wird (z. B. das Aufschlagen eines Eies mit dem Löffel oder das Heraussuchen eines Schlüssels aus einem Schlüsselbund mit einer Hand). Diese Form der Apraxie ist aber schwer gegenüber einer Parese abgrenzbar, oft mischen sich apraktische und paretische Elemente.

Bei der Apraxieprüfung fordert man den Patienten verbal auf, einfache und komplexere Bewegungen durchzuführen (Winken, Drohen, mit der nichtparetischen Hand das gegenseitige Ohrläppchen oder die Nasenspitze zu berühren, Brille auf- und abzusetzen), evtl. auch diese Bewegungen imitatorisch durchzuführen. Man fordert den Patienten weiterhin auf, bestimmte Geräusche zu machen (Schnalzen, Pfeifen), die Zunge herauszustrecken, den Mund zu öffnen oder zu schließen. Hierbei achtet man darauf, wie die Bewegungen durchgeführt werden und ob Stereotypien oder Perseverationen auftreten.

Neben einer motorischen Apraxie, die ideomotorische und ideatorische Apraxie umfaßt, kennt man auch eine *konstruktive* Apraxie, die hier im Detail nicht besprochen werden soll und die nicht selten mit räumlicher Orientierungsstörung einhergeht.

5.1.3.3 Anosognosie und Neglekt

Anosognosie bedeutet Nichterkennen des Krankseins und tritt bei Läsionen der sprachdominanten und besonders bei Infarkten der nicht-sprachdominanten Hemisphäre auf. Eindrucksvoll ist, daß Patienten beispielsweise die Lähmung einer Körperseite nicht realisieren. Auch bei einer halbseitigen Gesichtsfeldeinschränkung und sogar bei völliger Blindheit kann es zu einer Anosognosie kommen.

Neglekt beschreibt eine halbseitige Vernachlässigung von Wahrnehmung oder Körperfunktionen, ohne daß tatsächlich ein schwerwiegender sensomotorischer Ausfall vorliegt. In den meisten Fällen (80–90%) tritt ein Neglekt bei Läsionen in der nicht-sprachdominanten Hemisphäre auf, seltener auch einmal bei linkshirnigen Läsionen. Beim motorischen Neglekt hat man beispielsweise bei der klinischen Untersuchung zunächst den Eindruck, daß eine schwere Hemiparese vorliegt, besonders wenn bilaterale motorische Leistungen untersucht werden. Richtet man die Aufmerksamkeit des Patienten auf die gelähmte Extremität, sind aber die einzelnen Funktionen beidseits gut erhalten. Das gleiche gilt für Sensibilitäts- oder Gesichtsfeldstörungen. Auch hier fällt der Neglekt häufig erst dadurch auf, daß bei geschlossenen Augen und simultaner Berührung beider Körperseiten eine Körperhälfte vernachlässigt wird bzw. in der konfrontationsperimetrischen Untersuchung bitemporal dargebotene Bewegungsreize nur in eine Gesichtsfeldhälfte lokalisiert werden.

5.1.4 Vaskuläre Vorfelddiagnostik

Traditionell werden die hirnversorgenden Arterien im Halsbereich *palpiert* und *auskultiert,* um obstruierende Gefäßveränderungen der Karotiden festzustellen. Während beide Verfahren ihren festen Platz in der allgemeinen angiologischen Diagnostik haben, sind sie heute angesichts der weit zuverlässigeren nichtinvasiven Ultraschallverfahren für die hirnversorgenden Arterien wegen ihrer hohen Fehlerquote obsolet: hochgradige Stenosen der A. carotis interna können bei fehlendem Auskultationsgeräusch übersehen werden, andererseits können asymmetrisch vom Herzen fortgeleitete Geräusche, oder solche von Externaästen kaum korrekt zugeordnet werden. Lediglich der einseitig fehlende Puls im Halsdreieck kann mitunter einen Verschluß der A. carotis communis signalisieren.

Wichtig ist hingegen die *beidarmige Blutdruckmessung* zum Nachweis einer möglicherweise mit einem Vertebralis-Steal-Phänomen einhergehenden Subklavia-Strömungsbehinderung, insbesondere aber zur korrekten Einschätzung der individuellen Blutdruckwerte: Nicht selten unterbleibt über Jahre eine notwendige antihypertensive Therapie, wenn der Blutdruck immer am gleichen Arm gemessen wird, ohne daß eine hier vorgeschaltete hochgradige Subklavia-Strömungsbehinderung bekannt ist. Unterschiede von 30 mm Hg systolisch zwischen den Werten beider Arme sollten den Verdacht einer Subklaviastenose aufkommen lassen.

Fehlende *Pulsationen der Temporalarterien* können Hinweis auf Obstruktionen der A. carotis externa sein. Bestehen zusätzlich druckschmerzhafte Verdickungen, sind im Zusammenhang mit einer Kopfschmerzanamnese und beschleunigter BSG die charakteristischen Zeichen einer Arteriitis temporalis vorhanden.

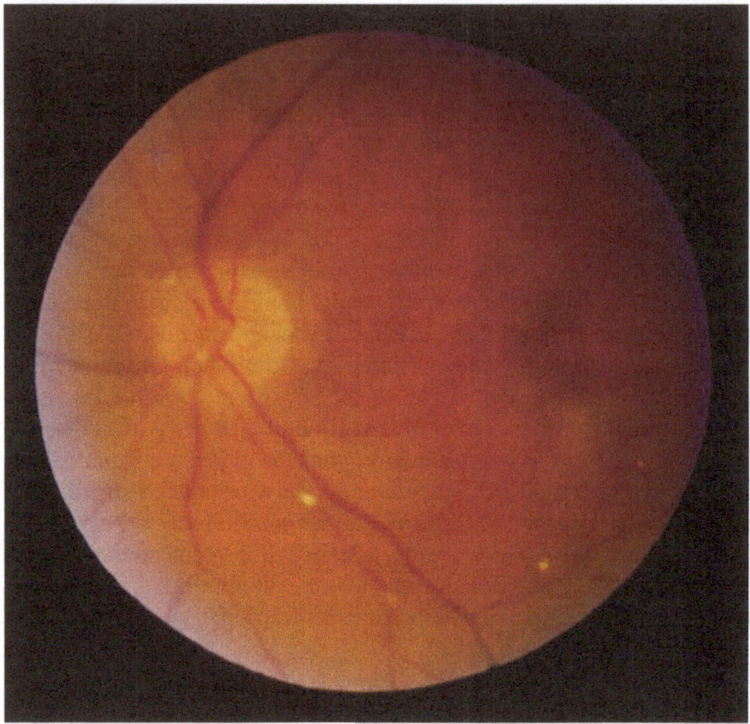

Abb. 5.2. Augenhintergrund eines Patienten mit rezidivierenden monokulären Sehstörungen wechselnder Ausprägung bei embolisierender Karotisstenose. Charakteristisch sind die goldglänzenden Cholesterinkristalle, die in mehreren Arterienästen zu beobachten sind

Bei der Spiegelung des *Augenhintergrundes* achtet man auf Zeichen diabetischer und hypertoniebedingter Gefäßveränderungen, arterielle und venöse Gefäßverschlüsse, Embolien (z.B. Cholesterin, Plättchenaggregate, kalzifiziertes Material), Blutungen, Mikroaneurysmen, Zeichen einer ischämischen Optikopathie sowie einer intrakraniellen Drucksteigerung (Papillenprominenz) (Abb. 5.2). Selbst bei rezidivierenden Attacken einer typischen Amaurosis fugax ist aber Emboliematerial in den Arterien nur selten direkt nachweisbar, da es rasch lysiert wird.
Verschiedene *apparative indirekte Verfahren* zum Nachweis hochgradiger Strömungsbehinderungen der A. carotis interna im Halsbereich sind zugunsten der Ultraschallverfahren in den letzten Jahren verlassen worden: hierzu zählen auch die Ophthalmodynamometrie und die Thermographie. Vornehmlich in den angelsächsischen Ländern ist die *Okuloplethysmographie* noch im Gebrauch, u.a. wegen der gegenüber der periorbitalen Dopplersonographie besser objektivierbaren Dokumentation der Untersuchungsbefunde: Durch ein auf die Kornea aufgebrachtes Federdruck-Meßinstrument wird der Bulbusinnendruck nach Anlage eines Vakuums verändert – liegt der intraokuläre Druck oberhalb des systolischen Blutdruckwertes, kann kein Plus der A. ophthalmica registriert werden, bei Unterschreiten des systolischen Druckes erscheinen die Pulsationen wieder. Die Methode nach Gee bestimmt den systolischen

Druck in der A. ophthalmica, die nach Kartchner und McGray bewertet die relative Ankunftszeit der okulären Pulswelle.

5.1.5 Kardiologische Diagnostik

Während beim *akuten* Insult die kardiologische Diagnostik sich meist auf EKG und Röntgenaufnahme des Thorax beschränkt, ist im Intervall bei der Suche nach einer *kardialen Emboliequelle* eine weiterführende elektrokardiographische Diagnostik (z. B. Belastungs-EKG, Langzeit-EKG) indiziert (Tabelle 5.1). Die Echokardiographie nimmt eine Zwischenstellung ein: jeder Verdacht einer kardialen Emboliequelle ergibt eine klare Indikation. Leider ist die Sensitivität dieses Verfahrens zur Objektivierung kardialer Emboliequellen bislang nicht befriedigend, so daß sie viel seltener diagnostiziert werden, als nach pathologisch-anatomischen Studien zu erwarten war (Blackwood et al. 1969). Am häufigsten werden Thromben übersehen – erst ab einer Größe von 1 cm sind die echokardiographisch einigermaßen zuverlässig nachweisbar.

Ihnen kommt aber bei rückläufiger Prävalenz von Herzklappenfehlern als Folge entzündlicher Erkrankungen durch die moderne Antibiotikatherapie eine wachsende Bedeutung zu. So können intraatriale und seltener intraventrikuläre Thromben bei Aneurysmen nach Herzinfarkt im Rahmen einer Kardiomyopathie (bis zu 50%) mit und ohne Herzrhythmusstörungen auftreten und sogar im Durchmesser mehrere Zentimeter groß werden. Es ist zu vermuten, daß die Bedeutung kardialer Embolien bei der zerebralen Ischämie durch diese diagnostischen Schwierigkeiten gegenüber den stenosierenden Gefäßprozessen der extrakraniellen Hirnarterien bislang weit unterschätzt wird. Inwieweit eine verbesserte Aussage durch Anwendung von Kontrastmitteln in der Echokardiographie oder durch neue Techniken wie die dynamische Computertomographie bzw. Kernspintomographie erreicht werden kann, bleibt abzuwarten. Ermutigend sind neue Untersuchungsbefunde, wonach ein offenes

Tabelle 5.1 Diagnostische Kriterien einer kardialen Hirnembolie

---

Wahrscheinliche kardiale Kriterien
   Vorhofflimmern und -flattern (paroxysmal oder permanent)
   Mitralklappenfehler (mit oder ohne Vorhofflimmern)
   Andere Herzklappenveränderungen (einschließlich postoperativer Zustände)
   Endomyokarditis
   Sick-Sinus-Syndrom
   Abgelaufener Myokardinfarkt (vor 3–6 Monaten)
   Herzwandaneurysma
   Kardiomyopathie (mit oder ohne Nachweis eines Thrombus)
   Mitralklappenprolaps
   Vorhofmyxom

Richtungsweisende neurologische Kriterien
   Nachweis verschiedener betroffener Gefäßterritorien
   Epileptische Anfälle zu Beginn der Hirnischämie
   Astverschlüsse intrakranieller Hirnarterien im Angiogramm
   Multiple Infarkte oder hämorrhagische Infarkte im CT
   Gleichzeitige periphere Embolien

Foramen ovale als Ursache von zerebralen Ischämien nach Ausschluß anderer möglicher Ursachen bei jüngeren Patienten (< 45 Jahre) häufiger als bislang angenommen und mit der Kontrastechokardiographie nachgewiesen werden kann (Lechat et al. 1988).

Besonders problematisch ist im Einzelfall die Beurteilung der pathogenetischen Relevanz abnormer echokardiographischer Untersuchungsbefunde, z. B. ein *Mitralklappenprolaps* (MVP) (Barnett et al. 1980). Dieses Phänomen ist auch bei Gesunden ohne vermehrte Embolierate bei Verlaufsbeobachtungen anzutreffen (bis 18%). Mögliche pathogenetisch komplementär wirksame Mechanismen wurden bislang nicht identifiziert: zwar zeigten Patienten mit MVP Störungen der Thrombozytenfunktion (Scharff et al. 1982), die als Mediatoren thromboembolischeer Veränderungen an den Herzklappen fungieren könnten, doch fand sich keine signifikante Häufung gegenüber asymptomatischen Trägern eines MVP.

Kardiale Hirnembolien haben in einem hohen Prozentsatz (bis zu 40%) die Tendenz, sekundär hämorrhagisch zu werden, möglicherweise als Folge einer stärkeren und rascheren Autolyse. Diese von pathologisch-anatomischen Untersuchungen bei tödlichen Verläufen bekannte Situation ist auch durch computertomographische Befunde bei günstigem klinischen Ausgang verifiziert worden (Hornig et al. 1986). Inwieweit sich therapeutische Konsequenzen aus diesen Beobachtungen ableiten lassen (z. B. bezüglich einer frühzeitigen Antikoagulationsbehandlung), ist ohne eine prospektive Untersuchung nicht zu entscheiden.

Auch die Behandlung von *Herzrhythmusstörungen,* insbesondere des Vorhofflimmerns bzw. AV-Block III. Grades, ist heute noch strittig und Gegenstand zweier großer prospektiver, randomisierter Studien. Wie bei Patienten mit Aortenvitien oder nach Implantation künstlicher Herzklappen scheint das Ischämierisiko deutlich erhöht zu sein.

5.1.6 Labordiagnostik

Die klinische Labordiagnostik ist zum einen wichtig für die Therapieauswahl und -überwachung bei zerebralen Ischämien bekannter Ätiologie, sie dient aber auch zur Diagnosefindung unklarer oder seltener Ursachen. Man unterscheidet daher zweckmäßigerweise zwischen einer Reihe von *Laborparametern,*
– die in der Frühphase einer zerebralen Ischämie unerläßlich sind,
– die routinemäßig bei der stationären Aufnahme in die meisten Krankenhäuser mit nur geringen Abweichungen erfaßt werden und solchen,
– die im weiteren Verlauf der diagnostischen Überlegungen selektiv hinzugezogen werden können (Tabelle 5.2).

Bei der außerordentlich großen Zahl von Schlaganfällen ungeklärter Ätiologie selbst nach ausführlichster Ausnutzung moderner apparativer Diagnostik (etwa ⅓ nach Ergebnissen der NINCDS Stroke Data Bank, Mohr 1986) kommt letzgenannten eine besondere Bedeutung zu. Diese Spezialuntersuchungen sind ggfs. nach Abschluß der bildgebenden Untersuchungsverfahren einzusetzen, wenn die Ätiologie der Erkrankung noch offen ist. Insbesondere bei jüngeren Patienten (unter 45 Jahren) muß an die Möglichkeit einer nichtarteriosklerotischen Gefäßerkrankung gedacht und eine

Tabelle 5.2 Klinische Laboruntersuchungen bei Patienten mit zerebralen Ischämien

I	II	III
Unbedingt notwendige Basis-information (Praxis, Notambulanz)	Klinische Aufnahmeroutine*	Laboruntersuchung bei speziellen Fragestellungen
Blutsenkungsgeschwindigkeit (BSG) rotes Blutbild (Hb, Erythro-zytenzahl, Hämatokrit) Leukozyten Kreatinin Glukose wünschenswert ferner Na$^+$, K$^+$, Quick, PTT	Diff.-Blutbild Thrombozyten Blutsenkungsgeschwindigkeit Harnstoff, Kreatinin Natrium, Kalium SGOT, SGPT, AP, GLDH, γ-GT, CK Glukose T3, T4 Quick, PTT Gesamteiweiß, Elektrophorese Cholesterin, Triglyzeride Harnsäure	– Zusätzliche Gerinnungsunter-suchungen wie Fibrinogen, Protein C, Protein S, AT III, Fibrinogen-Spalt-produkte, Thrombozytenfunktionstest – Lupusantikoagulans, Anticardiolipin-AK – Zur Vaskulitis-Diagnostik vgl. Tabelle 4.5, hierbei auch Immunelektrophorese, Komplementstudien, Liquorimmunologie, Rheumastatus – Blutkulturen, spezifische Entzündungsparameter wie Lues-HIV-Serologie – Lipidelektrophorese, HDL, LDL, VLDL, Apolipoproteine

* Die klinische Aufnahmeroutine ist von Klinik zu Klinik unterschiedlich; hier ist eine Laborroutine für Patienten auf Normalstationen dargestellt. Eine Reihe der Untersuchungen (Harnstoff, Kreatinin, T3, T4) dient auch der Patientensicherheit für den Fall geplanter Kontrastmitteluntersuchungen

umfangreiche Zusatzdiagnostik durchgeführt werden. Im Rahmen der Arteriosklerose andererseits sind Faktoren besonders zu analysieren, die einer therapeutischen Beeinflussung zugänglich sind: es genügt also nicht mehr nur Triglyzeride und Gesamtcholesterin zu bestimmen, die Subfraktionen der Serumlipide sollten ebenfalls analysiert werden. *Liquoruntersuchungen* sind nur selten diagnostisch richtungsweisend, so daß in der Regel bei zerebralen Ischämien auf eine Lumbalpunktion verzichtet werden kann. Allerdings ist es wichtig zu wissen, daß insbesondere bei kortikal gelegenen Infarkten Pleozytose und Eiweißvermehrung, einschließlich des positiven Nachweises einer zerebralen Immunglobulinproduktion, vorkommen können und nicht gegenüber einer Herdenzephalitis differentialdiagnostisch aussagekräftig sind.

5.2 Ultraschalldiagnostik

Zahlreiche Ultraschallverfahren wurden zum Nachweis von Strömungsbehinderungen der Halsarterien und der intrakraniellen Arterien an der Schädelbasis entwickelt. Mit einigen können die *hämodynamischen Verhältnisse* in den Karotiden und Vertebralarterien analysiert werden (kontinuierliche und gepulste Dopplersonographie, verschiedene Spektrumanalyseverfahren der Doppler- und Auskultationssignale).

Andere Methoden bilden die *Morphologie* der Halsarterien im Ultraschall-B-Bild ab, und wieder andere Verfahren kombinieren B-mode und Doppler-mode im sog. Duplexsystem. Die neueste Entwicklung stellen farbkodierte Doppler-Echotomographen dar, die simultan das Strömungsmuster in einer Arterie dem zweidimensionalen Bild überlagern.

Die transkraniellen gepulsten Dopplerverfahren wurden in den letzten Jahren eingeführt, um Strömungsverhältnisse in den hirnversorgenden Arterien an der Schädelbasis zu untersuchen (Aaslid 1986). Auch hier ist ein zweidimensionales Referenzverfahren zum Nachweis der Position des Meßvolumens in einem Koordinatensystem kürzlich eingeführt worden, um die Nachteile der zunächst handgehaltenen Methode auszugleichen. Die bei dem gepulsten Dopplerverfahren angewandten niederen Sendefrequenzen hoher Energie sind prinzipiell auch geeignet, Veränderungen an den Abgängen der hirnversorgenden Arterien aus dem Aortenbogen im intrathorakalen Bereich und submandibulär darzustellen (Rautenberg u. Hennerici 1988).

Alle vorgenannten Verfahren ergänzen sich und ermöglichen bei geeigneter Anwendung inzwischen eine treffsichere, weitgehend vollständige Analyse von Strömungsveränderungen im gesamten intrathorakalen, extrakraniellen und intrakraniellen Abschnitt der großen hirnversorgenden Arterien mit ihren wesentlichen Kollateralkreisläufen (Büdingen et al. 1982; Hennerici und Neuerburg-Heusler 1988; Widder 1985). Sie eignen sich vorzüglich für Verlaufsbeobachtungen, deren Bedeutung für die Therapie verschiedenartiger zerebrovaskulärer Erkrankungen immer größer wird: obstruierende oder dilatierende Arteriopathien, entzündliche oder degenerative Gefäßerkrankungen, transitorische oder permanente Veränderungen der Hirnzirkulation, etwa bei Gefäßspasmen, abnorme Kollateralkreisläufe, arteriovenöse Mißbildungen etc.

5.2.1 Kontinuierliche (CW)- und gepulste (PW)-Dopplerverfahren

5.2.1.1 Indirekte Methoden

Ähnlich wie Ophthalmodynamometrie, Okuloplethysmographie und Thermographie ist auch die zunächst in die Diagnostik eingeführte periorbitale Dopplersonographie ein indirektes Verfahren zum Nachweis von extrakraniellen Karotisprozessen, vornehmlich aufgrund einer veränderten Strömungsrichtung in den fronto-orbitalen Endästen der A. ophthalmica (Abb. 5.3). Mit den direktionalen Dopplergeräten ist nämlich der Nachweis einer Strömungsumkehr in den fronto-orbitalen Ästen der A. ophthalmica (Aa. supratrochlearis und supraorbitalis) möglich – wegen häufiger Schlingenbildungen an den Registrierstellen sind Kompressionsteste der die retrograde Strömung unterhaltenden Externaäste erforderlich (z. B. Aa. temporalis superficialis und facialis). Die Zuverlässigkeit der periorbitalen Dopplersonographie ist allerdings auf hämodynamisch ausgeprägte (über 80%ige) Stenosen der A. carotis interna beschränkt und erreicht auch hier nur eine Treffsicherheit von etwa 80%, da bei intakter Kollateralisation über das kontralaterale Karotissystem bzw. den Circulus arteriosus Willisi aus der vertebrobasilären Strombahn die Ophthalmikakollateralen nicht eröffnet werden. Während diese Methode daher in den letzten Jahren zugunsten der direkten Verfahren zum Nachweis von Karotisstenosen an diagnosti-

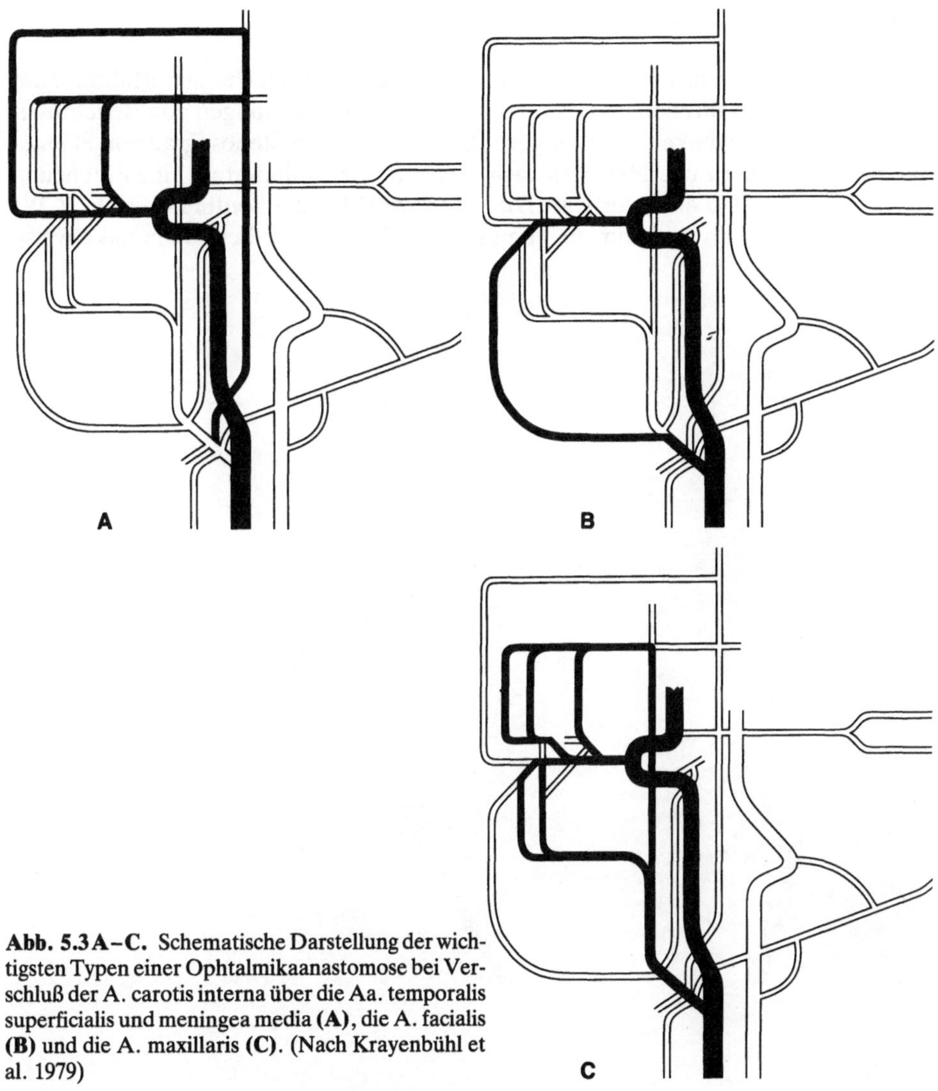

Abb. 5.3A–C. Schematische Darstellung der wichtigsten Typen einer Ophtalmikaanastomose bei Verschluß der A. carotis interna über die Aa. temporalis superficialis und meningea media (**A**), die A. facialis (**B**) und die A. maxillaris (**C**). (Nach Krayenbühl et al. 1979)

scher Bedeutung erheblich verloren hat, kommt dem Nachweis der Ophthalmikakollateralen möglicherweise eine wichtige klinische Bedeutung zu. Jüngste Untersuchungen zum Vergleich vaskulärer und metabolischer Aspekte mit der Positronen-Emissions-Tomographie haben nämlich gezeigt, daß bei Patienten mit symptomatischen ausgeprägten extrakraniellen Gefäßobstruktionen häufiger die Ophthalmikakollateralen eröffnet werden als bei Patienten mit asymptomatischen Veränderungen (Powers et al. 1987; Hennerici et al. 1988): Eine retrograde Perfusion der A. ophthalmica wird daher als Zeichen der Insuffizienz der weit bedeutsameren Kollateralzirkulation über den Circulus arteriosus Willisi angesehen und scheint einen negativen prognostischen Wert im Sinne einer Erschöpfung der intrakraniellen Kollateralkapazität zu besitzen.

5.2.1.2 Direkte Methoden

Für das Karotissystem im Halsbereich sind direkte Untersuchungsverfahren zum Nachweis von strukturellen und hämodynamischen Veränderungen von Bedeutung. Mit den Dopplertechniken ist es möglich, Lokalisation und Stenosegrad von Plaquebildungen mit hoher Zuverlässigkeit nachzuweisen, wenn mindestens eine Einengung des Gefäßlumens um 40% vorliegt. Dies gilt sowohl für die kontinuierlichen (CW) Dopplerverfahren als auch für die gepulsten (PW) Systeme, bei denen paketweise

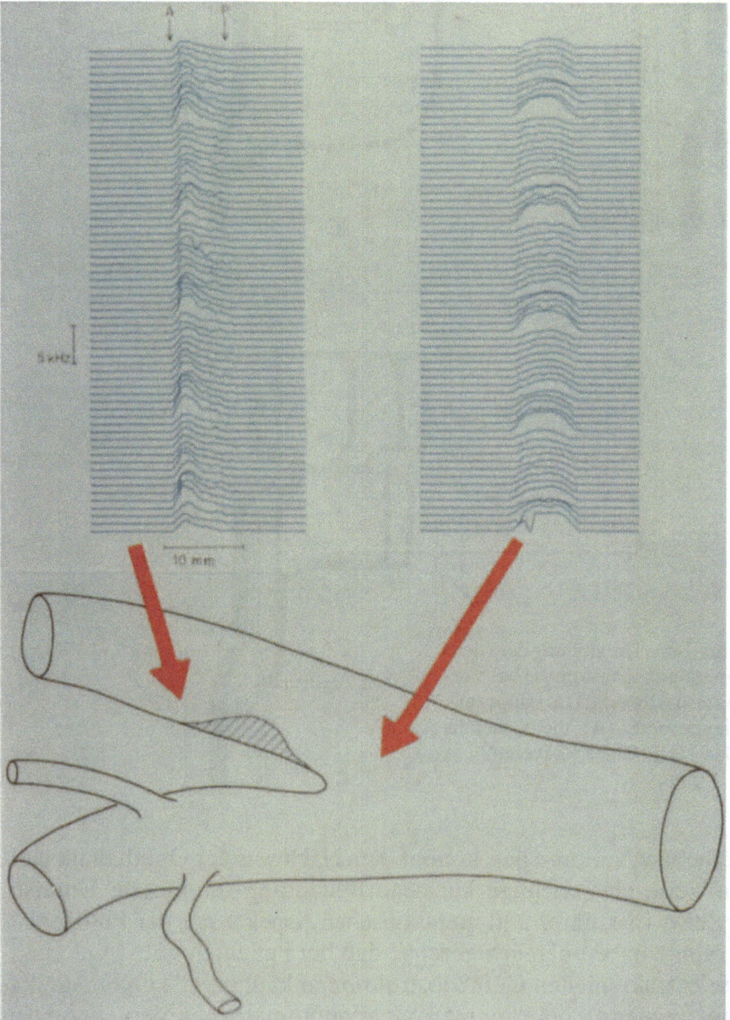

Abb. 5.4. Dopplersonographische Registrierung einer geringen Plaquebildung (< 40%) in der A. carotis interna mit einem mehrkanaligen gepulsten Doppler. Die über mehrere Herzzyklen dokumentierten Strömungsprofile zeigen vor der Plaquebildung ein normales, laminäres Verteilungsmuster der Geschwindigkeiten, unmittelbar distal der Plaquebildung zeigt sich eine Asymmetrie mit Strömungsbeschleunigung gegenüber der Wandveränderung (A: Vorderwand, P: Hinterwand des Gefäßes)

Ultraschallwellen emittiert und nach einem variabel definierten Intervall wieder empfangen werden, so daß eine Lokalisation der echoreflektierenden Strukturen im Gewebe möglich ist. In Nordamerika sind in Duplexsysteme integrierte gepulste Dopplerverfahren verbreitet, während in Europa die kontinuierliche Dopplersonographie mit der handgehaltenen Sonde bevorzugt wird. Durch sequentielle Ausrichtung mehrerer gepulster Dopplersysteme (Reneman et al. 1986) können die intraarteriellen Strömungsprofile simultan analysiert werden, was mit den kontinuierlichen Verfahren nicht möglich ist – Asymmetrien helfen, bereits geringgradige Wandveränderungen, die sonst nur einem abbildenden B-mode-Verfahren zugänglich sind, zu erkennen (Abb. 5.4). Außerdem können Berechnungen zur Flußvolumenbestimmung angeschlossen werden.

Bei der direkten Methode werden alle extrakraniellen hirnversorgenden Gefäße am Hals untersucht: die A. carotis communis, die Bifurkation, die A. carotis interna bis nach submandibulär und einzelne Äste der A. carotis externa (z. B. Aa. temporalis superficialis, facialis, occipitalis, thyreoidea superior).
Anhand des charakteristischen Audiosignals, der Form der registrierten Pulskurven und der topographischen Beziehung der verschiedenen Arterien zueinander sowie eventuell ergänzt durch geeignete Kompressionsteste von Externa-Ästen können im Normalfall und unter pathologischen Bedingungen die großen Halsarterien differenziert und pathologische Prozesse nachgewiesen werden. Die wichtigsten diagnostischen Kriterien sind in Tabelle 5.3 zusammengefaßt. Für die Interpretation der Untersuchungsbefunde sind neben dem Audiosignal die dokumentierten Veränderungen des Dopplersignals von Bedeutung. Dabei sind zwei Methoden gebräuchlich:
a) die Registrierung gemittelter Strömungsgeschwindigkeiten nach dem Prinzip des *„Null-Durchgangszählers"*, einem technisch einfachen, kostengünstigen Verfahren, das aber nicht annähernd detailliert das Dopplerspektrum repräsentiert,
b) das Prinzip der *Spektrumanalyse* (z. B. sequentielle Filteranalyse oder Fourier-Transformation), wobei ohne topographische Zuordnung sämtliche im Meßvolumen enthaltenen Strömungsgeschwindigkeiten durch korrespondierende Dopplerfrequenzen mit ihrer Amplitude differenziert abgebildet werden (Abb. 5.5 und 5.6).

Bereits mit dem einfachen Verfahren eines „Null-Durchgangszählers" gelingt eine grobe Klassifizierung der Stenosegrade in 6 Gruppen:
1. Normalbefund oder nichtstenosierende Plaquebildung (weniger als 40% Stenose),
2. geringgradige Stenosen (40- bis 60%ige Stenose),

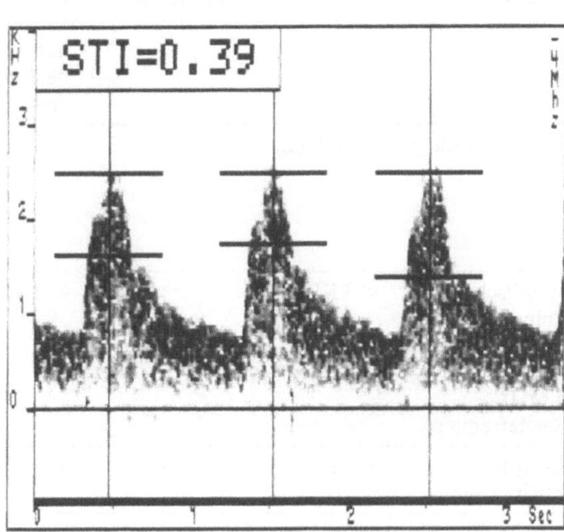

Abb. 5.5. FFT-Spektrum der A. carotis interna nach dem Prinzip von Arbeille et al. (1985). Als horizontale Markierungen abgebildet: Maximalfrequenz FM (= 2520 Hz) (obere Linie), FO (= 1400 Hz) (untere Linie), STI = Stenoseindex

3. mittelgradige Stenosen (60- bis 80%ige Stenose),
4. hochgradige Stenosen (über 80%ige Stenose),
5. subtotale Stenosen (mehr als 95%ige Stenose),
6. kompletter Verschluß.

Diese hämodynamische Klassifizierung korreliert gut mit der angiographischen Einschätzung von Stenosegraden, was durch zahlreiche Untersuchungen in den vergangenen Jahren belegt werden konnte. Die Interpretation angiographischer Bilder

Tabelle 5.3 Ultraschalldiagnostik zur Differenzierung von Stenosen im Karotisstromgebiet. (Nach Hennerici u. Neuerburg-Heusler 1988)

	I. nichtstenosierende Plaques	II. geringgradige Stenose	III. mittelgradige Stenose	IV. hochgradige Stenose	V. subtotale Stenose
lokaler Stenosierungsgrad	< 40%	40–60%	60–70%	um 80%	> 90%
Stenosierungsgrad relativ zum distalen Lumen	0	< 30%	≈ 50%	≈ 70%	> 90%
Indirekte Kriterien	kein Hinweis auf Strömungsbehinderung			*A. ophthalmica:* Nullströmung oder retrograd *A. carotis communis:* Strömung vermindert	
Direkte Kriterien *Analogkurve*	unauffällig	Veränderung im Audiosignal, lokale Strömungszunahme	deutliche Strömungszunahme, Verlust der Pulsatilität und systolische Dezeleration.	starke lokale Strömungszunahme mit systolischer Dezeleration.	variables Stenosesignal mit Intensitätsminderung.
Spektrumanalyse		Spektrumverbreiterung	Spektrumverbreiterung bei Intensitätszunahme des niederfrequenten Anteils	Inverse Frequenzanteile bei reduziertem Frequenzspektrum	
poststenotisch	unauffällig			verminderte systolische Strömungsgeschwindigkeit	schwer auffindbares, stark reduziertes Signal
systolische Spitzenfrequenz im Stenosebereich bezogen auf 4 MHz Sendefrequenz	< 3 KHz		4–8 KHz	> 8 KHz	variabel
B-Bild-Nachweisgüte	+++	+++	++	+	+

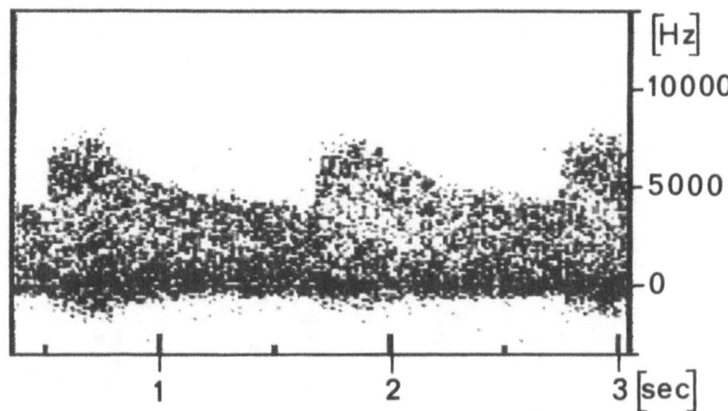

Abb. 5.6. FFT-Spektrum einer ca. 70%igen ACI-Stenose nach der Diskriminanzanalyse. *(1)* Maximalfrequenz 7420 Hz, *(2)* mittlere Frequenz 2240 Hz, Scheitelfrequenz 840 Hz, *(3)* Fensterbreite 16%. Die Funktion (1) trägt 94,9%, die Funktion (2) 4,9% und die Funktion (3) lediglich 0,2% zur Beurteilung des Stenosegrades bei (Nach Daffertshofer 1988)

hängt wesentlich von der Qualität der abbildenden Verfahren (z. B. intravenöse oder intraarterielle digitale Subtraktionsangiographie, konventionelle Angiographie) und der Definition der Stenosebestimmung (Messung des lokalen oder relativen Stenosegrads) ab. Schwierigkeiten ergeben sich in der Zuordnung einzelner hämodynamischer Untersuchungsbefunde zwischen diesen Klassen.

Während für die Akutdiagnostik diese einfache Methode ausreichend ist und sich vielfältig bewährt hat, treten für *Verlaufsuntersuchungen* eine Reihe von Problemen auf. Komplexe Veränderungen der Hämodynamik sind nämlich durch die gemittelte Strömungsgeschwindigkeit allein nicht ausreichend repräsentiert, außerdem ist ein adäquater Vergleich eines Vorbefundes mit dem aktuellen Befund nach einem Beobachtungsintervall nicht möglich. Auch ist die Einteilung der Stenoseklassen zu grob, um im Einzelfall über Progredienz, Konstanz oder gar Regredienz des Gefäßprozesses sicher zu entscheiden. Dies gelingt leichter, wenn mehrere Parameter des Dopplerspektrums dokumentiert und analysiert werden (Tabelle 5.4). Während lange Zeit Unklarheit darüber herrschte, welche dieser Parameter bei einer semiquantitativen Analyse brauchbar sind und zu welchen Zeiten innerhalb eines Herzzyklus ihre Dokumentation sinnvoll erscheint, zeigen neueste statistisch-analytische Untersuchungen, daß die einzelnen Parameter in unterschiedlicher Weise zur numerischen Bestimmung des Stenosegrades beitragen (Abb. 5.6). Daffertshofer (1988) hat aufgrund einer Multivarianzanalyse gezeigt, daß in absteigender Reihenfolge die systolische Spitzenfrequenz, die mittlere Frequenz und die systolische Spektrumbreite eine optimale Parameterkombination zur Stenosegraddiskrimination ergeben, deren Zuverlässigkeit individuell bestimmbar ist. Arbeille et al. (1985) haben zur Erkennung des Stenosegrads einen Index (STI) aus der maximalen Strömungsgeschwindigkeit (FM) und der mittleren Verbreiterung des Spektrums (FO) vorgeschlagen (Abb. 5.5):

$$STI = 0,9 \, (1 - FO/FM)$$

Tabelle 5.4 Kriterien zur Spektrumanalyse der Dopplersignale

- Systolische und diastolische Spitzenfrequenz (peak-frequency)
- Mittlere Frequenz (mean-frequency)
- Frequenzband mit höchster Signalamplitude (mode-frequency)
- Systolisches Frequenzfenster bzw. Frequenzbreite (window, spectral broadening)
- Negative Rückflußanteile

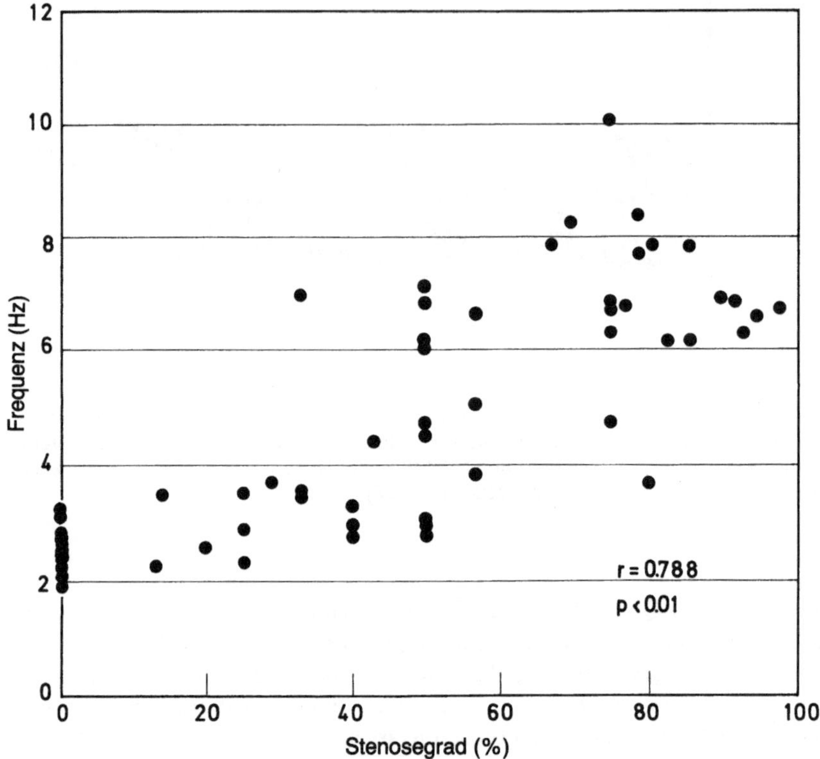

Abb. 5.7. Korrelation von Stenosegradbeurteilung nach dem Angiogramm (in seitlicher Projektion) und der Maximalfrequenz des FFT-Spektrums im Dopplersonogramm (Nach Daffertshofer 1988)

Ein Datenvergleich der statistischen Dopplersignalanalyse mit den angiographisch ermittelten korrespondierenden Stenosegraden ergibt eine ebensogute Korrelation (Abb. 5.7), wie sie für den STI-Wert mit postoperativ ausgemessenen Karotisdesobliterationspräparaten berichtet ist, ohne daß allerdings bislang völlig klar ist, welche unteren Auflösungsgrenzen für beide Verfahren erreicht werden können. Mit der Diskriminanzanalyse sind aber Änderungen um 10% sicher zu differenzieren, d. h. eine Progredienz von 70 nach 80% bzw. Regredienz von 70 nach 60% kann diagnostiziert werden. Da bereits unter physiologischen Bedingungen Veränderungen des Strömungsprofils auftreten (wandnahe Rückflußphänomene bzw. Vortexbildung), die nicht gegenüber ähnlichen Phänomenen einer initialen Arteriosklerose zu differenzieren sind, können solche frühen strukturellen Wandveränderungen durch hämodynamische Verfahren häufig schlecht diagnostiziert werden. Ihre Analyse ist die Domäne der Echotomographie, die in ihrer Sensitivität auch selektiven angiographischen Abbildungen überlegen ist. Darüber hinaus bietet sie die Möglichkeit einer mit gewissen Einschränkungen differenzierten Analyse der Wandstruktur und insbesondere der Oberflächeneigenschaften einiger Plaquebildungen, was möglicherweise eine prognostische Einschätzung für das damit verbundene Embolierisiko zuläßt.

5.2.2 Echotomographie, Duplex-System-Analyse und farbkodierte Doppler-Echotomographie

Die hochauflösenden zweidimensionalen Ultraschallverfahren erlauben eine Abbildung und Differenzierung von Frühformen arteriosklerotischer Wandveränderungen im direkt beschallbaren Bereich der Karotiden am Hals. Im Falle einer *normalen Gefäßwand* imponiert eine echoarme, von zwei hellen Reflexionen begrenzte Region – der dem Gefäßlumen zugewandten Echolinie (Intima-Media-Reflexion) schließt sich nach außen eine weitere Grenzflächenreflexion an, die der Adventitia entsprechen dürfte (Abb. 5.8 C). Nach einfachen Kriterien (Tabelle 5.5) können verschiedene Typen von Plaquebildungen in Übereinstimmung mit pathologisch-anatomischen Untersuchungsbefunden differenziert werden:

a) *Flache Plaquebildungen* stellen die früheste, im B-Bild erfaßbare Form einer arteriosklerotischen Veränderung dar und sind charakterisiert durch eine zunehmende Verbreiterung und Umstrukturierung der normalerweise echoarmen Zwischenschicht bzw. eine Verdickung der inneren Reflexionslinie, deren morphologisches Substrat meist eine Zusammenlagerung von subintimalen Fasern, Intimaverdickungen bzw. proliferierter glatter Muskelzellen ist (Abb. 5.8 D).

b) Mit zunehmender Größe dehnt sich die sog. *weiche Plaquebildung* in das Gefäßlumen aus. Ihre initial meist homogene Echostruktur wird heterogen, wobei

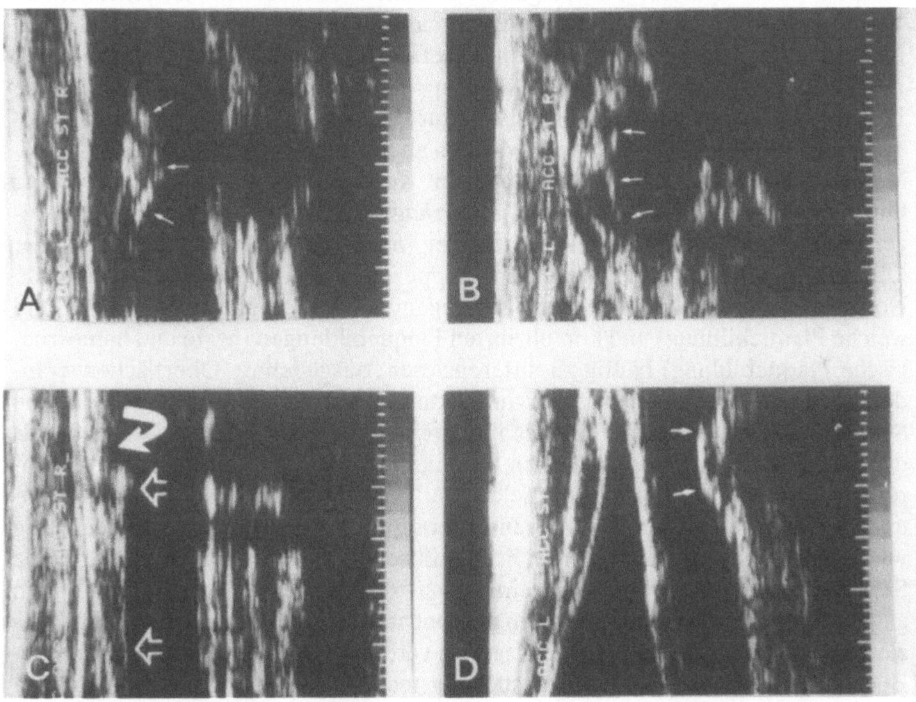

Abb. 5.8 A–D. Echoimpuls-Tomogramme (B-mode) einer partiell kalzifizierten, heterogenen Plaquebildung mit Schallschatten im Längs- **(A)** und Querschnitt **(B)** der A. carotis communis. In **C** ist an der Vorderwand der A. carotis communis eine ausgedehnte, flache, weiche Plaquebildung dargestellt, die zum Teil exulzeriert ist *(runder Pfeil),* in **D** eine flache Plaquebildung mit glatter Oberfläche

Tabelle 5.5 Sonographische Befundparameter zur Beurteilung der normalen Verhältnisse und pathologischen Veränderungen im extrakraniellen Karotissystem

Gefäßgröße
Länge–Durchmesser

Gefäßbewegung
transversal–axial
systolisch–diastolisch

Verlauf
Lagebeziehung der Aa. carotis externa und interna
hohe Bifurkation – tiefe Bifurkation
Ausdehnung und Anlage des Bulbus caroticus
Schlingen- und Schleifenbildung

Pathologische Veränderungen
Plaquelokalisation und -größe
Plaqueoberfläche (regelmäßig, unregelmäßig, ulzeriert, kavernös)
Echogenität (homogen, heterogen, mit und ohne Schallschatten)
Plaqueform (exzentrisch, konzentrisch, irregulär)

echoarme und echoreiche Abschnitte abwechseln und die Beurteilung erschweren können (Abb. 5.8 B). Pathologisch-anatomisch sind solche fortschreitenden Wandveränderungen durch einen atheromatösen Kern gekennzeichnet, der mit einem Gemisch von Cholesterin, Cholesterinester, Neutralfetten und Proteinen gefüllt ist und meist von einer fibrösen Kappe lumenwärts abgedeckt wird. Diese besteht aus überwiegend glatter Muskulatur, Kollagen, Elastin und Proteoglykanen und enthält meist betächtliche Mengen an intra- und extrazellulären Lipiden.

c) Mit fortschreitender Entwicklung treten *Komplikationen der Plaquebildung* hinzu: neben akuten Einblutungen *(hämorrhagische Plaques)* kann ein schichtartiger Umbau mit Kalkablagerungen auftreten *(harte Plaques)* (Abb. 5.8 A), an der Oberfläche sind Rupturen der Plaquekappe und damit Ulzerationen möglich. Normale Gefäßwandverhältnisse sind gegenüber unkomplizierten (flache und weiche Plaquebildung) und komplizierten Plaquebildungen (harte und hämorrhagische Plaquebildung) häufig zu differenzieren: ausgedehnte Oberflächenveränderungen können im allgemeinen von glatten Konturen abgegrenzt werden. Die Sensitivität des Ulkusnachweises ist aber mit dem B-Bild schlechter (40–70%) als die Spezifität (um 90%); es können also häufig Ulzera übersehen werden, während falsch-positive Befunde eher selten sind. Nach bislang vorliegenden In-vitro- und In-vivo-Untersuchungen müssen Ulzerationen mindestens eine Ausdehnung von 2–3 mm haben, um selbst bei hochauflösenden Ultraschallgeräten (10 MHz Sendefrequenz) nachweisbar zu sein. Auch ist nicht geklärt, ob Hämorrhagien gegenüber weichen Plaquebildungen mit Detritus im Kern zuverlässig zu differenzieren sind, selbst wenn durch die bis heute verbesserte Abbildungsqualität des B-Bilds und durch sorgfältige Untersuchungstechnik in Kenntnis der wichtigsten Fehlerquellen (Abb. 5.9) die Aussagekraft der Methode gestiegen ist.

Wenn ausschließlich *zweidimensionale* Untersuchungsverfahren angewandt werden, sind die quantitative Einschätzung der Lumeneinengung und die Beurteilung von

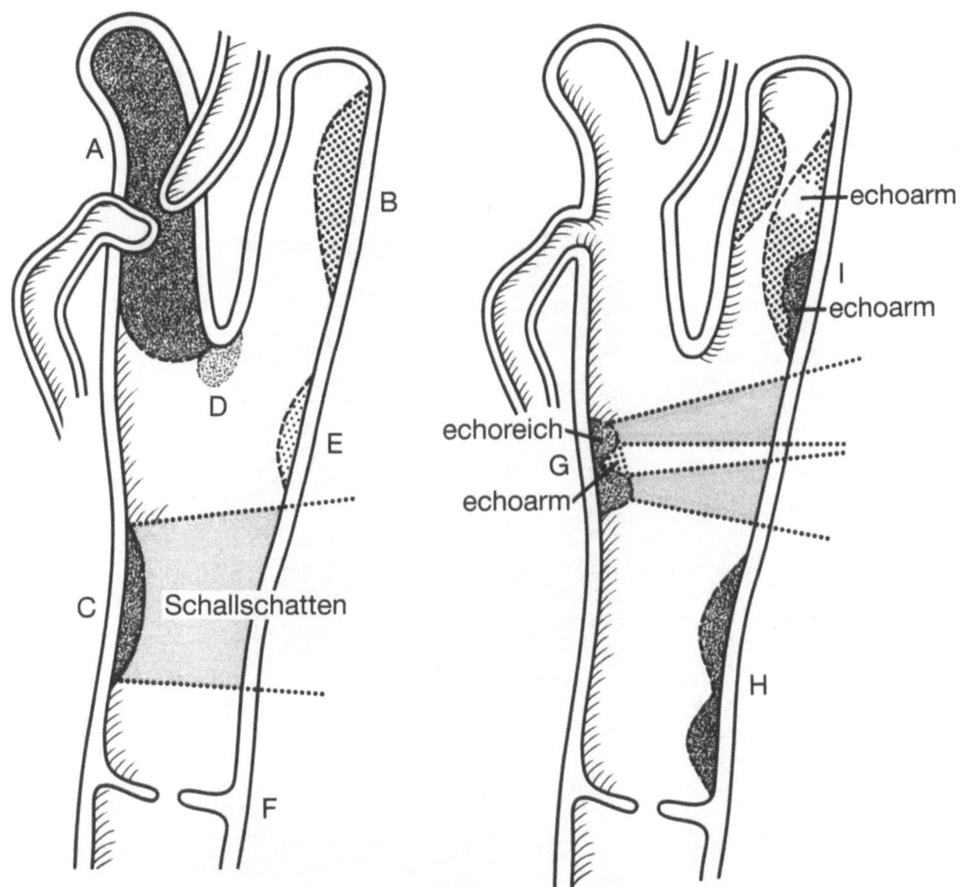

Abb. 5.9. Schematische Skizze von Problemsituationen für die B-Bilduntersuchung. *A* Verschluß der A. carotis externa , *B* hochsitzende Stenose, *C* verkalkte Plaquebildung an der Vorderwand mit ausgedehntem Schallschatten, *D* Stenose im Bifurkationsbereich am Strömungsteiler, *E* schall-lichte (nicht echogene) Plaquebildung, *F* Knopflochstenose, *G* inhomogene Kalkablagerung am proximalen und distalen Plaquerand (kein Ulkus!), *H* schräge Oberflächen an den Plaquerändern (kein Ulkus!), *I* Hämorrhagie vs. zentrale Plaquenekrose

Änderungen während Verlaufsbeobachtungen problematisch: dies gilt auch für den Vergleich mit angiographischen Verfahren, wo Überlagerungseffekte berücksichtigt werden müssen, für die Interpretation von Operations- und schließlich auch von pathologisch-anatomischen Präparaten. Eine *dreidimensionale* Rekonstruktion ist für diesen Zweck unverzichtbar und mit relativ einfachen computerunterstützten graphischen Verfahren möglich. Durch zusätzliche Analyse der Gefäßwandpulsation und des Strömungsprofils am Ort der Plaquebildung gelingt es, die Interaktion von hämodynamischen und morphologischen Parametern näher zu beschreiben (Abb. 5.10). Daraus könnten sich wichtige prognostische Parameter, z.B. für die Einschätzung des Embolierisikos eines Gefäßprozesses, ableiten. Bislang sind uns noch keine Prädiktoren für diese häufigen Ursachen zerebraler Ischämien bekannt. Thromboti-

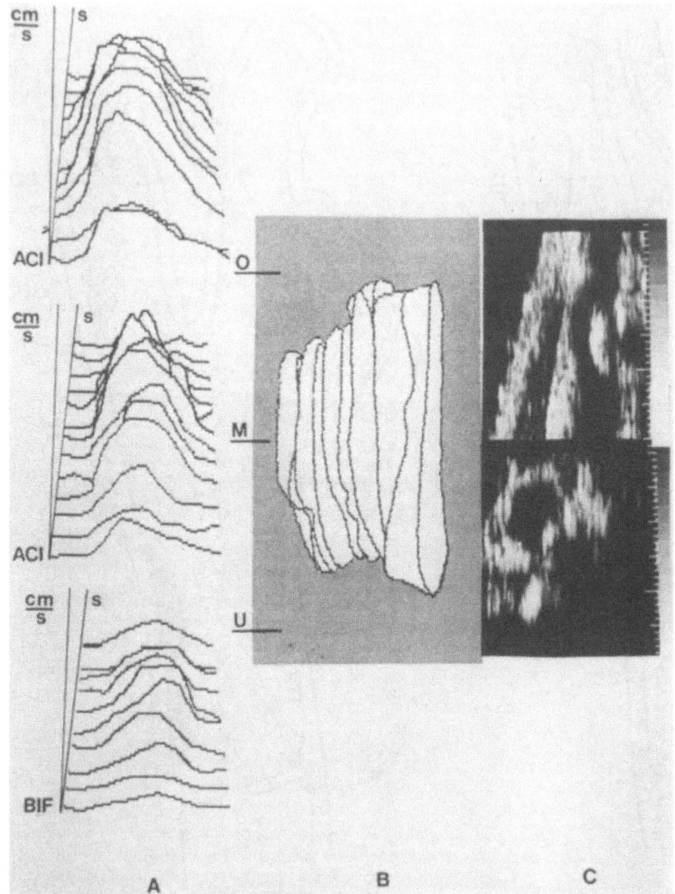

Abb. 5.10 A–C. Dreidimensionale Rekonstruktion der Kontur **(B)** und Strömungsprofile aus einem mehrkanaligen gepulsten Doppler **(A)** unterhalb *(U)*, in der Mitte *(M)* und oberhalb *(O)* einer flachen Plaquebildung, die exemplarisch in zweidimensionalen hochauflösenden Echotomogrammen **(C)** im Längsschnitt *(oben)* und Querschnitt *(unten)* dargestellt ist. Die Interaktion von Strömungssignal und Plaquemorphologie nach der dreidimensionalen Rekonstruktion kann wichtige Anhaltspunkte bei Verlaufskontrollen zur Prognose einer Plaquebildung ergeben

sche Auflagerungen auf arteriosklerotische Gefäßveränderungen dürften eine wesentliche Rolle spielen. Entsprechend ihrer morphologischen Zusammensetzung werden sie häufig spontan lysiert – eine direkte Darstellung solcher intravasalen Phänomene war bislang auch mit den abbildenden Ultraschallverfahren nicht möglich. Erst durch die gleichzeitige Analyse von B-Bild und Strömungsprofil können sie heute mit speziellen Methoden nachgewiesen werden. In dieser Hinsicht ist die unlängst in die Diagnostik eingeführte *farbkodierte Doppler-Echotomographie* (Abb. 5.11) von Bedeutung, auch wenn der derzeit notwendige apparative Aufwand noch sehr hoch ist. Sie ermöglicht eine Darstellung komplexer Wand- und Strömungsver-

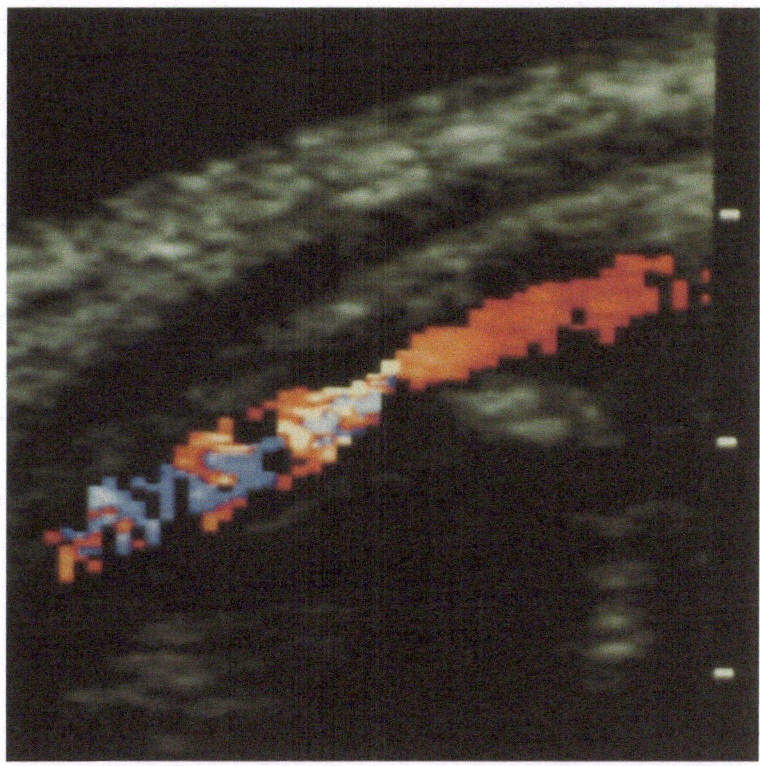

Abb. 5.11. Farbkodiertes Doppler-Echotomogramm einer Karotisstenose: Dem Echoimpulstomogramm ist farbkodiert das Strömungsbild der ACC (rechts) und ACI (links) überlagert: deutlich zeigt sich eine schwere Unregelmäßigkeit durch die proximale Internastenose mit lokal hohen Strömungsanteilen *(weiß)* und distalen Verwirbelungen (orthograde Strömung: *rot;* retrograde Strömung: *blau*). Der Amplitude des Dopplersignals entspricht die Farbsättigung

änderungen: Da simultan über den gesamten Gefäßquerschnitt die Dopplersignale beobachtet werden können, kann an Regionen mit veränderter Strömung das B-Bild optimiert und so die zugrunde liegende Wandveränderung leichter erkannt werden. Umgekehrt kann nach geringgradigen Strömungsveränderungen in der Nähe einer strukturellen Veränderung im B-Bild gesucht werden. Dies ist besonders interessant bei der Analyse von *postoperativen* Veränderungen. Bereits mit den einfachen Ultraschallverfahren werden regelmäßig geringgradige Veränderungen der Wandstruktur gefunden, die sich meist spontan zurückbilden. Unter 1720 aus der Literatur analysierten Fällen mit einer mittleren Beobachtungszeit von 2½ Jahren ergab sich eine Restenosierungsrate von 8,6% jährlich (Tabelle 5.6). Asymptomatische Restenosen sind weitaus häufiger als symptomatische.

Tabelle 5.6 Restenoseraten nach Karotisdesobliteration in nichtinvasiven Verlaufsbeobachtungen

Erstautor	Jahr	Methode	Anzahl Opera- tionen	Verlaufs- beobachtung in Monaten (mittlere Zeit)	Restenoserate in Prozent		
					sympto- matisch	asympto- matisch	gesamt
Aukland	1982	Doppler	84	1–60 (21)	10,7	6,0	16,7
Zierler	1982	Duplex	89	1–46 (16)	5,6	30,4	36,0
Norrving	1982	Doppler	64	12–156 (72)	15,0	22,5	37,5
Baker	1983	OPG/CPA/Doppler	133	1–60 (20)	1,5	12,0	13,5
Padayachee	1983	Doppler	54	bis 72 (34)	9,3	3,7	13,0
Thomas	1984	Doppler	257	1–54 (20)	1,6	4,2	5,8
O'Donnell	1985	Doppler/B-mode	276	6–180 (29)	1,4	10,9	12,3
Nicholls	1985	Duplex	145	3–48 (18)	2,8	19,3	22,1
Keagy	1985	Duplex	122	1–142 (26)	–	–	22,1
van Berge	1985	Doppler	87	(13,4)	1,1	12,6	13,7
Colgan	1985	Doppler/IV-DSA	80	(22)	1,3	12,5	13,8
Barnes	1986	Doppler	47	3–77 (32)	0	6,4	6,4
Russell	1986	Doppler/IV-DSA	60	3	–	1,6	1,6
Zbornikova	1986	Duplex/IV-DSA	113	1–112 (62)	6,2	17,7	23,8
Sanders	1987	Duplex/IV-DSA	109	12			7,3
			1720		8,6% ± 5,9%/Jahr		

OPG = Okuloplethysmographie
CPA = Carotis-Phonoangiographie
IV-DSA = intravenöse digitale Subtraktionsangiographie

5.2.3 Transkranielle Dopplersonographie

Niederfrequente gepulste Dopplerverfahren eignen sich sowohl für die Untersuchung der Strömungsverhältnisse an den basisnahen intrakraniellen Hirnarterien als auch für die Analyse in den für kontinuierliche Doppler- oder Duplexverfahren nicht zugänglichen Gefäßabschnitten (proximale Karotis- und Trunkusprozesse, submandibuläre Abschnitte der Karotiden, distale Vertebralisabschnitte). Dabei werden Ultraschallfrequenzen von 1,5–2 MHz bei 10- bis 20facher Ultraschallenergie gegenüber der einfachen kontinuierlichen Dopplersonographie am Hals (10–100 mW/cm^2) eingesetzt. Dies ist notwendig, um die Schallabsorption an der Schädelkalotte zu überwinden. Intrakraniell können für die *vordere Zirkulation* in der Regel die A. carotis interna im Siphonabschnitt von transorbital und die Abschnitte des Circulus arteriosus Willisi einschließlich der Aa. cerebri anterior und media von transtemporal zuverlässig nach Audiosignal, Dopplerspektrum, Strömungsrichtung und Reaktion unter Kompressionstesten der ipsi- oder kontralateralen Aa. carotis communis im Halsbereich identifiziert werden. Kriterien zum Nachweis von Stenosen und Verschlüssen sind in Analogie zu den extrakraniellen Untersuchungsbefunden erarbeitet worden (Lindegaard et al. 1986; Hennerici et al. 1987; Mattle et al. 1988). Voraussetzung ist, daß ein geeignetes „Schallfenster" an der Schädelkalotte gefunden werden kann, was gelegentlich schwierig ist. Zu beachten sind erhebliche Anlagevarianten des Circulus arteriosus *Willisi* (Abb. 5.12), so daß in jedem zweiten Fall nicht mit der üblichen lehrbuchartigen Anordnung zu rechnen ist. Voraussetzung für eine zuverlässige Diagnostik ist eine schrittweise Identifizierung der Gefäßabschnitte. Durch Dokumentation der Position des Doppler-Meßvolumens in dünnkalibrigen Gefäßab-

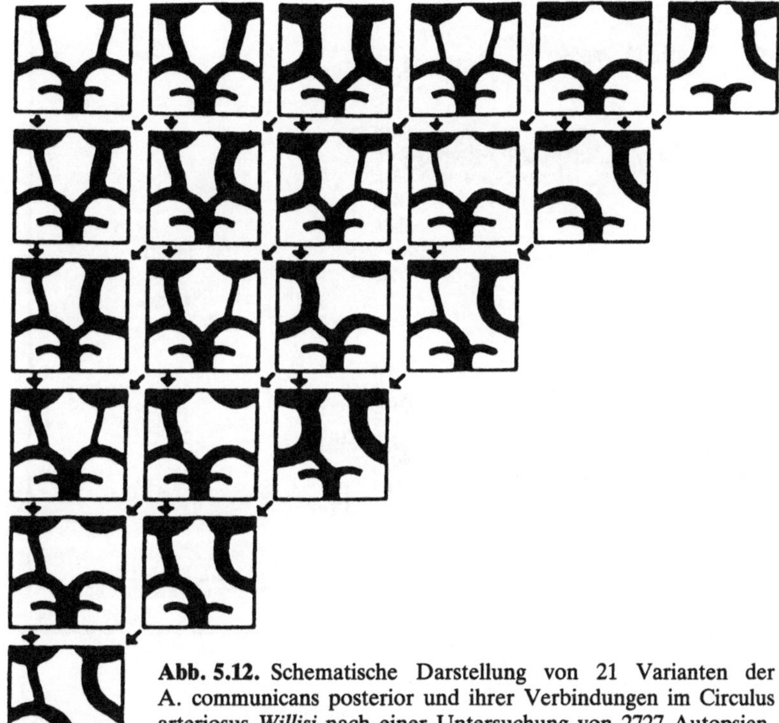

Abb. 5.12. Schematische Darstellung von 21 Varianten der A. communicans posterior und ihrer Verbindungen im Circulus arteriosus *Willisi* nach einer Untersuchung von 2727 Autopsien. (Nach Padget 1944)

schnitten gegenüber benachbarten breiteren Segmenten des Circulus arteriosus *Willisi* wird die Treffsicherheit und Identifizierung von Gefäßen aufgrund ihrer Strömungssignale weiter erhöht. Dies ist bei pathologischen Prozessen mit z. T. gravierenden Veränderungen der Hämodynamik und erschwerter räumlicher Orientierung der wesentliche Vorteil eines neuen zweidimensionalen Scansystems gegenüber der zunächst blind durchgeführten, handgehaltenen transkraniellen Untersuchungstechnik (Abb. 5.13). Dies gilt besonders für die *hintere Zirkulation* und das vertebrobasiläre System in der hinteren Schädelgrube mit ihrer weitaus variableren Anatomie, wo ohne radiotopographische Untersuchungsbefunde mit der handgehaltenen Methode Fehlinterpretationen gehäuft vorkommen. Die variable Wahl des Meßvolumens gegenüber einem zunächst standardisierten übergroßen Meßvolumen ($4 \times 10 \times 10$ mm) ist angesichts der Dimension der Aa. cerebri media und anterior ein weiterer Vorteil der neuen Systeme (Abb. 5.14): im Ml-Segment (Pars sphenoidalis) ist das Gefäßlumen der A. cerebri media 3–5 mm, der Innendurchmesser der A. cerebri anterior 1–3 mm weit (A1-Segment), wobei nach Wollschlaeger u. Wollschlaeger (1974) rechts in 8,6%, links in 4,1% und beidseits in 3,2% Hypoplasien (< 1 mm Durchmesser) vorkommen.

Die Bedeutung der transkraniellen Dopplersonographie besteht im nichtinvasiven Nachweis intrakranieller Stenosen und Verschlüsse sowie besonders in der Möglichkeit von Verlaufskontrollen bei Patienten mit bekanntem Gefäßverlauf, z. B. bei

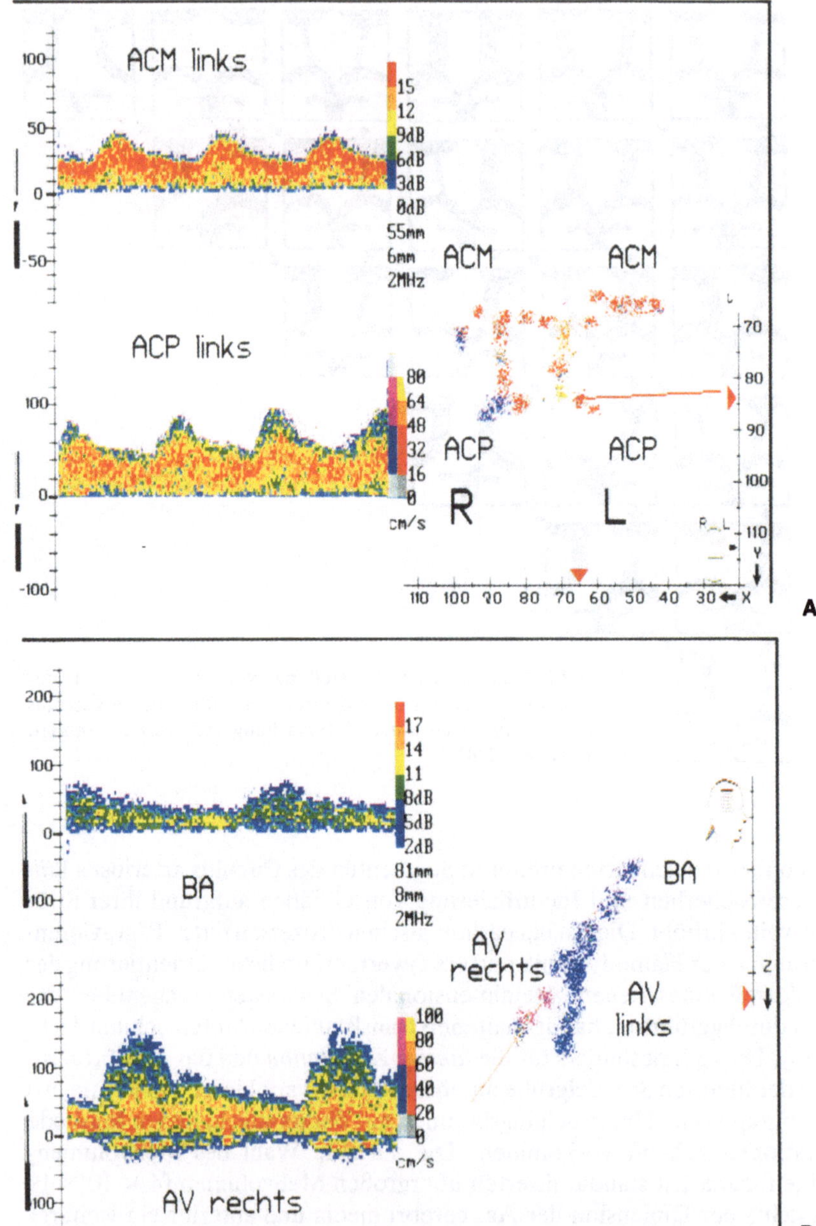

Abb. 5.13 A, B. Bildausgabe eines zweidimensionalen transkraniellen Scansystems mit Darstellung des Circulus arteriosus *Willisi* von einem transtemporalen (**A**) und einem transnuchalen Zugang (**B**). Im jeweils rechten Abbildungsteil sind an einem Kopfmodell die Position der Dopplersonde zum Koordinatensystem der Meßpunkte des Informationsvolumens angegeben. Die Strömungsrichtung ist farbkodiert (rot und gelb = auf die Sonde zu, blau und grün = von der Sonde weg). **A** Im linken Abbildungsteil sind die FFT-Spektren der A. cerebri media (M1-Segment) (oberer Abbildungsteil) und der A. cerebri posterior (P1-Segment) (unterer Abbildungsteil) bei einer Kontrollperson dargestellt. **B** Im linken Abbildungsteil sind die FFT-Spektren der A. basilaris (oben) und von einer Stenose der A. vertebralis (unterer Abbildungsteil) dargestellt

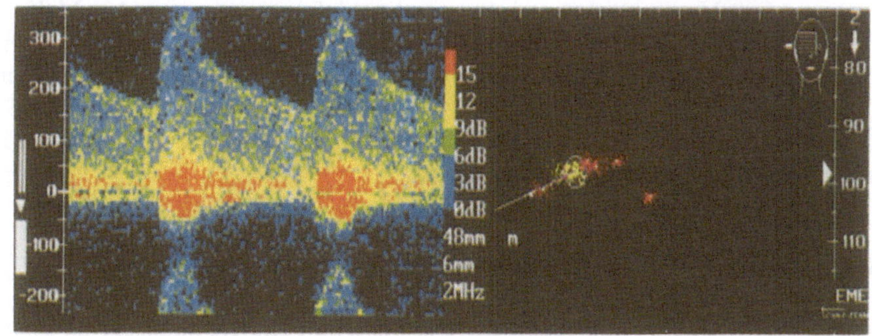

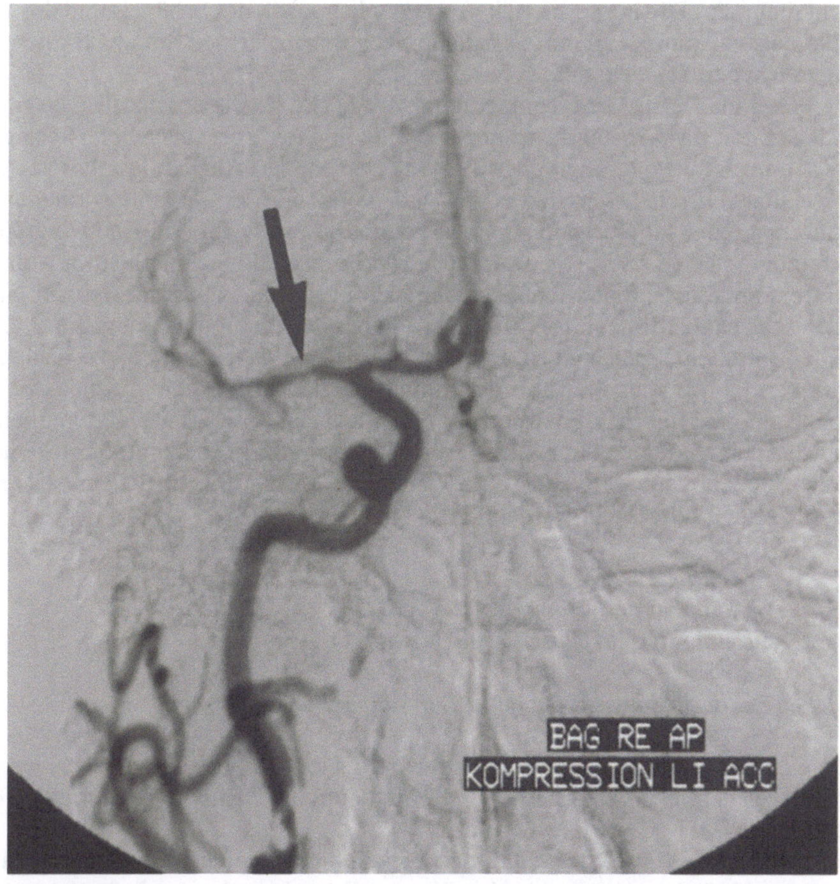

Abb. 5.14A, B. Bildausgabe eines zweidimensionalen transkraniellen Scansystems **(A)** und Angiogramm **(B)** einer Patientin mit mittelgradiger Stenose der A. cerebri media (M1-Segment) rechts. **A** Im Frontalschnitt ist das M1-Segment der ACM dargestellt (Einzelheiten s. Abb. 5.13) – im markierten Bereich des Meßvolumens variabler Länge zeigen sich die charakteristischen Veränderungen einer Stenose mit Strömungsbeschleunigung, Zunahme der Intensität niedriger Strömungsgeschwindigkeiten und Rückflußphänomene um die Null-Linie als Ausdruck der angiographisch bestätigten mittelgradigen Stenose (Pfeil in **B**)

Patienten mit Vasospasmus nach Subarachnoidalblutungen, von AV-Malformationen im Spontanverlauf und nach neuroradiologischen, neurochirurgischen oder strahlentherapeutischen Maßnahmen, Verlaufskontrollen von extrakraniellen Gefäßprozessen zur Dokumentation wechselnder Kollateralkreisläufe, und in der Überwachung von Patienten in intensivmedizinischer Therapie und nach Fibrinolyse im Anschluß an eine zerebrale Ischämie.

5.3 Computerassistierte bildgebende Verfahren

Bei Schlaganfallpatienten stehen als radiologische Untersuchungsverfahren die kraniale Computertomographie (CCT) und die zerebrale (arterielle) Angiographie im Vordergrund. Die Hirnszintigraphie setzen wir in der Diagnostik bei Schlaganfällen nicht mehr ein. Die konventionelle Röntgendiagnostik des Schädels und der Wirbelsäule hat, von ganz wenigen Ausnahmen abgesehen, keinen Sinn bei Patienten mit einem frischen Schlaganfall.

Die Positronen-Emissions-Tomographie (PET) ist von wissenschaftlichem Interesse und erweitert das Verständnis von den metabolischen Vorgängen beim Schlaganfall. Ihr Einsatz ist wegen des apparativen und personellen Aufwandes aber auf wenige Forschungszentren beschränkt. Auch hier können bislang nur in Ausnahmefällen akute Krankheitsphasen untersucht werden. Die Single-Photon-Emissions-Computertomographie (SPECT) ist zwar weiter verbreitet und technisch sowie von Seiten der verwandten Isotopen einfacher durchzuführen, hat aber den großen Nachteil einer schlechten Bildauflösung. Für die Patientenversorgung bringt sie z. Z. noch keinen entscheidenden Nutzen. Immer häufiger wird man bei der Suche nach kleinen Läsionen, vornehmlich auch in der hinteren Schädelgrube, die magnetische Resonanz-Tomographie (MRT) einsetzen. Auch hemisphärisch gelegene Lakunen kommen besser zur Darstellung. Schwerkranke, bewußtlose und intubierte Patienten können aber aus apparativen Gründen mit dieser Methode noch nicht mit ausreichender Sicherheit untersucht werden.

5.3.1 Kraniale Computertomographie (CCT)
(vgl. Kretschmann u. Weinrich 1986; Nadjmi et al. 1981)

5.3.1.1 Zeitliche Entwicklung der CT-Befunde

Art und Ausdehnung der Veränderungen im Computertomogramm hängen davon ab, zu welchem Zeitpunkt nach dem Schlaganfall die Computertomographie durchgeführt wird.

In der Frühphase des Schlaganfalls ermöglicht die Computertomographie den sicheren Ausschluß einer intrazerebralen Blutung. Innerhalb der ersten 8–12 h entziehen sich die meisten ischämischen Insulte noch dem computertomographischen Nachweis, nur manchmal kann man bei ausgedehnten Infarkten schon so früh eine Minderung der Dichtedifferenz zwischen Rinde und Marklager finden.

Erst zwischen der 12. und 24. Stunde beginnt die Demarkierung des Insultbezirkes. Eine relativ sichere Bestimmung der Infarktgröße und die Zuordnung zu bestimmten

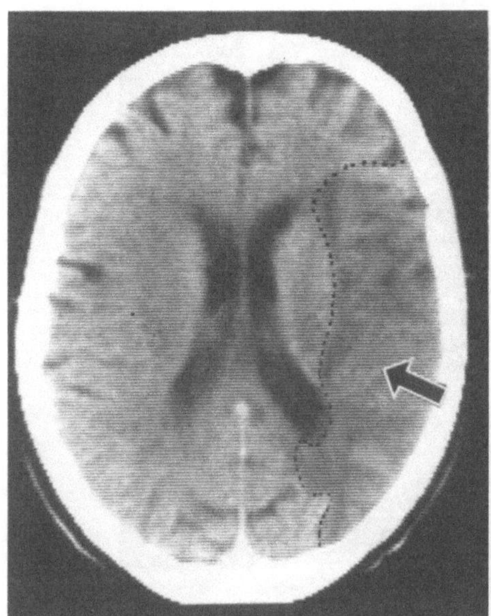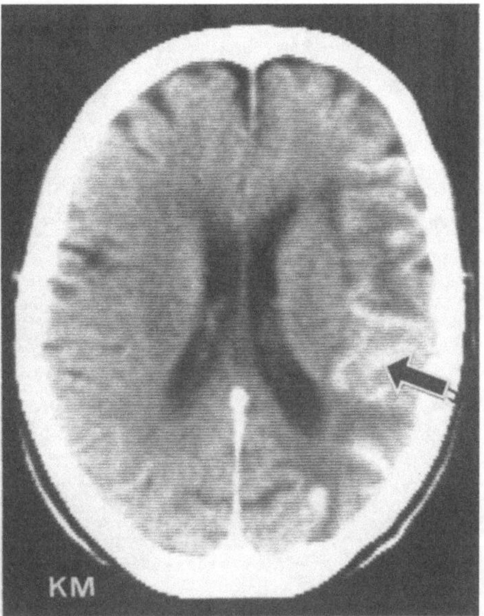

Abb. 5.15. Fogging-Effect und Kontrastmittel-Enhancement. Computertomographie eines relativ
ausgedehnten, etwa 12 Tage alten Mediainfarktes rechts (Ausdehnung durch Punktreihe angedeutet). In der Nativaufnahme ist der Infarktbezirk zwar zu erkennen, vor allen Dingen in der mittleren
Mediaastgruppe liegt jedoch nahezu eine normale Dichte vor (Fogging effect). Nach Applikation von
Kontrastmittel kommt es durch die Hyperämie im Rindenbereich zu einer deutlicheren Darstellung
des Infarktbezirkes, vor allen Dingen in dem im Nativ-CT durch den Fogging-Effekt nicht klar
abgegrenzten Bereich (Pfeil)

Gefäßterritorien ist erst nach 2–3 Tagen möglich. Durch die Anwendung von Kon-
trastmittel erreicht man in dieser Phase keine Verbesserung der Aussagekraft der
Untersuchung. Frühestens nach 3–5 Tagen kommt es nach Gabe von Kontrastmittel
zu einer Dichtezunahme ("enhancement") im Rand des Infarktbezirkes, die in den
nächsten 1–2 Wochen immer deutlicher wird (Abb. 5.15).
Dieses Phänomen ist besonders zwischen dem 10. und 20. Tag nach einem Insult von
Bedeutung, vor allem, wenn zu diesem Zeitpunkt die erste computertomographische
Untersuchung erfolgt: Um den 14. Tag nach einem Schlaganfall kann der Insultbezirk
im Nativ-Computertomogramm nicht erkennbar sein. Durch Reparationsvorgänge,
Ödem und gesteigerte Perfusion werden im infarzierten Bereich Dichtewerte gemes-
sen, die denjenigen gesunden Hirngewebes entsprechen ("Fogging-Effekt"). Eine
leichte ödematöse Schwellung des Infarktbezirkes kann zwar erkennbar bleiben,
kleine Insulte können sich in dieser Phase aber dem CT-Nachweis entziehen. Eine
deutliche Kontrastmittelanreicherung im Infarktbezirk kann dann trotz Fogging-
Effektes den positiven Nachweis des Insultbezirkes ermöglichen (Abb. 5.15).
Die meisten Infarkte zeigen nach 4–7 Tagen eine durch Ödembildung bedingte
Volumenzunahme. Sie macht sich bei sehr kleinen Infarkten nicht als raumfordernde
Läsion bemerkbar, kann aber bei großen Infarkten zu einer malignen, raumfordern-
den und zur transtentoriellen Einklemmung führenden Hirnschwellung überleiten.
Beim kompletten, nichtkollateralisierten Media- oder Karotisverschluß kann die

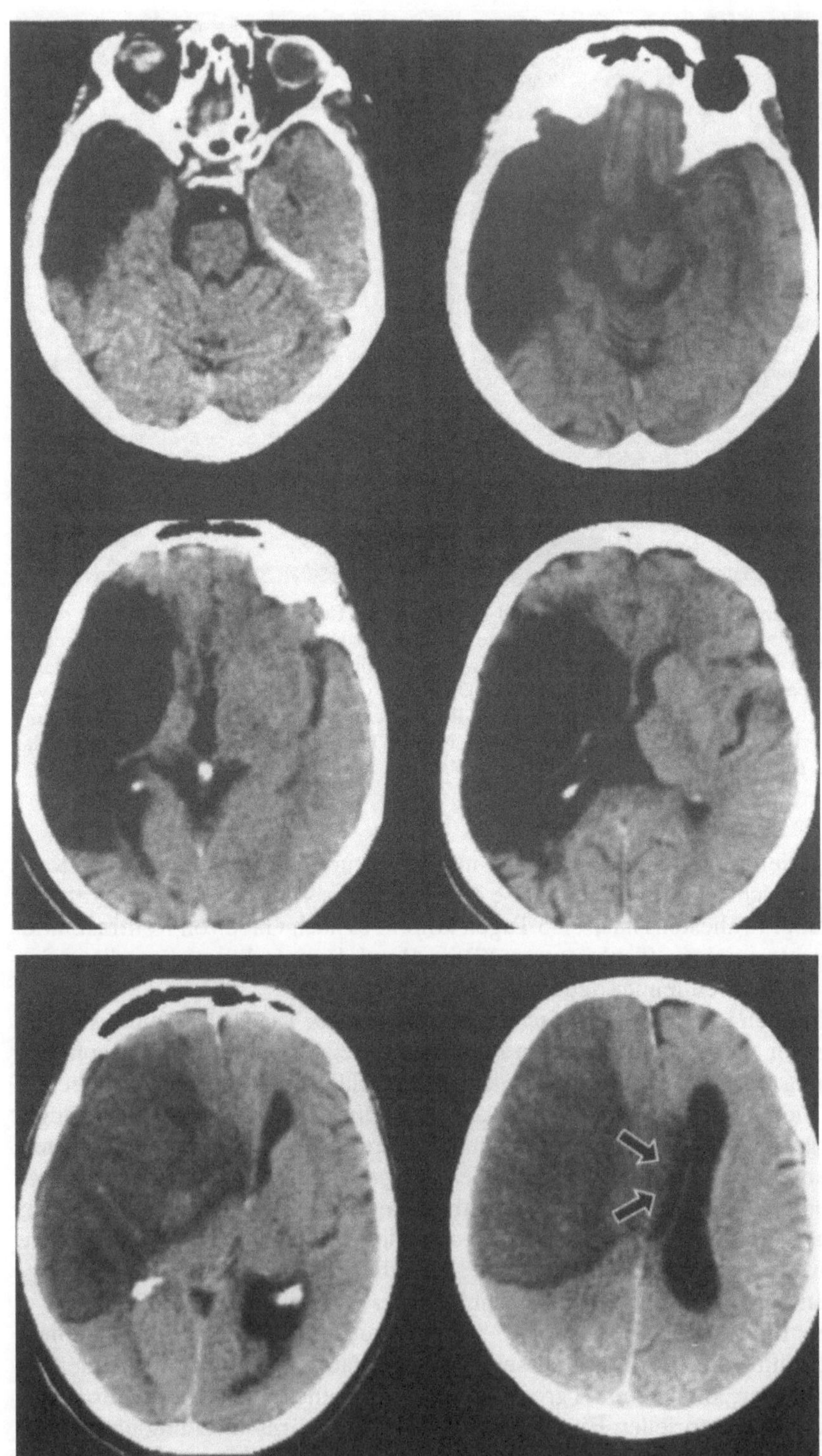

Abb. 5.16

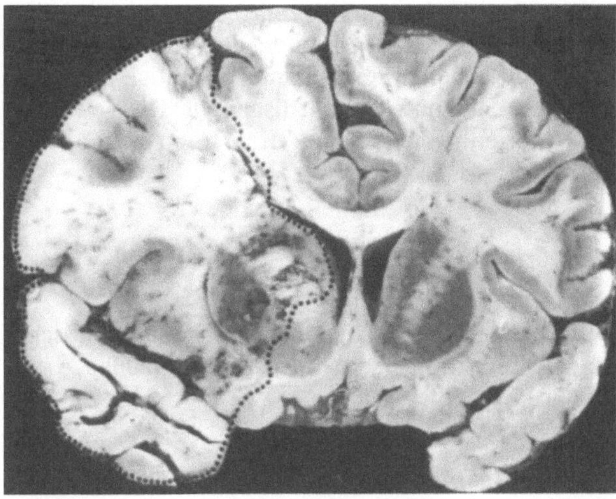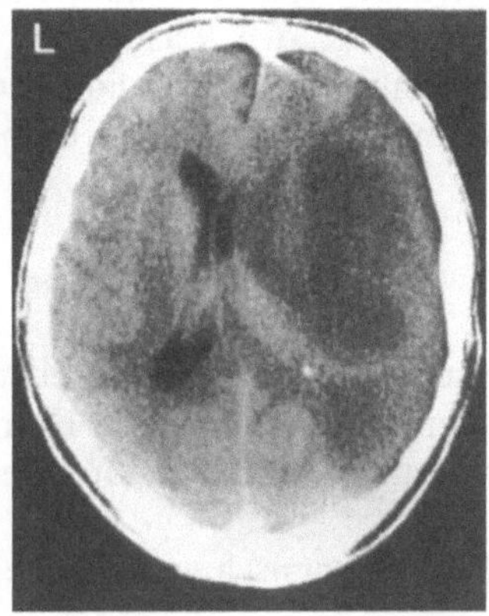

Abb. 5.17. Pathologisch-anatomisches Korrelat eines ausgedehnten, raumfordernd wirkenden Mediainfarktes einschließlich eines Teils der Lenticulostriatae (aus Zülch, The Cerebral Infarct, Springer, 1985, mit freundlicher Genehmigung von Autor und Verlag)

Schwellung die gesamte Großhirnhemisphäre betreffen. Dieser Zustand wird nur selten überlebt. Bei Kleinhirnhemisphäreninfarkten kann das Ödem eine Liquorabflußstörung durch Kompression des Aquädukts verursachen. Der dann entstehende Hydrocephalus occlusus muß mit einer Ventrikelableitung und einer Entlastungskraniotomie behandelt werden, um eine infratentorielle obere oder untere Herniation zu verhindern. Wahrscheinlich reicht die alleinige Ventrikeldrainage nicht aus, da hierbei weiter der erhebliche Druckgradient in der hinteren Schädelgrube bestehen bleibt. Die Volumenzunahme kleinerer und mittelgroßer Infarktbezirke kann sich im Verstreichen von Rindenfurchen oder einer Kompression eines Seitenventrikels ohne oder auch mit Mittellinienverlagerung bemerkbar machen (Abb. 5.16 und 5.17).

Nach transitorisch-ischämischen Attacken oder anderen vollständig reversiblen ischämischen Störungen bleibt das CT in ca. 75% der Fälle normal. Bei manchen Patienten mit einer hochgradigen, noch asymptomatischen extrakraniellen Gefäßstenose können schon korrespondierende Läsionen im CT (vgl. S. 103) gefunden werden. Andere Patienten zeigen dagegen Veränderungen, die auf eine Mikroangiopathie hindeuten und somit eine andere Pathogenese wahrscheinlich machen.

Im folgenden wollen wir eine Reihe von Infarktmustern (vgl. auch Abb. 1.10) anhand von Bildbeispielen vorstellen (Ringelstein et al. 1985; Zeumer u. Ringelstein 1988; Zülch 1985). Wir halten uns an die weiter oben vorgestellte Einteilung der Infarktmu-

---

Abb. 5.16. Ausgedehnter A. cerebri-media-Infarkt links. In den oberen 4 Bildern ist der Befund drei Monate nach dem Ereignis dargestellt. Die unteren beiden Bilder stammen von einem anderen Patienten und zeigen die erhebliche raumfordernde Wirkung eines ausgedehnten Mediainsultes in der Frühphase: 4 Tage nach dem Insult demarkiert sich der Infarktbezirk; eine deutliche Mittellinienverschiebung mit Kompression (Pfeile) des linken Seitenventrikels ist feststellbar (vgl. auch Abb. 6.2.3))

ster in Makroangiopathien (hämodynamisch bedingte Infarkte und Territorialinfarkte) und Mikroangiopathien (Abb. 1.14). Aus Gründen der Anschaulichkeit werden, wenn nicht anders in der Legende beschrieben, immer definitive Läsionen dargestellt, d. h. Läsionen etwa 3–4 Wochen nach dem Schlaganfall. Die Seitenbezeichnung ist nach radiologischen Kriterien vorgenommen, d. h., wenn nicht anders vermerkt, ist die linke Kopfhälfte am *rechten* Bildrand.

5.3.1.2 Makroangiopathien

Makroangiopathien entstehen durch arteriosklerotische, entzündliche, traumatische oder thrombembolische Erkrankungen der hirnversorgenden extrakraniellen Arterien und der großen Hirnarterien (Pia-Gefäße).

Hämodynamisch verursachte Infarkte

Hämodynamisch bedingte Infarkte entstehen bei signifikanter Drosselung des Perfusionsdrucks mit Verlust des Druckgefälles in der Gefäßperipherie oder im Zentrum eines von außen kollateralisierten Gefäßbezirkes. Der Grad der Stenosierung extrazerebraler Gefäße, der zu hämodynamisch bedingten Infarkten führen kann, ist nicht mit letzter Sicherheit zu bestimmen. Unter normalen Blutdruckbedingungen (die bei diesen Patienten häufig hypertonen Werten entsprechen), bei normaler Kollateralisierung und noch funktionsfähiger Autoregulation werden Karotis-interna-Stenosen unter 80% noch nicht hämodynamisch symptomatisch.
Anders wird die Situation, wenn mehrere zuführende Gefäße Stenosen haben und dadurch die Kapazität der Kollateralen verändert ist. Auch eine starke Anämie, eine systemische Hypotonie, Schock, verzögerte Reanimation und veränderte rheologische Parameter des Blutes können niedergradigere Stenosen hämodynamisch wirksam werden lassen. Bei den hämodynamisch bedingten Schlaganfällen kann man Endstrom- und Grenzzoneninfarkte unterscheiden.
Endstrominfarkte ereignen sich im Ausbreitungsgebiet der langen, nichtkollateralisierten Markarterien. Der Druckabfall hinter extrakraniell gelegenen Stenosen macht sich oft erst in diesen Gefäßen bemerkbar. Die Erweichungszonen der Endstrominfarkte erkennt man im CT als hypodense Läsionen im paraventrikulären, subkortikalen Marklager. Manchmal kann es sehr schwer sein, diese Läsionen von lakunären Insulten (s. unten) zu unterscheiden. Abb. 1.10c und Abb. 5.18 zeigen solche Endstrominfarkte im paraventrikulären Marklager links bzw. rechts. Klinisch findet man nicht selten eine fluktuierende, oft beinbetonte Hemiparese.
Grenzzoneninfarkte ereignen sich im Grenzgebiet zwischen dem Versorgungsgebiet zweier oder mehrerer Hirnarterien. Sie werden auch als Extraterritorialinfarkte, als Grenzflächeninfarkte oder als Watershed-Infarkte bezeichnet. Bei der Entstehung dieser Infarkte können neben oft multiplen extrakraniellen und intrakraniellen Gefäßstenosen oder -verschlüssen auch noch andere Faktoren wie eine systematische Hypotension und die Veränderung rheologischer Parameter mitwirken.
Der entscheidende Drosselungseffekt kommt durch multiple Stenosen oder Anlageanomalien zustande. Dann führt der Verlust des Druckgefälles in den Verbindungskollateralen zwischen den Gefäßterritorien (Abb. 1.10d, 1.11d) zu typischen Nekro-

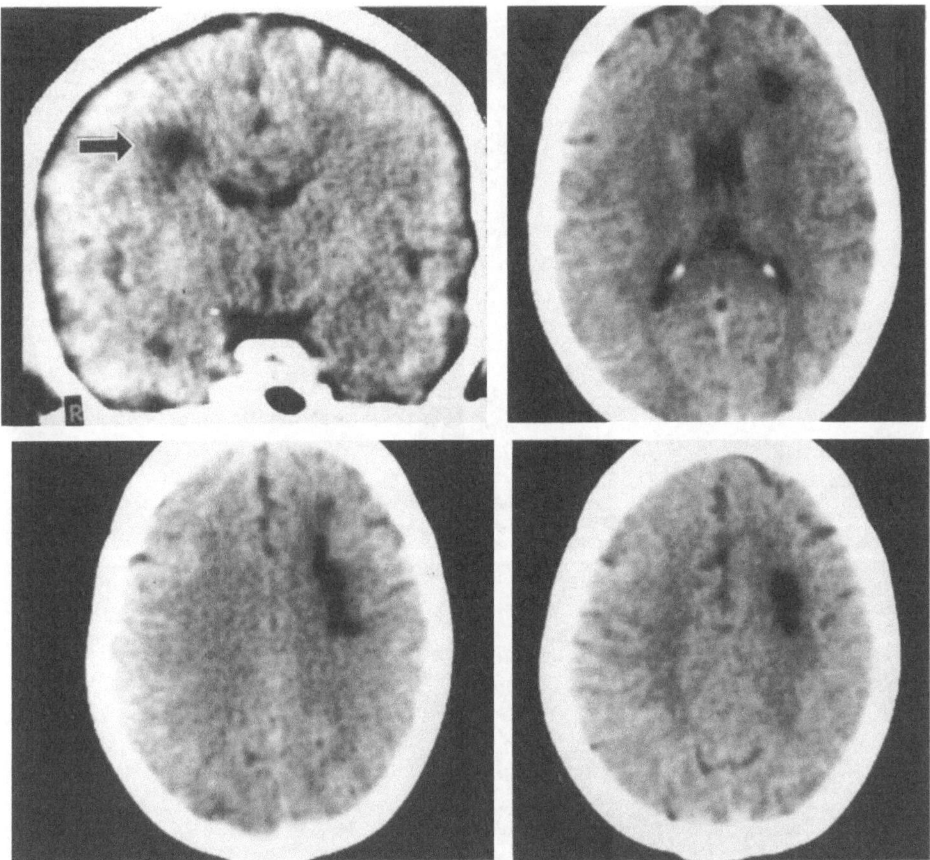

Abb. 5.18. Ausgedehnter, streng subkortical para- und supraventrikulär gelegener Endstrominfarkt. Die subkortikale Lage kommt besonders in der koronaren Schicht (links oben, Pfeil) zum Ausdruck

sen in den Grenzzonen frontal-parasagittal (Grenzzone zwischen der A. cerebri media und der A. cerebri anterior) und parieto-okzipital (Grenzzone zwischen der A. cerebri media, der A. cerebri anterior und der A. cerebri posterior, sog. Dreiländereck). Abb. 5.19 zeigt den pathologisch-anatomischen Befund eines vorderen Grenzzoneninfarkts, der im CT unverwechselbar wie ein zusätzlicher Scheitel parallel zum Interhemisphärenspalt imponiert. Beispiele für hintere Grenzzoneninfarkte sind in Abb. 5.20 wiedergegeben.

Territorialinfarkte

Territorialinfarkte entstehen in der Regel durch den embolischen oder lokal thrombotischen Verschluß von Endästen, Astgruppen oder Hauptstämmen der großen supra- oder infratentoriellen Oberflächenarterien. Auch größere subkortikale Infarkte im Linsenkern und Thalamus können Territorialinfarkte sein. Dann ist eine

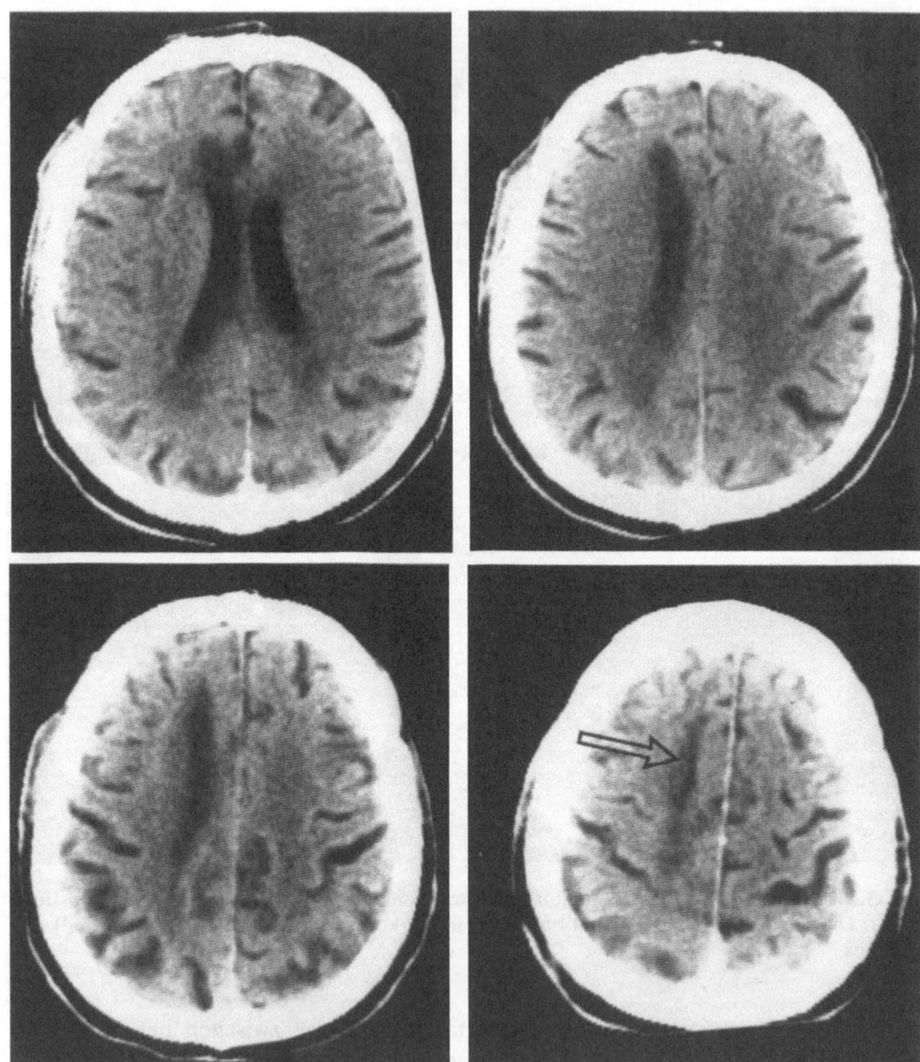

Abb. 5.19. Ausgedehnter Grenzzoneninfarkt im Anterior-Media-Grenzzonen-Gebiet links. Die Läsion erreicht die Rinde (Pfeil)

Abgrenzung gegenüber lakunären Infarkten schwierig. Die zu Verschlüssen führenden Embolien mit resultierenden Großhirninfarkten stammen zu einem großen Teil von arteriosklerotischen, auch niedriggradigen Stenosen der Karotisgabel. Kardiale Embolien bei Arrhythmien, Herzklappenfehlern oder u. U. auch bei Mitralklappenvorfall stellen die zweite wesentliche Ursache von Territorialinfarkten dar. Bei vielen Patienten ist trotz eingehender Untersuchung eine direkte Emboliequelle nicht nachweisbar, nicht selten liegt dann Hyperkoagulopathie vor (vgl. auch Diagnostik bei juvenilen Insulten, s. 4.2.6.1).

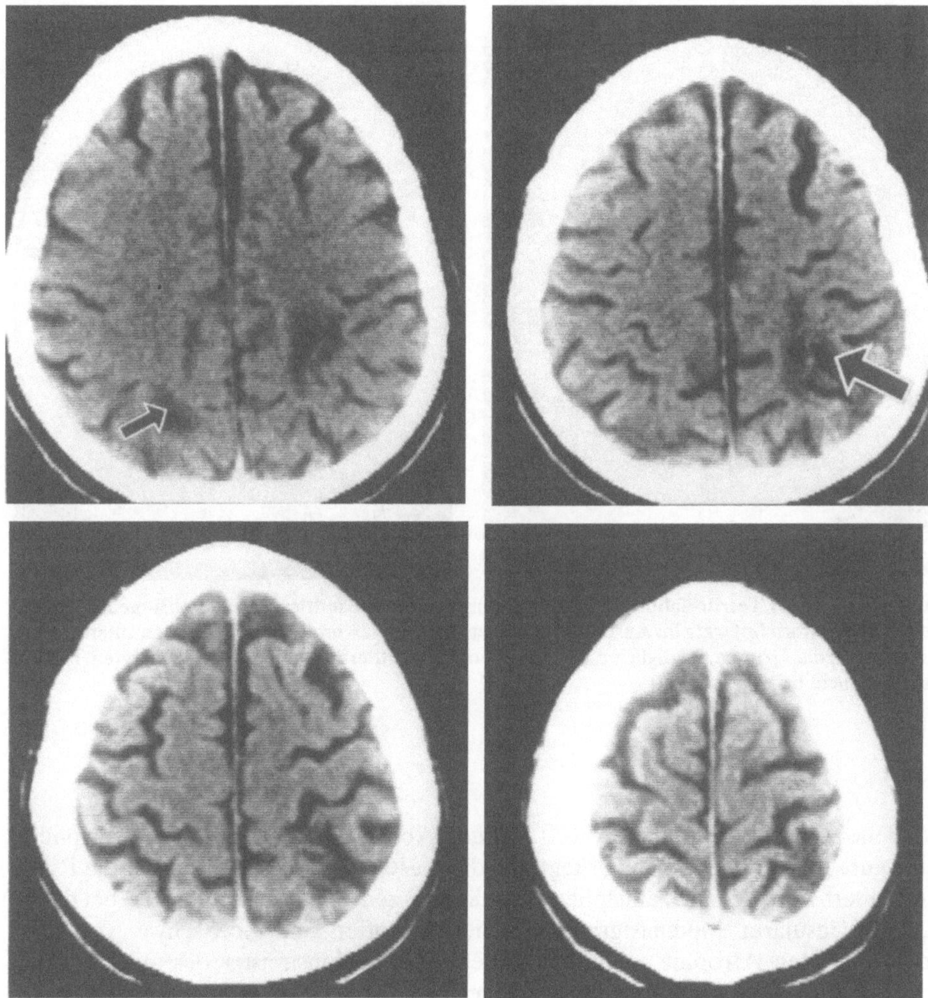

Abb. 5.20. Bilaterale hintere Grenzzoneninfarkte, rechtshemisphärisch etwas weiter nach parietal ausgedehnt (Pfeile)

Durch den oben beschriebenen Verschluß der Gefäße entstehen rauten- oder keilförmige, Rinde und Mark betreffende Nekroseareale, die dem anatomischen Versorgungsgebiet der Arterie entsprechen. Abweichungen von diesen Territorien kommen bei guter Kollateralisierung zustande. Besonders häufig sind Territorialinfarkte im Versorgungsgebiet der A. cerebri media. Hier kann man sowohl eine Totalerweichung des gesamten Mediaterritoriums (Abb. 5.16) als raumfordernden, lebensbedrohlichen Infarkt finden, oder es entstehen Infarkte der vorderen, mittleren und hinteren Mediaastgruppe (Abb. 5.21 und Abb. 5.22). Manchmal bezieht sich der Infarkt auch nur, wie oben bereits erwähnt, auf das strikt subkortikal gelegene, nicht ausreichend kollateralisierte Gebiet der Aa. lenticulostriatae (ausgedehnter oder

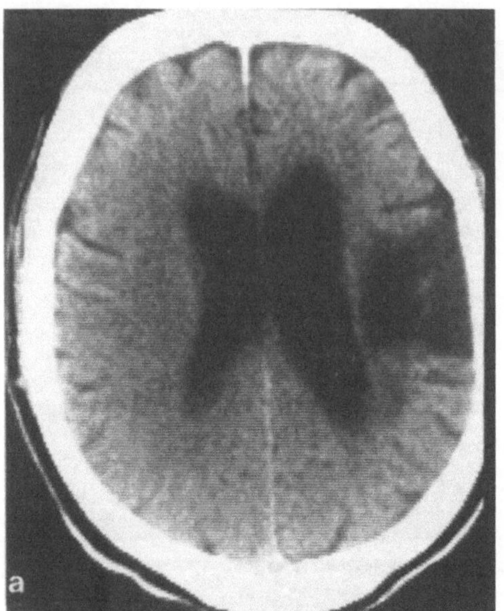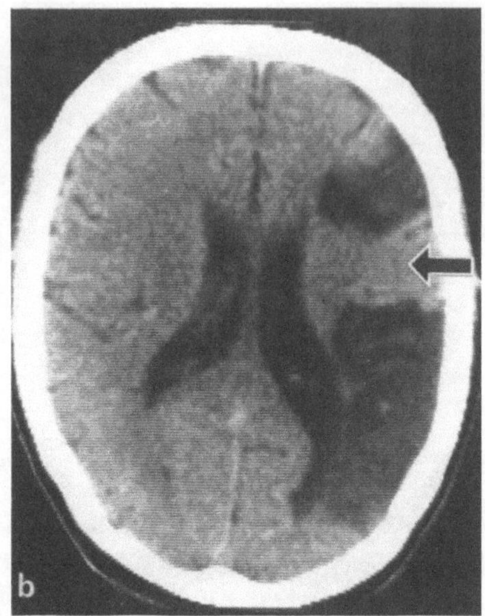

Abb. 5.21a, b. a) Territorialinfarkt im Versorgungsgebiet der mittleren A. cerebri-media-Gruppe rechts **b)** Territorialinfarkte im Ausbreitungsgebiet der vorderen und großer Teile der mittleren sowie hinteren Media-Gruppe. Lediglich ein Teil des von der mittleren Media rechts versorgten Territoriums ist nicht infarziert (Pfeil)

partieller Linsenkerninfarkt, Abb. 1.11f und Abb. 5.23), während in der Peripherie eine gute Kollateralisierung vorliegt und die Ausdehnung des Insultes auf die Rinde verhindert wird. Ähnlich entstehen auch die sog. zentralen Mediainfarkte, bei denen z.B. die insulären Mediaastgruppen isoliert betroffen sind – oft schwer von einer fokal betonten Atrophie zu unterscheiden. Das Läsionsmuster des ausgedehnten Linsenkerninfarktes läßt sich durch die gleichzeitige Blockade der Abgänge der Aa. lenticulostriatae im M1-Segment der A. cerebri media erklären. Dieser Verschluß kann auch angiographisch nachweisbar sein, wenn die Angiographie frühzeitig durchgeführt wird. Durch Autolyse des Embolus kann aber das M1-Segment der A. cerebri media zum Zeitpunkt der Angiographie wieder offen sein. Weniger häufig sind Territorialinfarkte im Anteriorgebiet. Abb. 5.24 zeigt einen solchen ausgedehnten Infarkt im Territorium der A. cerebri anterior rechts. Beispiele für Infarkte im Posteriorterritorium und im Kleinhirn sind in Abb. 5.27 dargestellt.

Eine Sonderstellung nimmt der Karotis-interna-Verschluß ein. Eine ganze Reihe von Patienten toleriert den unilateralen Karotis-interna-Verschluß bei guter Kollateralisierung ohne klinische Symptome oder computertomographische Veränderungen. Es gibt sogar Patienten, die bei doppelseitigem Karotis-interna-Verschluß asymptomatisch bleiben. Symptomatisch werden Karotisverschlüsse entweder hämodynamisch bei insuffizienter Kollateralisierung oder durch sekundäre Embolien in intrakranielle Gefäße, meist in die A. cerebri media (arterioarterielle Embolie, periokklusionelle Embolie).

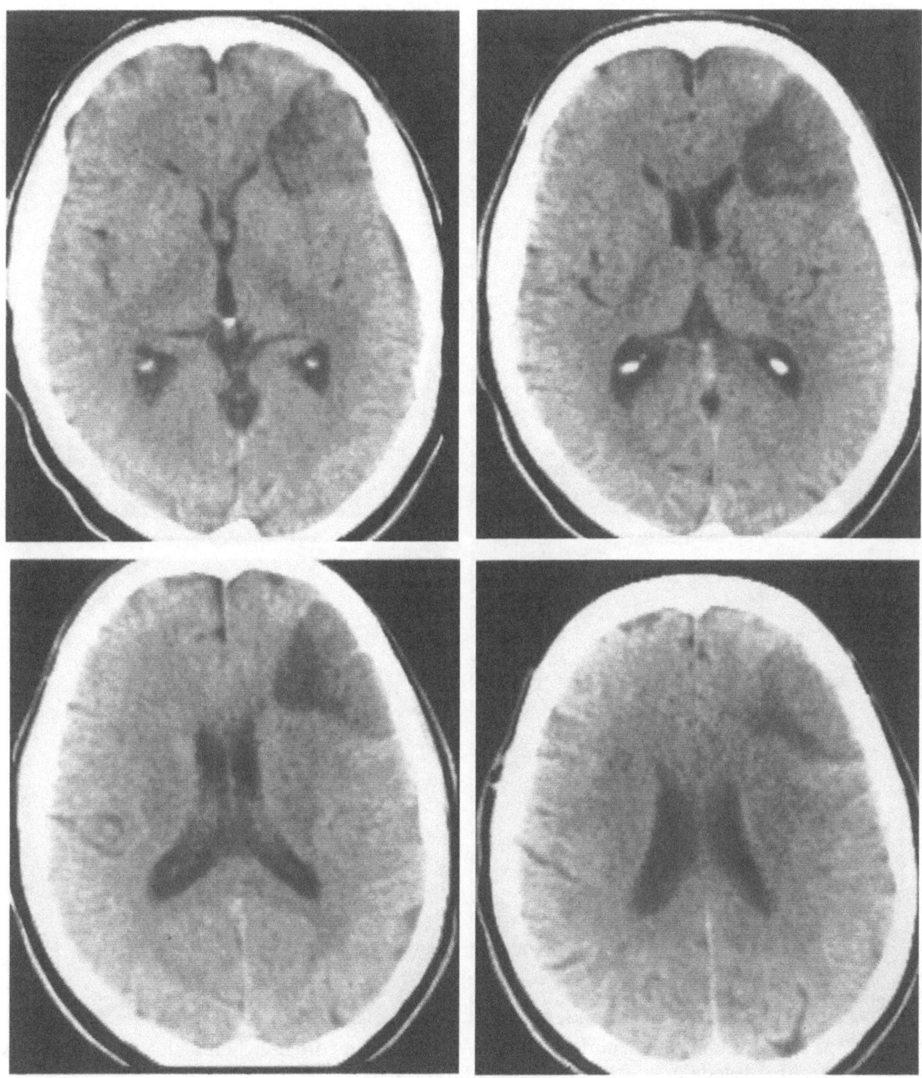

Abb. 5.22. Relativ frischer Infarkt im Ausbreitungsgebiet der vorderen Mediaastgruppe rechts. Darstellung der Ausdehnung in verschiedenen CT-Schichten

Da man sich vorstellen kann, daß die therapeutischen Konsequenzen bei hämodynamischen und embolischen Komplikationen des Karotis-interna-Verschlusses unterschiedlich sind, ist es sinnvoll, beim frischen Internaverschluß durch angiographische Untersuchung der Gegenseite das Ausmaß der Kollateralfüllung ("crossfilling") zu untersuchen und eine sekundäre Embolie auszuschließen bzw. nachzuweisen.

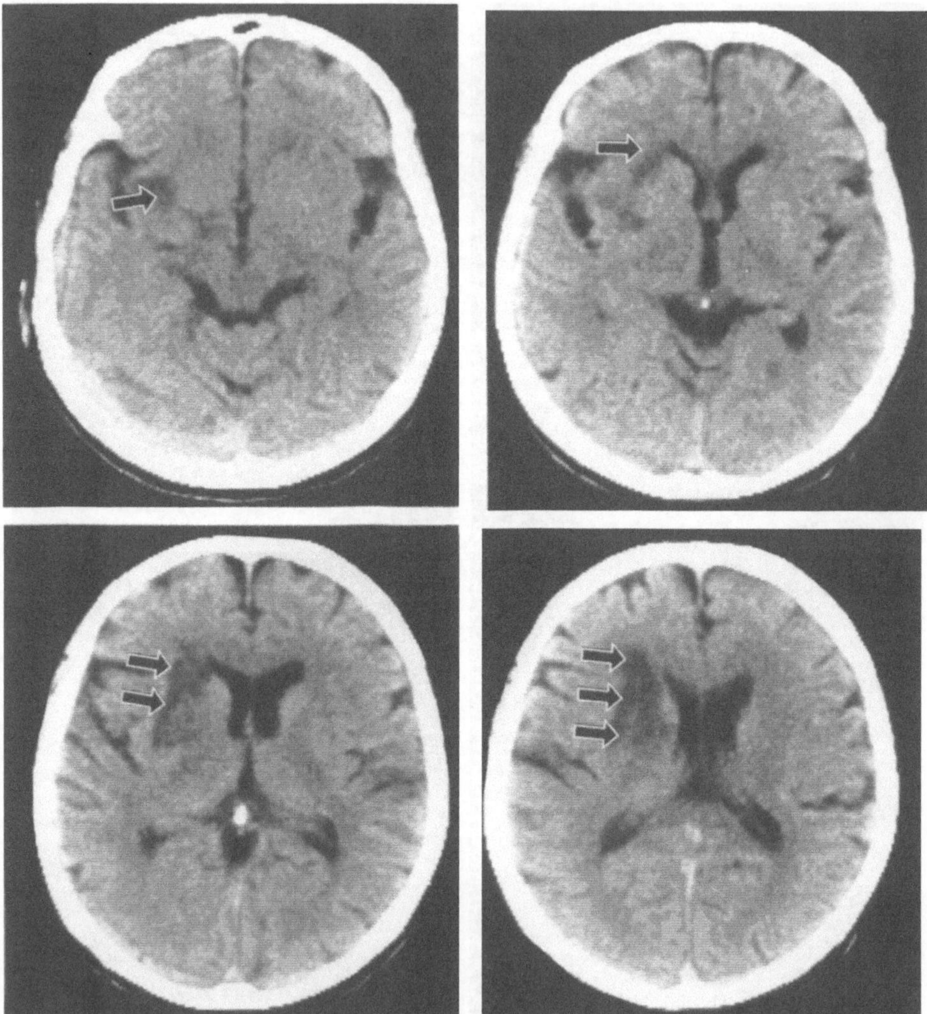

Abb. 5.23a, b. a) Stammganglieninfarkt nach Verschluß des vorderen Lenticulostriatae-Bündels links (Pfeile), **b)** Ausgedehnter Stammganglieninfarkt rechts

5.3.1.3 Mikroangiopathien

Lakunäre Infarkte

Nach pathologisch-anatomischer Definition sind lakunäre Infarkte kleine, zentral-pseudozystische Defekte von 2–10, selten 15 mm Durchmesser. Sie entstehen durch den Verschluß intrazerebraler, nichtkollateralisierter penetrierender Arterien, wie den Aa. lenticulostriatae, den Aa. thalamoperforantes und den Rami ad pontem (perforantes) im Hirnstamm. Dem Verschluß dieser Arterien liegt eine komplexe

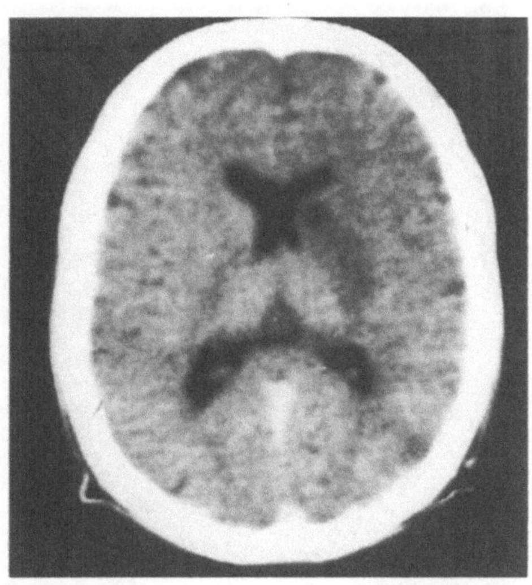

Abb. 5.23 b

degenerative Veränderung der Gefäßwand (Hyalinose) zugrunde, für die ursächlich
ein langjähriger Hypertonus verantwortlich gemacht werden muß.
Besonders häufig finden sich die meist multifokalen Nekrosen in den Stammganglien
und in der inneren Kapsel, in den ventrikelnahen Abschnitten des Marklagers und in
der Pons. Lakunäre Infarkte der Stammganglien und die Marklagerlakunen sind
computertomographisch meist gut zu erkennen (Abb. 1.10a), Lakunen des Hirnstamms entziehen sich oft diesem Nachweis (Abb. 5.25). Die Beteiligung des Hirnstamms läßt sich manchmal auch ergänzend durch elektrophysiologische Untersuchungen demonstrieren. Die im Computertomogramm darstellbaren Lakunen können in klinisch stummen Hirnregionen liegen und brauchen nicht mit den aktuellen
klinischen Symptomen übereinzustimmen. Der Nachweis von Infarktarealen in
Lakunengröße an typischer Stelle läßt jedoch den Schluß zu, daß auch noch weitere
Lakunen, die sich aus technischen Gründen dem Nachweis entziehen, vorliegen und
der klinischen Symptomatik zugrunde liegen können („Spitze des Eisbergs"). Nur
selten können Läsionen von Lakunengröße einmal mit Residuen von Blutungen
verwechselbar sein. Frische Lakunen in der Ödemphase sind manchmal etwas ausgedehnter als die definitive Läsion sein wird.

Subkortikale arteriosklerotische Enzephalopathie (SAE)

Die subkortikale arteriosklerotische Enzephalopathie, die *Binswangersche Krankheit,* ist gekennzeichnet durch lakunäre Infarkte in Kombination mit einer vakuoligen
Demyelinisierung des Marklagers (Olszewski 1962; Zeumer et al. 1980). Diese zeigt
sich im Computertomogramm als Hypodensität des Marklagers. Viele dieser Patienten haben zusätzlich noch eine Arteriosklerose der großen Gefäße vom dilatativen
Typ. Auch bei diesen Patienten kommt es immer wieder zu neurologischen Symptomen, die verschiedenen Hirnregionen zuzuordnen sind. Häufig sind Hirnstammsym-
ptome, die begrenzt rückbildungsfähig sind. Oft, aber keinesfalls obligat, findet sich

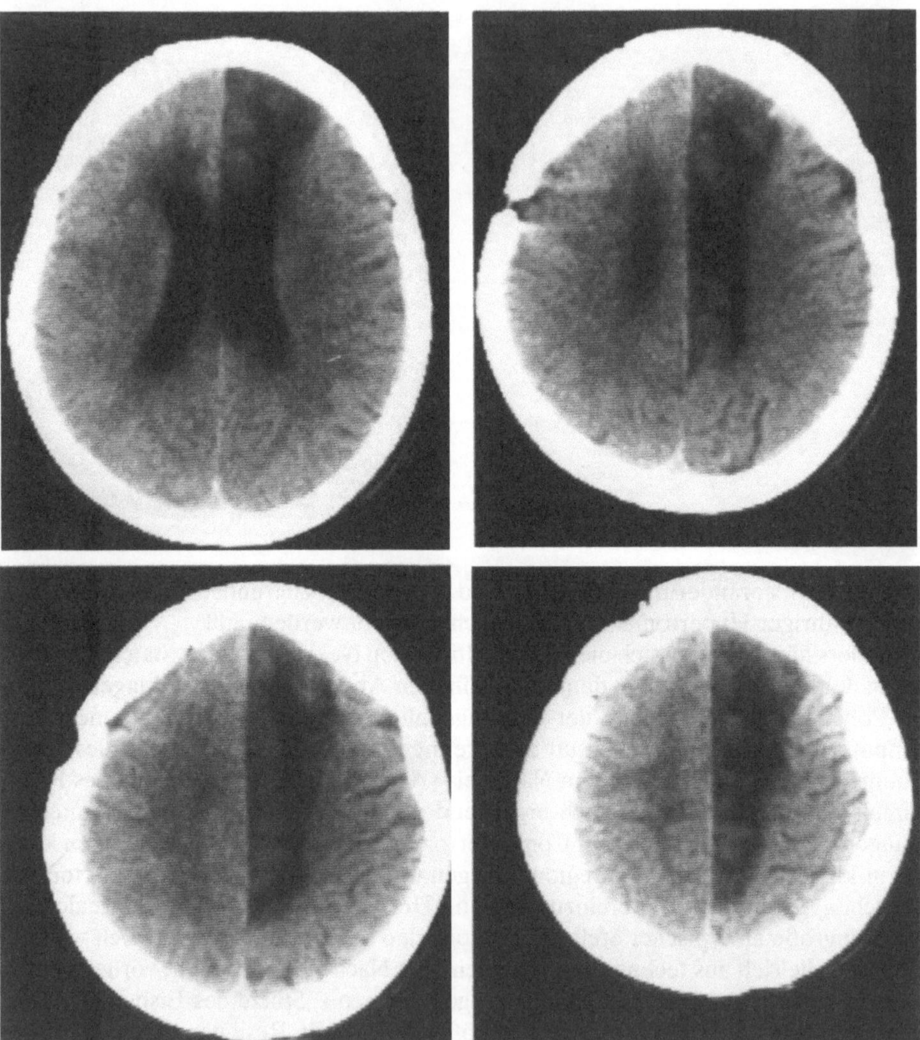

Abb. 5.24. Ausgedehnter Infarkt im Territorium der A. cerebri anterior rechts. Dieser Infarkt ist als Folge eines ausgedehnten Vasospasmus nach Subarachnoidalblutung (Operationsdefekt!) entstanden

eine zunehmende intellektuelle und affektive Nivellierung der Patienten. Die subkortikale arteriosklerotische Enzphalopathie kann in solchen Fällen Grundlage und Ausdruck einer Multiinfarktdemenz sein. Abb. 1.10g und Abb. 5.26 zeigen die typischen CT-Befunde einer SAE. Die Beziehung zwischen dem Status lacunaris und der Binswangerschen Krankheit wird auch durch die pathologisch-anatomischen Befunde unterstützt. Bei der Mikroangiopathie findet man eine subendotheliale Hyalinose evtl. auch Atheromatose. Die Verschlüsse einzelner kleiner Gefäße führen dann zu Lakunen. Bei weiter fortschreitender Grundkrankheit kann es zu eiweißrei-

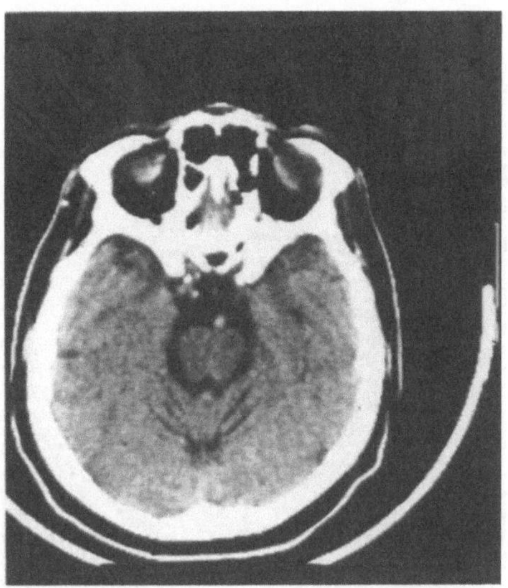

Abb. 5.25. Lakunärer Hirnstamminfarkt im linken Hirnschenkel

chen Extravasaten aus (noch nicht endgültig verschlossenen) Gefäßen kommen, die
verantwortlich für die Demyelinisierung des Marklagers sind.
Die Kenntnis der mikroangiopathischen Infarktursachen ist aus mehreren Gründen
wichtig: Bei Patienten, bei denen im Computertomogramm eindeutig auf eine Mikroangiopathie hinweisende Läsionen gefunden werden, kann nicht davon ausgegangen
werden, daß die Operation einer vielleicht zusätzlich vorhandenen Karotisstenose
eine ursächliche Therapie darstellt. Die im Vorfeld einer solchen Operation notwendige Angiographie und die Operation selbst gefährdet die Patienten mit Mikroangiopathien zusätzlich. Viele Patienten mit Mikroangiopathien haben zudem schlechte
rheologische Ausgangswerte, die durch den Einsatz von Kontrastmitteln möglicherweise noch verschlechtert werden können, obwohl dieses Risiko nach Einführung der
digitalen Subtraktionsangiographie in intraarterieller Technik geringer zu veran-
schlagen ist.

5.3.1.4 CT-Befunde im vertebrobasilären Territorium

Makro- und mikroangiopathische Infarktmuster können auch in der hinteren Zirkulation gefunden werden. Ein Beispiel für eine Grenzzonenläsion zwischen den Territorien zweier Zerebellararterien ist in Abb. 5.27 mit dem entsprechenden pathologisch-anatomischen Befund gezeigt. Hämodynamisch bedingte Symptome treten
meist erst auf, wenn auch systemische Faktoren hinzutreten, z. B. eine Hypotension
oder eine Verschlechterung der rheologischen Parameter.
Verschlüsse des Hauptstamms oder einzelner Äste der A. cerebri posterior, auch
bilateral, führen zu Territorialinfarkten im Posteriorausbreitungsgebiet, wie sie in
Abb. 5.28a u. b dargestellt sind.
Abb. 5.28b zeigt darüber hinaus, daß auch Teile des dorsalen Thalamus von Ästen
aus der A. cerebri posterior bzw. A. communicans posterior und des Basilariskopfes
versorgt werden.

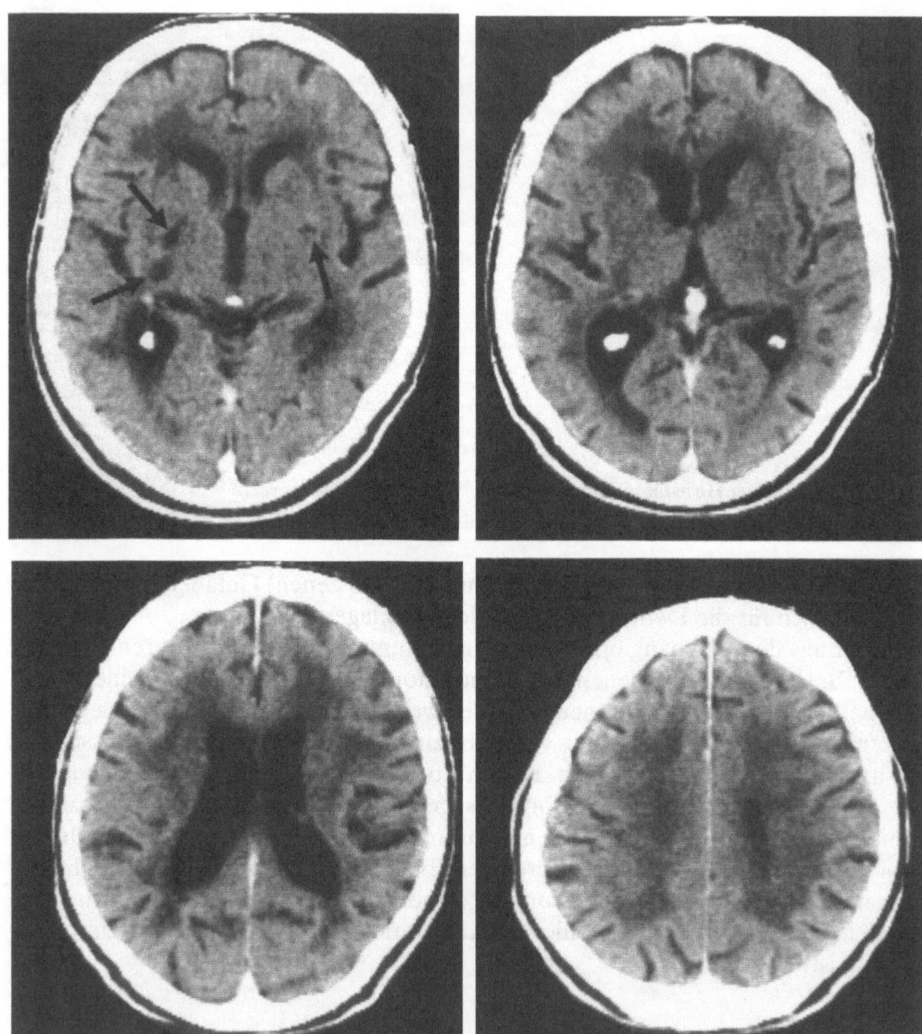

Abb. 5.26. Subkortikale arteriosklerotische Enzephalopathie (SAE) mit lakunären Insulten (Pfeile), vor allem im linken Stammganglienbereich und diffuser Dichteminderung des paraventrikulären und supraventrikulären Marklagers

Territorialinfarkte in der hinteren Schädelgrube sind nur dann im CT gut zu erkennen, wenn es sich um Infarkte der Kleinhirnhemisphären handelt. Abb. 5.29 zeigt einen solchen Infarkt der A. cerebelli superior. Bei größeren Kleinhirnerweichungen kann ein Hydrocephalus occlusus als Folge der raumfordernden Wirkung des Insults entstehen und eine Ventrikeldrainage erforderlich machen. Abb. 5.30 zeigt einen lakunären Insult im Hirnstamm (links) und möglicherweise einen weiteren Territorialinfarkt im Ausbreitungsgebiet der paramedianen Hirnstammäste rechts. Nach Embolien in die A. basilaris kann es bei guter Kollateralisierung über die langen

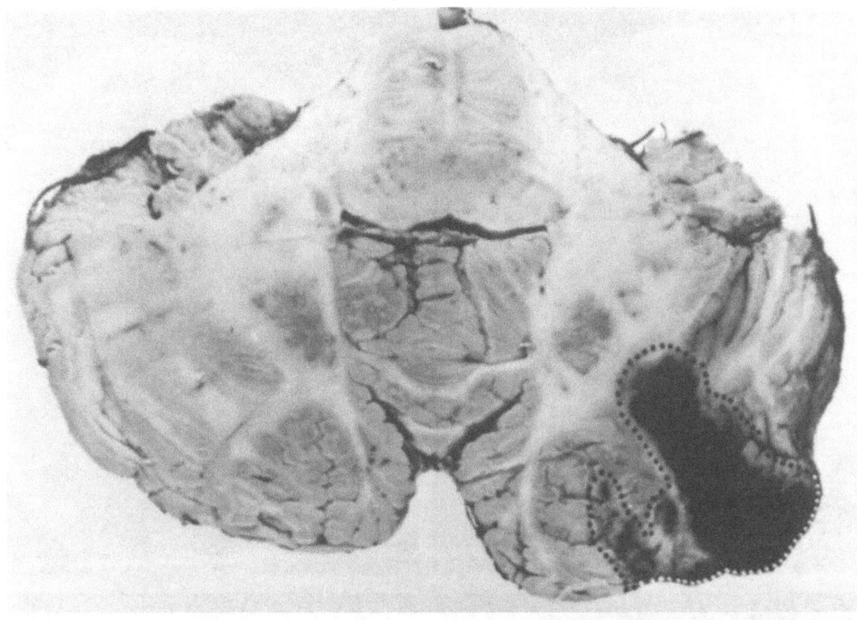

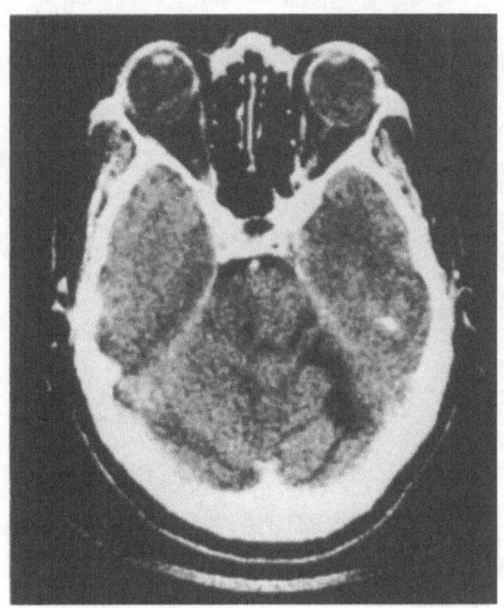

Abb. 5.27.   Pathologisch-anatomische Darstellung eines hämorrhagischen Grenzzoneninfarktes in der hinteren Schädelgrube. Im unteren Teil der Abbildung CT-Befund einer (noch nicht hämorrhagischen) vergleichbaren Läsion. (Aus Zülch, The Cerebral Infarkt, Springer 1985 mit freundlicher Genehmigung von Autor und Verlag)

Zirkumferenzarterien zu isolierten Läsionen im Hirnstamm und in den paramedianen nichtkollateralisierten Ästen kommen, die das Thalamusmassiv und andere dienzephale Anteile versorgen. Ein entsprechender Befund ist in Abb. 5.31 wiedergegeben. Im Extremfall resultiert eine Erweichung aller infratentoriellen Hirnstrukturen, manchmal aber auch nur eine querschnittsförmige hypodense Läsion der Brücke, die funktionell aber ähnlich katastrophale Folgen hat.

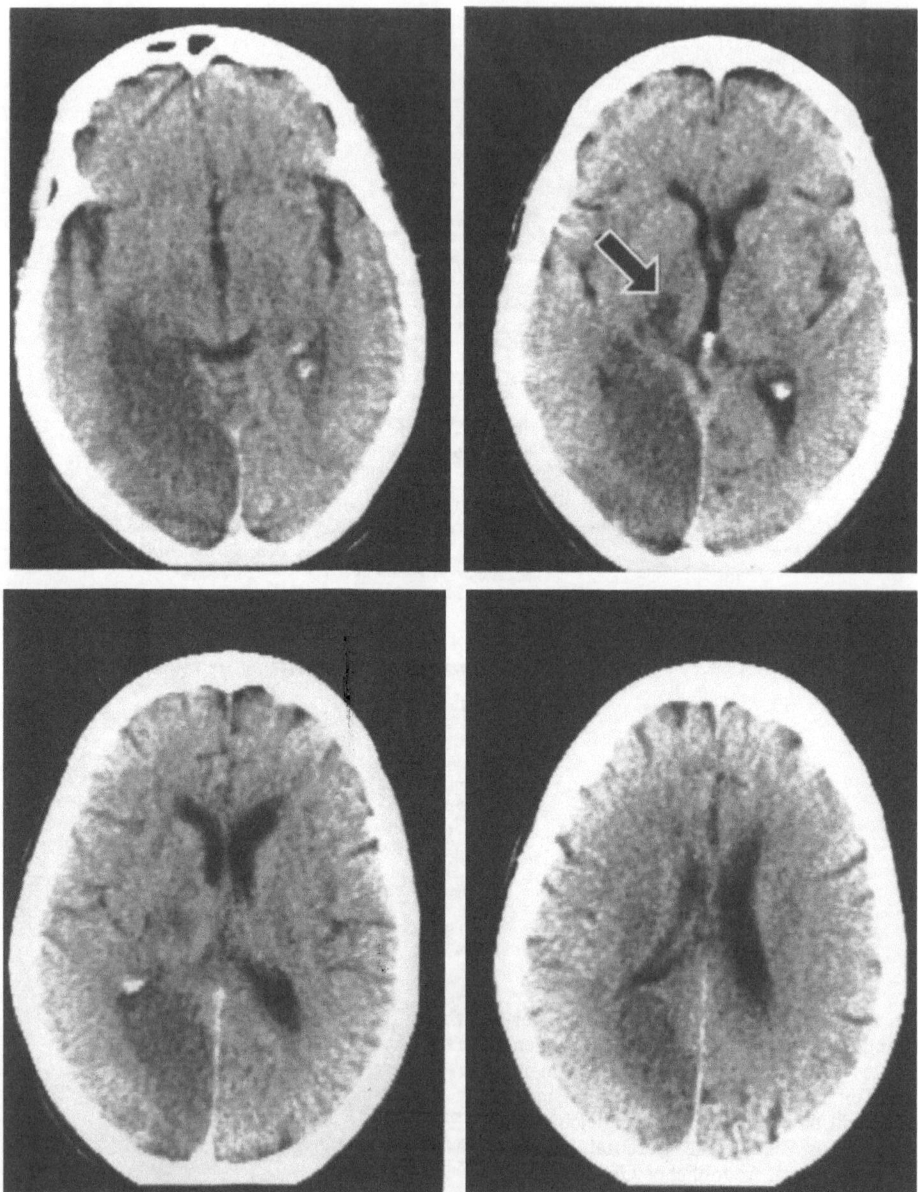

Abb. 5.28. Territorialinfarkt im Ausbreitungsgebiet beider Aa. cerebri posteriores **(a)** und ausgedehnter relativ frischer Territorialinfarkt im Ausbreitungsgebiet der linken A. cerebri posterior **(b)** mit Nachweis einer hypodensen Läsion im linken Thalamusbereich, vermutlich als Ausdruck der Mitbeteiligung der Aa. thalamoperforantes posteriores (Pfeil)

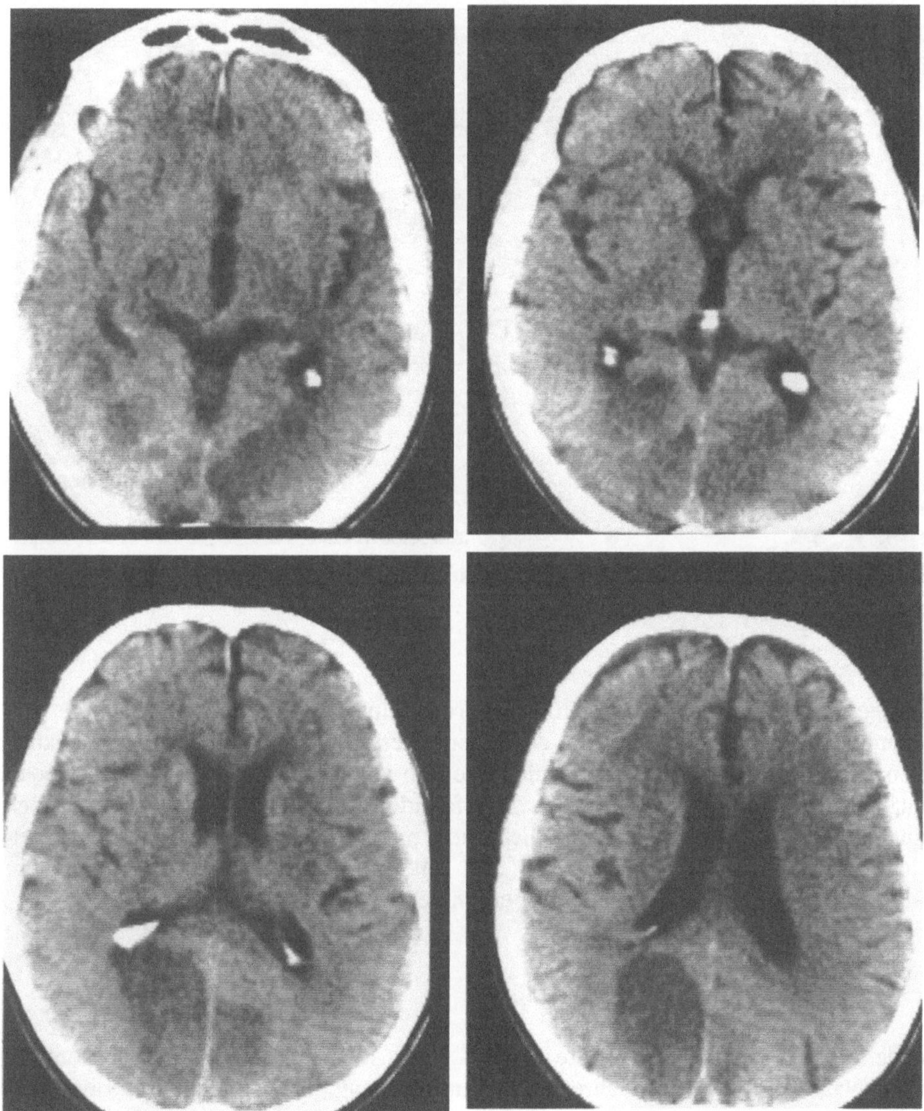

Abb. 5.28b

5.3.1.5 Methodische Grenzen und Mischbilder

Der Nachweis von computertomographischen Läsionen ist außer von der Größe auch vom Zeitpunkt der Untersuchung nach dem Insult abhängig. Zwischen dem 10. und 15., manchmal bis zum 20. Tag nach einem Insult kann die Ausdehnung des Insultbezirkes durch den "Fogging-Effekt" nicht richtig eingeschätzt werden. Dann werden im Nekroseareal gleiche Dichtewerte gemessen wie im umliegenden, nichterkrankten

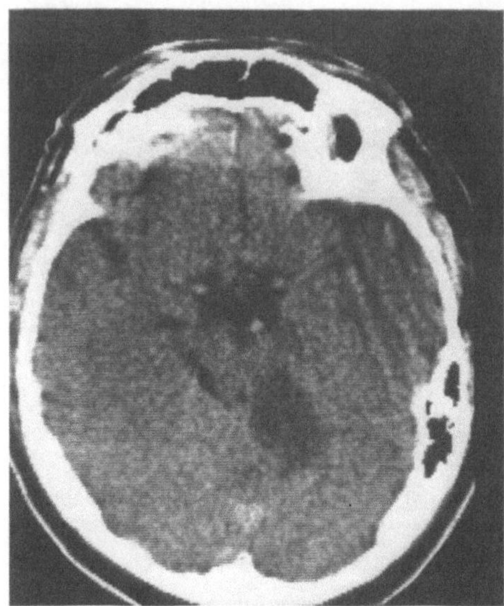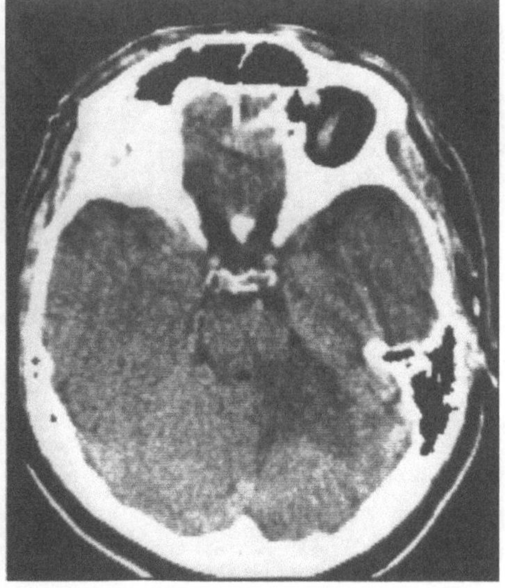

Abb. 5.29. Territorialinfarkt im Ausbreitungsgebiet der rechten A. cerebelli superior

Hirngewebe. Wichtig ist die Differenzierung einer hohen Marklagerlakune von einem kleinen Grenzzoneninfarkt, da beiden unterschiedliche Entstehungsmechanismen zugrundeliegen. Meist muß mit Hilfe von zunächst nichtinvasiven Methoden nach einer hämodynamischen Ursache gefahndet werden, evtl. kommt dann doch eine Angiographie in Frage. Schließlich findet man bei manchen Patienten die Kombination von makroangiopathischen und mikroangiopathischen Läsionen (Abb. 5.32), was eine therapeutische Entscheidung erschweren kann.

5.3.1.6 Sekundär hämorrhagische Infarkte

Viele frische ischämische Insulte zeigen, wenn sie früh pathologisch-anatomisch untersucht werden, eine leichte blutige Imbibierung, die manchmal intravital im Computertomogramm erkannt werden kann. Selten kommt es auch zu konfluierenden Blutungen mit raumfordernder Wirkung (vgl. Abb. 5.33). Die sekundäre hämorrhagische Infarzierung findet sich überwiegend in den Randbezirken des Insultes (Hart u. Tegeler 1986).

Oft entstehen solche sekundären Einblutungen nach embolisch entstandenen Infarkten, wenn es zur Autolyse des embolischen Verschlusses gekommen ist. Nach Wiedereröffnen des Gefäßlumens führt die wieder mit vollem Druck einsetzende Durchblutung in den ischämisch geschädigten Gefäßen zum Blutaustritt (Reperfusionstrauma). Nach tierexperimentellen Daten kann man davon ausgehen, daß dieser Gefäßschaden eintritt, wenn nichtkollateralisierte Gefäße für etwa 5–6 h verschlossen werden. Es gibt bislang keine genauen Daten darüber, wie häufig im Spontanverlauf nach ischämischen Insulten diese sekundäre hämorrhagische Imbi-

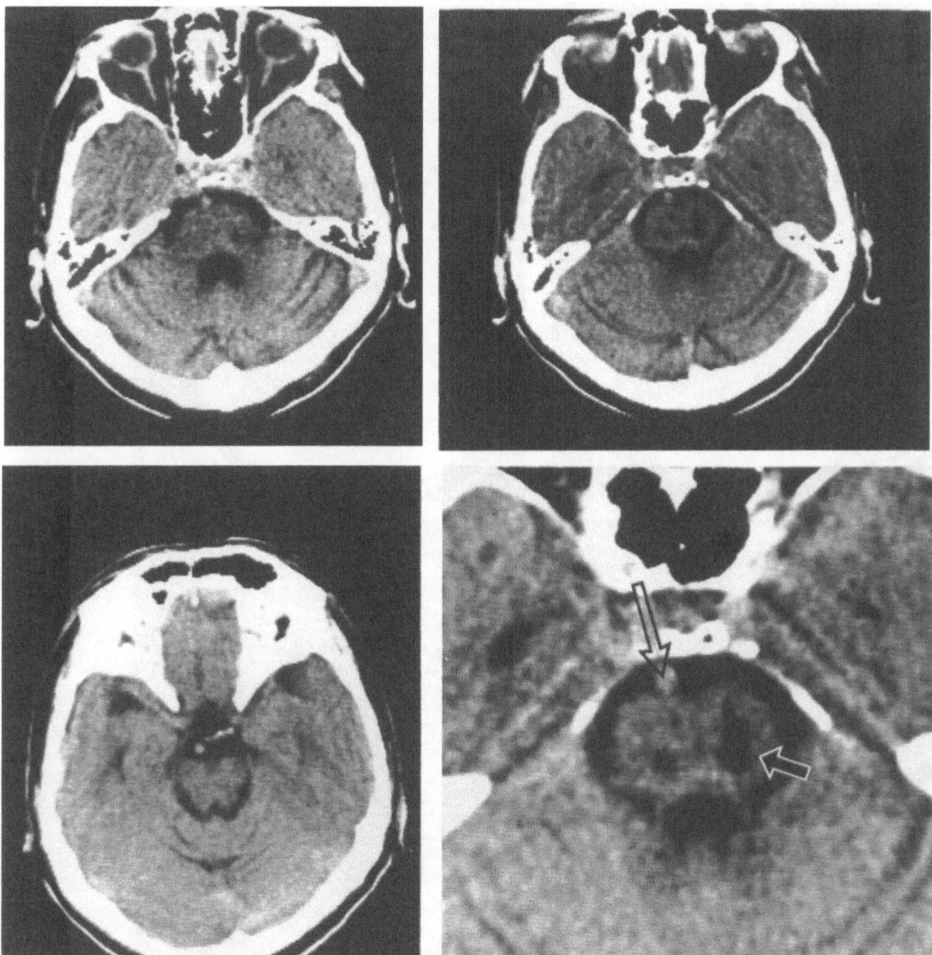

Abb. 5.30. Multiple vaskuläre Läsionen im Hirnstamm, die linksseitige Läsion entspricht einer Lakune, die rechts gelegene Läsion (schwarzer Pfeil) ist ausgedehnter und könnte auf eine partielle oder vollständige Blockade der paramedianen Äste aus der A. basilaris zurückzuführen sein. Die Untersuchung wurde ohne Kontrastmittel durchgeführt, man beachte die hohe Dichte der A. basilaris (offener Pfeil)

bierung tatsächlich auftritt. Die Literatur nennt Häufigkeiten zwischen 0 und über 40%. Daher kann man auch nicht mit Sicherheit sagen, ob bei aggressiven Behandlungsansätzen – wie einer konsequenten Antikoagulation oder gar einer fibrinolytischen Therapie – ein erhöhtes Blutungsrisiko besteht. In zwei prospektiv untersuchten Gruppen von Patienten mit frischem Schlaganfall und Heparinisierung war eine blutige Imbibierung des Infarktbezirkes bei 15% bzw. über 40% der Patienten zu finden. Eine klinische Verschlechterung war jedoch nicht bzw. nur in vier Fällen assoziiert. Der Nachweis von kleineren, blutigen Imbibierungen gelingt mit Hilfe der magnetischen Resonanztomographie (Abb. 5.33) sehr verläßlich.

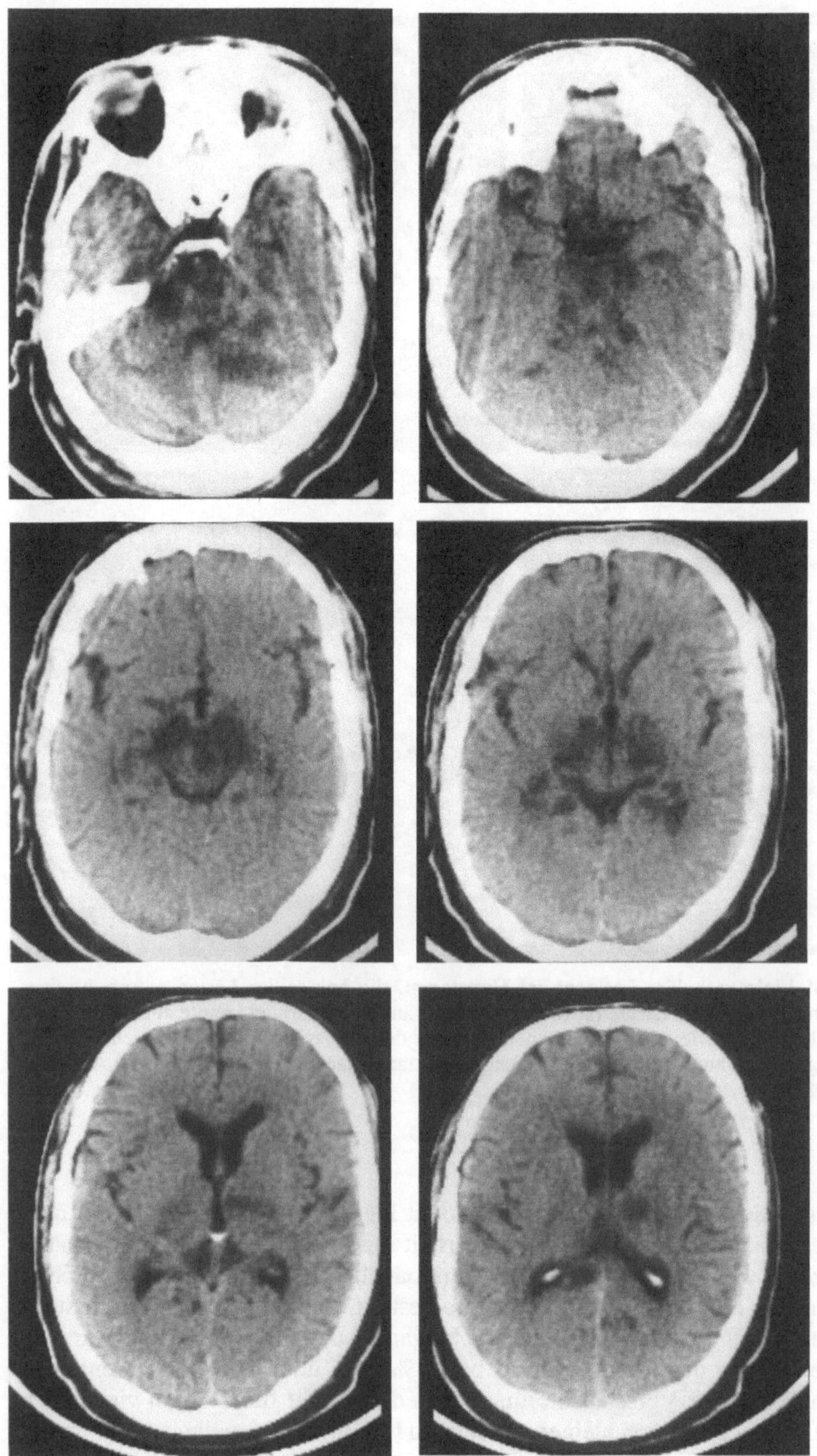

Abb. 5.31

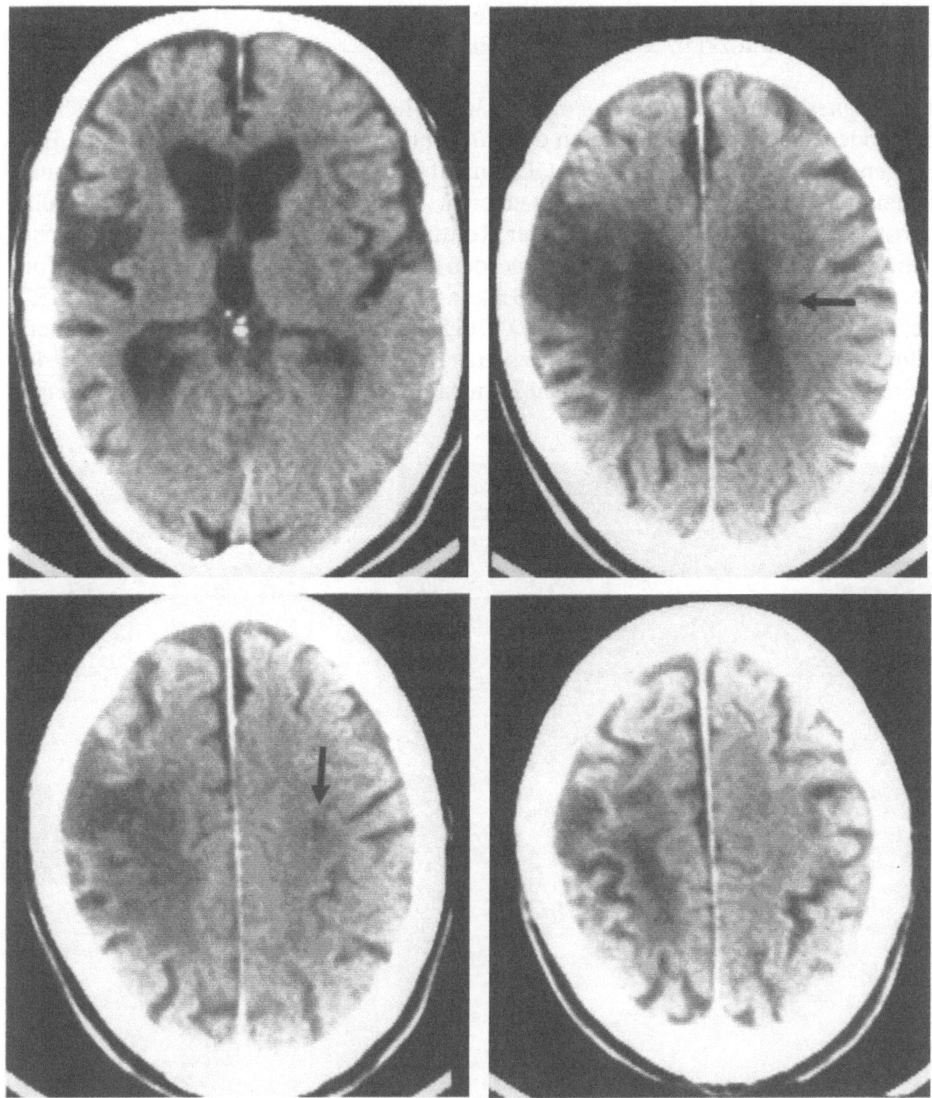

Abb. 5.32. Ausgedehnter, relativ frischer Territorialinfarkt der mittleren Mediaastgruppe links mit stark subkorticaler Ausdehnung nach parieto-okzipital (Grenzzone). Dopplersonographisch lag eine subtotale Stenose der A. carotis interna links vor. Gleichzeitig lakunäre Insulte der rechten Hemisphäre (Pfeile)

Abb. 5.31. Ausgedehnte, konfluierende hypodense Läsionen im Hirnstamm, im Thalamusbereich und angedeutet auch im rechten Posterior-Ausbreitungsgebiet. Einzelne hypodense Areale lassen sich auch in der rechten Kleinhirnhemisphäre erkennen. Eine Basilaristhrombose konnte bei diesem Patienten trotz Angiographie 5 Stunden nach Beginn der klinischen Symptomatik nicht nachgewiesen werden

5.3.2 Magnetische Resonanztomographie
(vgl. Brant-Zawadzki u. Norman 1987; Elster 1988)

Die *magnetische Resonanztomographie (MRT)* hat in der Diagnostik von entzündlichen oder tumorösen Krankheiten des Rückenmarks und des Hirnstamms, bei Epilepsien mit psychomotorischen Anfällen und bei der multiplen Sklerose sehr schnell einen hohen praktischen Stellenwert erreicht. Bei ischämischen Insulten ist die diagnostische Hilfe durch die MRT in der Routine noch nicht so überzeugend, wächst aber ständig an. Ischämische Infarkte werden in der MRT etwas früher sichtbar als bei der kranialen Computertomographie. Lakunäre Läsionen lassen sich durch die MRT besser darstellen (Rothrock et al. 1987). Bei Hirnstammläsionen ist von der magnetischen Resonanztomographie eine bessere Zuordnung der Territorialinfarkte der hinteren Schädelgrube, besonders im Hirnstamm, zu erwarten. Patienten mit einge-

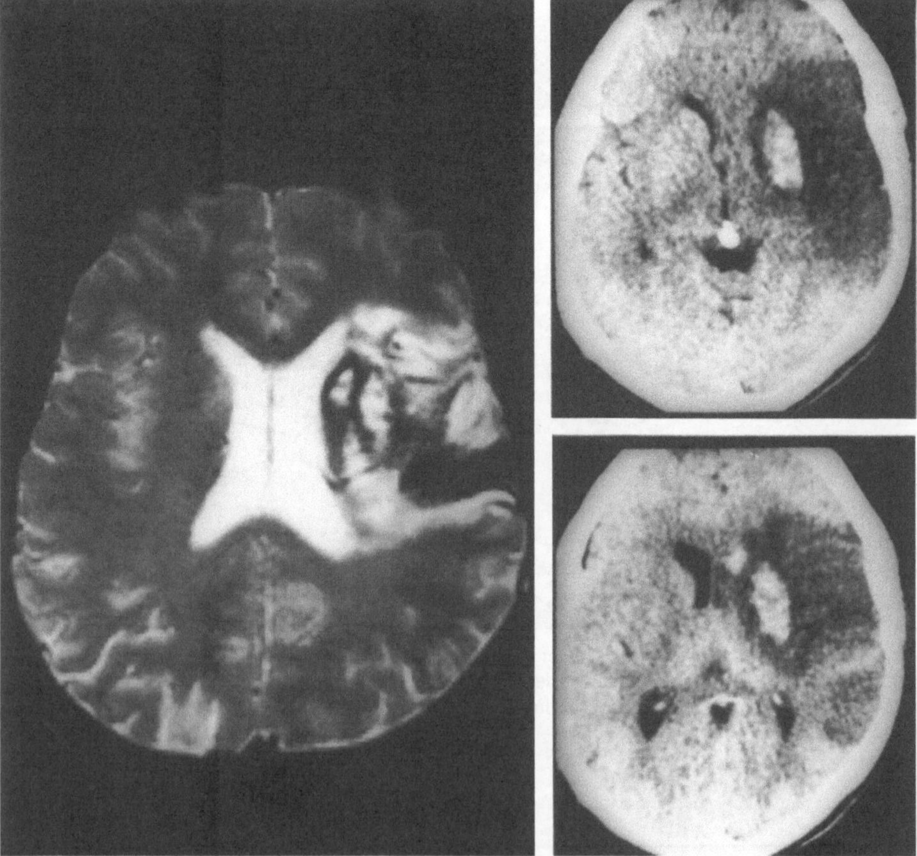

Abb. 5.33. MRT- und CT-Darstellung eines sekundär hämorrhagischen Mediainfarktes rechts. Die MRT-Abbildung im T2-betonten Bild läßt die Blutung als zum Teil signalintensive, zum Teil signalarme Zone erkennen. Die korrespondierenden CT-Schichten sind einige Tage älter und mit sehr schneller Scanzeit bei einem sehr unruhigen Patienten erstellt; sie erscheinen daher in schlechterer (verrauschter) Bildqualität

schränkter Kooperationsfähigkeit oder Bewußtseinstrübung können aber zum jetzigen Zeitpunkt mit dieser Methode nicht ohne Risiko untersucht werden. Daher ist die Anwendung der MRT bei schweren Hirnstamminsulten mit Bewußtseinsstörungen oder Atemstörungen z. Z. noch eingeschränkt.

Da davon auszugehen ist, daß bei wachsender Zahl der MRT-Geräte auch ihr Einsatz bei Schlaganfällen zunehmen wird, sollen an dieser Stelle einige Befunde dargestellt werden. Bei einigen Beispielen ist die korrespondierende, am gleichen Tag durchgeführte Computertomographie in vergleichbarer Schichtführung zum Vergleich mit dargestellt.

Abb. 5.33 zeigt einen ausgedehnten Territorialinfarkt in der mittleren Mediaastgruppe mit sekundärer Hämorrhagie. Hier kommt es zu keiner wesentlichen Aussageerweiterung durch die Anwendung der MRT. Bei älteren Hämorrhagien führt das

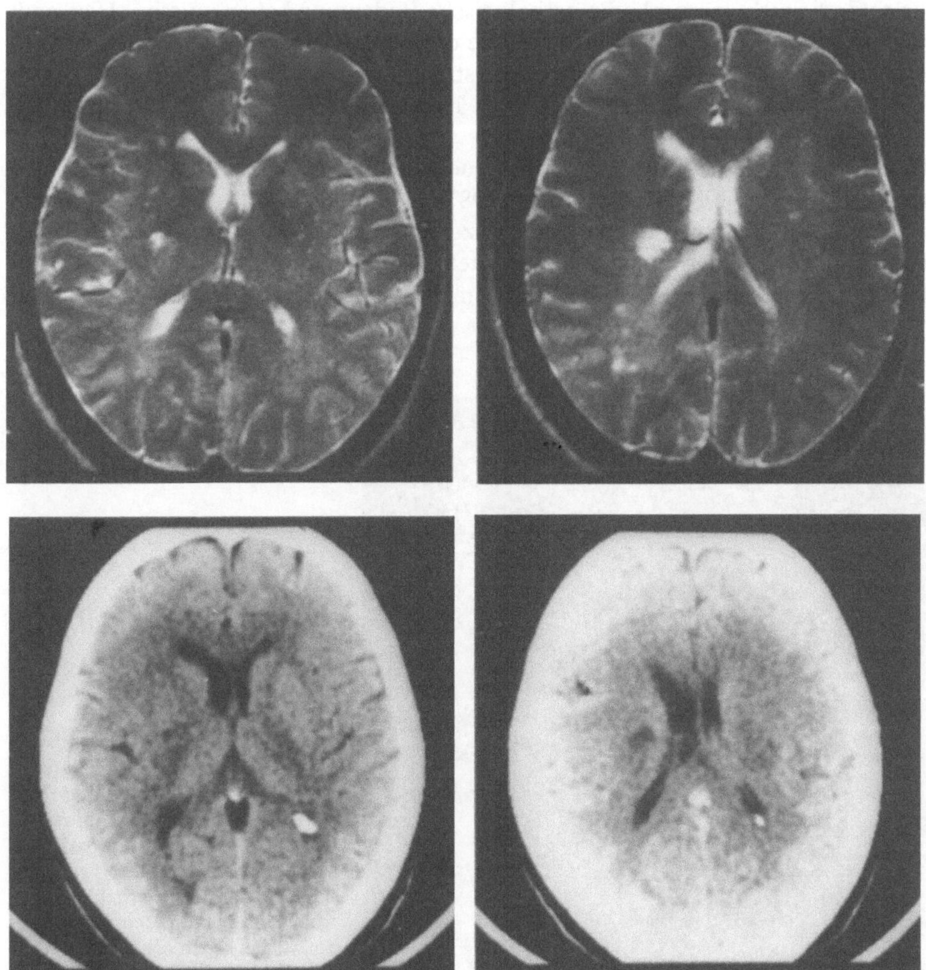

Abb. 5.34. Darstellung eines frischen lakunären Infarktes in MRT- und CT-Technik. Die Schichtführung ist nahezu deckungsgleich. Besonders in der linken Bildhälfte kommt der Fußpunkt der Lakune im MRT-Bild besser zum Nachweis

charakteristische Signalverhalten der Eisenionen in den Hämosiderinablagerungen zur Diagnose.

Abb. 5.34 zeigt das Computertomogramm und das MR-Tomogramm bei einem Patienten mit einer frischen lakunären Läsion. Hier hilft die MRT bei der Darstellung einer Lakune, die im CT an der Grenze des Auflösungsvermögens steht. Dies kann im Einzelfall bei uni- oder bilokulären Lakunen eine wichtige diagnostische Hilfe sein, wenn die Differentialdiagnose gegen Endstrominfarkte oder den Zustand nach einer älteren, kleinen Blutung erwogen wird. Bei der subkortikalen arteriosklerotischen Enzephalopathie findet man darüber hinaus eine deutliche, konfluierende Veränderung der Relaxationszeiten im Marklager (Abb. 5.35). Die Veränderungen im paraventrikulären Marklager sind gerade bei älteren Patienten in ihrer eigentlichen diagnostischen Wertigkeit noch nicht endgültig geklärt. Es ist sicher so, daß mit der MRT bei klinisch unauffälligen älteren Probanden Veränderungen im Marklager zu erkennen sind, die nicht zwangsläufig pathologische Bedeutung haben müssen. Hier muß man die Forderung aufstellen, daß gerade die Bewertung solcher Zonen abnormer Signalintensität bei älteren Patienten sehr streng vom klinischen Befund abhängig zu machen ist (Bradley et al. 1984; Awad et al. 1986; Dougherty et al. 1986; Kertesz et al. 1987).

Abb. 5.36 zeigt MRT-Befunde bei der Suche nach vaskulären Läsionen im Hirnstamm (Ross et al. 1986; Hinshaw et al. 1987). Während das CT bei einem Patienten mit klinisch eindeutig auf den Hirnstamm zu beziehender Symptomatik normal war, zeigte die MR-Tomographie im T2-betonten Bild eine deutlich abgrenzbare Läsion (links), während im mittleren und rechten Bild zwei kleine Hirnstammläsionen in

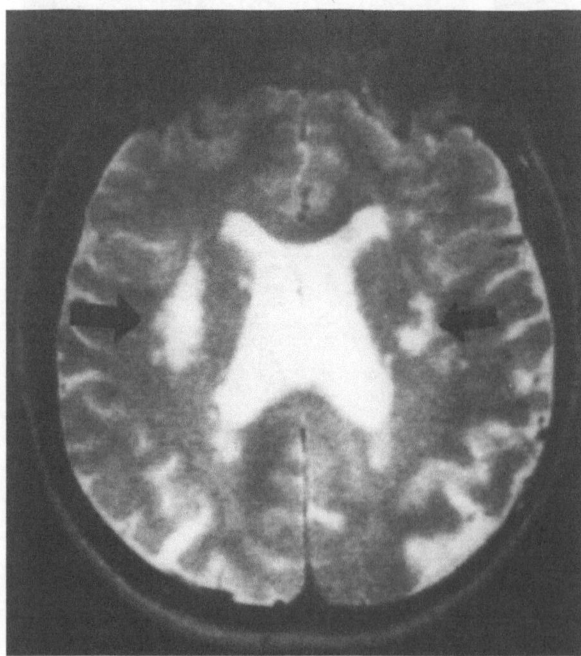

Abb. 5.35. Ausgedehnte subkortikale, konfluierende, signalintensive Zonen im T2-betonten Bild als MRT-Korrelat zum Befund einer subkortikalen arteriosklerotischen Enzephalopathie (vgl. Abb. 6.2.13). Zusätzlich erhebliche Erweiterung der inneren Liquorräume wie bei Hydrocephalus e vacuo. Ein Hydrocephalus communicans scheidet durch die fehlenden signalintensiven Areale vor den vorderen Ventrikelanteilen (Käppchen) aus

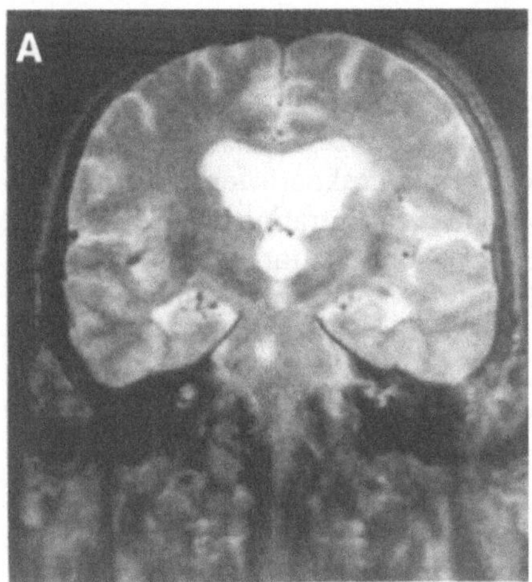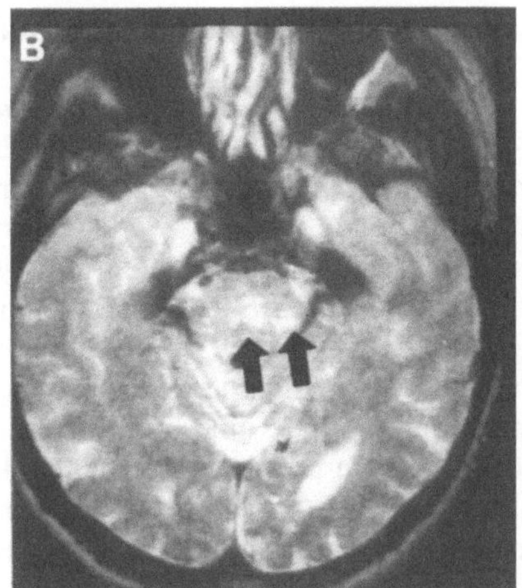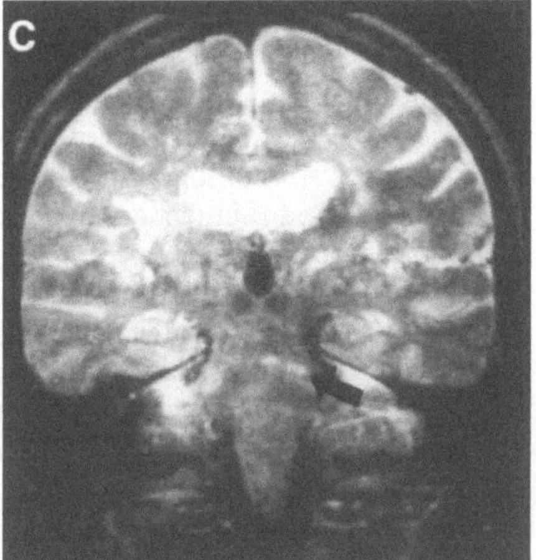

Abb. 5.36A–C. Darstellung eines Infarktes in der Brücke (a) und zweier kleiner Infarktareale am pontomesenzephalen Übergang im MRT (letzterer Befund in koronarer und konventioneller Schichtführung; B, C)

zwei verschiedenen Darstellungsebenen zu identifizieren sind. Dabei muß bedacht werden, daß die Veränderungen im Signalverhalten bestimmter Strukturen nach Ischämien nicht unbedingt die tatsächliche Größe des späteren Defektes anzeigen. Zum jetzigen Zeitpunkt sollte nach unserer Meinung die magnetische Resonanztomographie bei vaskulären Krankheiten in Ergänzung zur Computertomographie durchgeführt werden. Sie sollte nicht als Screeninguntersuchung nach TIAs oder bei zerebrovaskulärer Insuffizienz eingesetzt werden. Es wird einige Zeit dauern, bis man die wirkliche diagnostische Bedeutung mancher MRT-Befunde wie den oben schon angedeuteten abnormen Relaxationszeiten im Marklager, bei Migräne oder nach TIAs klinisch validiert hat. Bis dahin muß bei der Befundung die nötige Vorsicht walten.

5.3.3 Andere bildgebende Verfahren (PET, SPECT)

Zur quantitativen *Messung der Hirndurchblutung* haben Kety u. Schmidt erstmals 1948 eine Methode beschrieben, die die Bestimmung des zerebralen Blutflußvolumens aus der Differenz einer bei konstanten Verteilungskoeffizienten vom Hirn aufgenommenen Gasmenge und der arteriovenösen Konzentration ermöglicht. Vor der Entwicklung von Computertomographie, Kernspintomographie und insbesondere der Positronen-Emissions-Tomographie kam diesen Verfahren mit der Xenon-Clearance-Methode als der am weitesten verbreiteten Technik für wissenschaftliche Fragestellungen und mit Einschränkungen auch in der klinischen Anwendung sowie bei Therapiestudien eine große Bedeutung zu (Heiss 1984); zahlreiche technische Modifikationen und Verbesserungen der Datenanalyse und -abbildung haben dazu beigetragen, bei Patienten mit ischämischen Insulten und auffälligem zerebralen Angiogramm eine regionale Mangeldurchblutung zu dokumentieren, Wirkung und Indikationskriterien verschiedener Therapieprinzipien zu beobachten und quantitative Analysen der Hirndurchblutung bei verschiedenartigen, auch nichtzerebrovaskulären Erkrankungen des Zentralnervensystems sowie unter funktionellen Gesichtspunkten zu analysieren.

Die Positronen-Emissions-Tomographie (PET) erlaubt die lokale Konzentrationsmessung von Positronenstrahlern in Schnittbildern ähnlich der Computertomographie oder Kernspintomographie und ermöglicht mit inzwischen deutlich verbessertem zeitlichen und räumlichen Auflösungsvermögen der Kamerasysteme einen Einblick in den *Stoffwechsel des Gehirns*: Dabei werden Positronen emittierende Isotope, die in entgegengesetzter Richtung Gamma-Quanten abstrahlen, zur Lokalisation von Stoffwechselvorgängen benutzt, wobei synthetisierte und in den Organismus applizierte Substanzen als Träger verwendet werden. In den ersten Jahren wurden vor allem ^{15}O-Verbindungen und andere gasförmige Verbindungen zur Bestimmung von Sauerstoffverbrauch, Durchblutung und Blutvolumen im Gehirn verwendet, außerdem der Zuckerumsatz mittels Deoxyglukose nach Markierung mit ^{18}F gemessen. In Mehrfachuntersuchungen einzelner Personen mit verschiedenen Trägersubstanzen gelang es, neue weitreichende Erkenntnisse über die pathophysiologischen Mechanismen des Hirnstoffwechsels zu erhalten (Baron et al. 1981; Gibbs et al. 1984).

Neuere Methoden zur Darstellung von Dopaminrezeptoren, zur Messung des pH im Gehirngewebe und zur Beobachtung von Proteinsynthesen erweitern diese außerordentlich forschungsaktive Technologie, deren Einsatz in der klinischen Betreuung von Patienten bislang allerdings keine Bedeutung erlangt hat. Dies liegt an den äußerst kostenintensiven Personal- und apparativen Aufwendungen, die für diese Methode unabdingbare Voraussetzung sind. Modellstudien haben allerdings praktische Bedeutung für das Verhalten pathophysiologischer Vorgänge und für die Entwicklung abgeleiteter einfacherer Untersuchungsverfahren, die in der Klinik angewandt und so allgemein nutzbar gemacht werden können.

Abb. 5.37 zeigt ein Beispiel verschiedener Tracerstudien bei einem Patienten mit beidseitigem Verschluß der A. carotis interna und Infarkt im Gyrus-angularis-Gebiet der nichtdominanten Hemisphäre.

Auch die Single-Photon-Emissions-Computertomographie (SPECT) ermöglicht Einsichten in veränderte Stoffwechselvorgänge bei Schlaganfällen. Metabolische Störun-

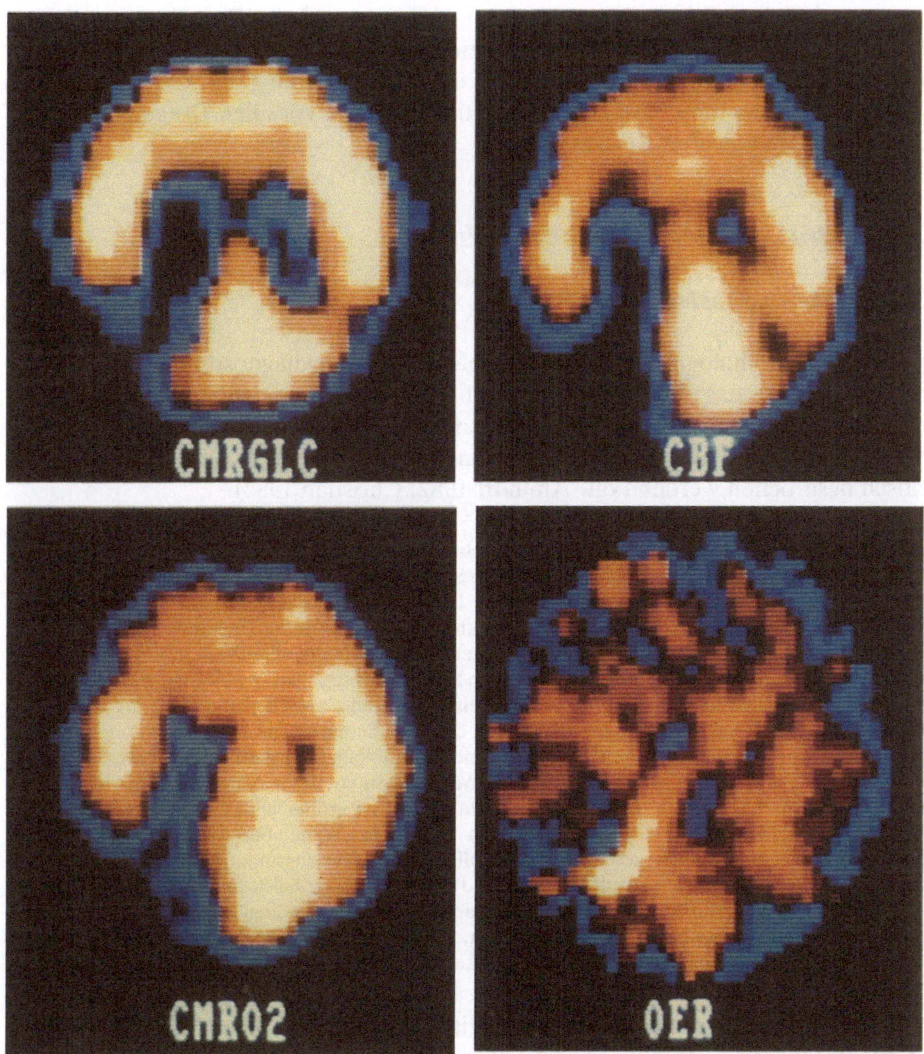

Abb. 5.37. Positronen-Emissions-Tomogramm eines Patienten mit Infarkt im Gyrus-angularis-Gebiet der nichtdominanten Hemisphäre bei bilateralem ACI-Verschluß. Der regionale Blutfluß *(CBF)* in dieser Region ist deutlich reduziert, doch zeigt die erhöhte Sauerstoffextraktionsrate *(OER)* in einem Teil des Ischämiebereiches eine metabolische Kompensation an – tatsächlich ist in dieser subkortikalen Region auch der Bezirk verminderten Sauerstoffmetabolismus *(CMRO2)* kleiner als es nach dem CBF-Tomogramm zu vermuten war. Dies kontrastiert mit dem Glukosemetabolismus *(CMRGLC)* und zeigt eine Entkopplung des Stoffwechsels (in Kooperation mit dem IME der KFA, Jülich, Prof. Feinendegen)

gen in nach dem Computertomogramm nicht strukturell geschädigten Hirnarealen nach Schlaganfällen werden darstellbar. Der große Nachteil dieser Methode ist die schlechte räumliche Auflösung und das Fehlen von Absolutwerten. Aussagen sind bislang nur im Seitenvergleich möglich. Nicht selten bestätigt die SPECT den klinischen (und elektroenzephalographischen) Verdacht auf die Beteiligung weiterer Hirnareale bei Patienten mit einer umschriebenen morphologischen Läsion im CT. Die SPECT stellt eine funktionelle bildgebende Untersuchung dar, die aber in ihrer Aussage nur zusammen mit anderen funktionellen und vor allen Dingen den klinischen Befunden gewertet werden darf.

5.4 Elektrophysiologische Untersuchungen

5.4.1 Elektroenzephalographie (EEG)

Die Elektroenzephalographie ist bei Schlaganfällen keine diagnostische Methode der ersten Wahl. Da das EEG aber sehr verbreitet ist und vor allem im ambulanten präklinischen Bereich oft eingesetzt wird, sollen die Grenze der Methode bei Schlaganfällen und die verbleibenden Indikationen sowie die möglichen Aussagen hier kritisch besprochen werden (vgl. Aminoff 1982; Christian 1982).

Bei der Elektroenzephalographie werden Potentialschwankungen, die vermutlich den Summationspotentialen der exzitatorischen und inhibitorischen Synapsen in der Hirnrinde entsprechen, mit über dem Skalp angebrachten Elektroden abgeleitet. Die Aktivität bestimmter Hirnhemisphärenabschnitte wird im Seitenvergleich untersucht. Indirekte Rückschlüsse auf subkortikale Funktionen und Hirnstammfunktionen sind möglich. Im EEG unterscheiden wir typische Wellenformen, die beim Gesunden eine topographische Verteilung über den Hemisphären zeigen. Bei den meisten Erwachsenen herrschen z. B. okzipital Alpha-Wellen mit einer Frequenz zwischen 8 und 13 Hz und einer Amplitude zwischen 20 und 70 µV vor. Sie können durch Sinneseindrücke, z. B. beim Augenöffnen, blockiert werden. Langsamere Elemente deuten meist auf lokale oder globale Funktionsstörungen hin, schnellere Elemente (Beta-Wellen) treten als Medikamenteneffekte oder als genetisch determinierte Normvarianten auf. Die Frequenz der Beta-Wellen ist größer als 13 Hz, die langsameren Wellen werden als Theta- (3,5–7, 5 Hz) und Delta- (0,5–3 Hz) Wellen bezeichnet.
Änderungen des Kurvenbildes können in einer allgemeinen Verlangsamung (Allgemeinveränderung, AV), in fokalen Asymmetrien (Herdbefund) oder durch plötzlich auftretende fokale oder generalisierte Potentialschwankungen (paroxysmale Änderungen) bedingt sein. Auf eine erhöhte Krampfbereitschaft weisen Elemente wie Spitzen, scharfe Wellen oder Spitze-Wellen-Komplexe (Spike-wave-Komplexe), hin. Auch sie können fokal oder generalisiert gefunden werden.

Nach Einführung der neuen neuroradiologischen Techniken hat sich die Bedeutung der Elektroenzephalographie in der Diagnostik neurologischer Notfälle geändert. Anstelle der Beschreibung fokaler und damit lokaldiagnostisch verwertbarer Veränderungen ist die Anwendung des EEGs als Meßinstrument für den allgemeinen Aktivitätszustand des Gehirns getreten. Typische Veränderungen finden sich z. B. in den verschiedenen Stadien der Bewußtlosigkeit. Bei zunehmender Bewußtlosigkeit nach ausgedehnten Infarkten tritt ein EEG-Muster auf, das als Burst-Suppression-Muster bezeichnet wird. Es kommt zu einzelnen groben Ausbrüchen von hochgespannter, langsamer EEG-Aktivität, der dann eine Phase der Kurvendepression folgt.
Nur wenn funktionelle Störungen der Darstellung einer morphologischen Läsion in einem bildgebenden Verfahren deutlich vorausgehen, behält das EEG auch seine lokaldiagnostische Bedeutung. Bei bestimmten Enzephalitiden, z. B. der Herpessimplex-Enzephalitis, sind die fokalen Veränderungen des EEGs bei noch normalem Computertomogramm ein wichtiger diagnostischer Hinweis.

Es ist oft erstaunlich, daß bei manchen Patienten mit einer schweren Halbseitensymptomatik fast keine, bei anderen Patienten sehr gravierende EEG-Befunde registriert werden können. Die wichtigste Ursache für diese vermeintlich unzureichende diagnostische Aussagekraft des EEGs bei ischämischen Insulten wird durch das jetzt geänderte Verständnis von der Pathogenese der ischämischen Insulte offensichtlich. Vor Einführung der Computertomographie bestand praktisch keine Möglichkeit, intravital festzulegen, ob die Ursache des Schlaganfalls ein großer Territorialinfarkt, ein Mediaverschluß, ein Linsenkerninfarkt oder vielleicht nur eine „strategisch" gelegene tiefe Lakune war.

Wenn ein vollendeter Schlaganfall eingetreten ist, sind die betroffenen Nervenzellen nicht mehr elektrisch aktiv und können auch nicht mehr „wiederbelebt werden". Diese Zellen nehmen dann am Ensemble der synchron tätig werdenden Nervenzellen nicht mehr teil. Liegt die Läsion kortexnah, resultiert eine diffuse, geringgradige Verlangsamung und eine Reduzierung der rhythmischen Grundaktivität. Diesem Herdbefund kann eine klinisch gravierende und morphologisch komplette Infarzierung einzelner Hirnabschnitte entsprechen. Darüber hinaus entstehen herdförmige EEG-Veränderungen, die auch in den Randzonen eines ischämischen Bezirkes zustandekommen, was zu der relativ schlechten räumlichen Auflösung des EEGs bei Schlaganfällen führt.

EEG-Veränderungen nach einem Territorialinfarkt treten oft in Form von Theta-Herden oder dysrhythmischen Gruppen schon *vor* dem Nachweis der ischämischen Läsion im CT auf. Bei größeren Infarktbezirken (und bei intrakraniellen Blutungen) herrschen fokale langsame Theta-Wellen und langsame Theta-Dysrhythmien mit vereinzelten Delta-Wellen vor. Nach komplettem Media- oder Mediaastverschluß findet man eine fokale Delta-Aktivität. Dies tritt aber auch über rindennah gelegenen intrazerebralen Blutungen, beim Hirnabszeß oder in der Umgebung eines Tumors auf. Bei mittelliniennahen Störungen finden sich über den vorderen und mittleren Hirnabschnitten manchmal rhythmische, bilateral-synchrone Theta-Wellen um 5–6 Hz. Besonders bei Grenzzoneninfarkten können, wenn Durchblutung und Oxygenierung labil um einen Grenzwert zwischen Funktions- und Erhaltungsstoffwechsel pendeln, hochamplitudige, steile Potentiale gefunden werden, die man als periodische, lateralisierte, epilepsieähnliche Entladungen (PLED), oder „extraterritoriale Spitzenaktivität" bezeichnet (Chatrian 1964; Karbowski 1974).

Größere, frische lakunäre Infarkte können in ganz seltenen Fällen einmal zu lateralisierten steilen Theta-Wellen führen, meist finden sich aber bei Mikroangiopathien eher diffuse, leichtgradige Verlangsamungen und keine fokalen Veränderungen. Kleine, aber klinisch relevante Astverschlüsse können wie tiefe lakunäre Läsionen ohne EEG-Veränderungen bleiben.

Besonders eindrucksvoll sind die EEG-Veränderungen bei jungen Patienten mit einer Migraine accompagnée (hemiplegische Migräne im Kindes- und Jugendalter, Christian 1982). Hier findet man ganz ausgedehnte langsame und hochgespannte Delta-Herde, deren Nachweis in diesem Fall eher zur Beruhigung beiträgt: Eine akute Hemiplegie aufgrund einer Media-Embolie in diesem Lebensalter geht in der Regel mit viel geringer ausgeprägten EEG-Veränderungen einher. Die EEG-Veränderungen bei der hemiplegischen Migräne können noch Tage, selten Wochen nach dem Migräneanfall überdauern, auch wenn bis dahin die gesamte klinische Symptomatik rückläufig war. Diese Befunde korrespondieren mit Veränderungen des Zellstoffwechsels, wie sie mit der PET-Technik nachweisbar sind.

Gefäßspasmen nach einer Subarachnoidalblutung können ebenfalls ganz eindrucksvolle fokale Veränderungen im EEG bewirken. Das EEG ist daher für die Verlaufsuntersuchung nach Subarachnoidalblutung geeignet.

5.4.2 Evozierte Potentiale (EP)

Die mit äußeren Reizen verbundenen Potentialveränderungen im EEG werden als evozierte Potentiale bezeichnet. Sie lassen sich durch die elektronische Mittelwertbildung ("averaging") aus der zufällig verteilten Grundaktivität herausheben und reproduzierbar darstellen (vgl. Chiappa u. Ropper 1982; Desmedt 1980; Lowitzsch et al. 1983; Stöhr et al. 1982).

Auch evozierte Potentiale sind in der Diagnostik von ischämischen Insulten von untergeordneter Bedeutung. In der Überwachung schwerer Schlaganfälle auf Intensivstationen haben sie sich jedoch bewährt. Bei Hirnstamminsulten und Basilaristhrombosen geben multimodale evozierte Potentiale wichtige Hinweise auf die Ausdehnung der Funktionsstörungen innerhalb des Hirnstamms (Ferbert et al. 1988; Hacke 1986). Die Anwendung der evozierten Potentiale beschränkt sich daher auf klinische Verlaufsuntersuchungen.

Bei Mikroangiopathien können pathologische evozierte Potentiale den Verdacht auf die Multiplizität der Läsionen untermauern. Auch der Blinkreflex, eine elektromyographische Reflexuntersuchung, die im einzelnen nicht besprochen werden soll, kann in beiden Fällen pathologische Befunde aufweisen.

5.4.2.1 Visuell evozierte Potentiale (VEP)

Visuell evozierte Potentiale können durch visuelle Reize (Schachbrettmuster mit Kontrastumkehr oder Lichtblitze) ausgelöst werden. Beide Augen können getrennt im ganzen Gesichtsfeld und für Teile des Gesichtsfelds stimuliert werden. Bei Gesunden kommt es etwa 100 ms nach Musterwechsel zu einer tiefen, positiven Auslenkung (P100). In Abhängigkeit vom Reizmuster sind visuell evozierte Potentiale sehr großen intra- und interindividuellen Schwankungen unterworfen. Störungen der Vigilanz, Bewußtseinsstörungen und medikamentöse Einflüsse verändern die VEP stark. Nur in den seltenen Fällen, in denen die Differentialdiagnose intermittierender ischämischer Insulte gegen multiple Sklerose bei jüngeren Patienten geklärt werden muß, wird man die VEPs untersuchen. Diese sind bei multipler Sklerose in vielen Fällen pathologisch verändert, bei ischämischen Läsionen nur sehr selten. Nach Posteriorinsulten können gesichtsfeldabhängige Potentiale eine Hemianopsie objektivieren (Abb. 5.38), dies gelingt jedoch auch mit der klinischen oder perimetrischen Untersuchung. Nicht immer müssen diese Effekte so deutlich sein wie in dem hier ausgewählten Beispiel. Bei Mehrkanalregistrierung lassen sie sich jedoch mit ausreichender Sicherheit nachweisen. Bei der subkortikalen arteriosklerotischen Enzephalopathie sind die visuell evozierten Potentiale bei einer großen Zahl von Patienten pathologisch, was auf die Marklagerdemyelinisierung zurückgeführt wird.

5.4.2.2 Akustisch evozierte Hirnstammpotentiale (AEHP)

Die frühen akustischen Hirnstammpotentiale sind amplitudenniedrige Potentialauslenkungen, die in den ersten 7 ms nach einem Schallreiz durch die Erregung einzelner

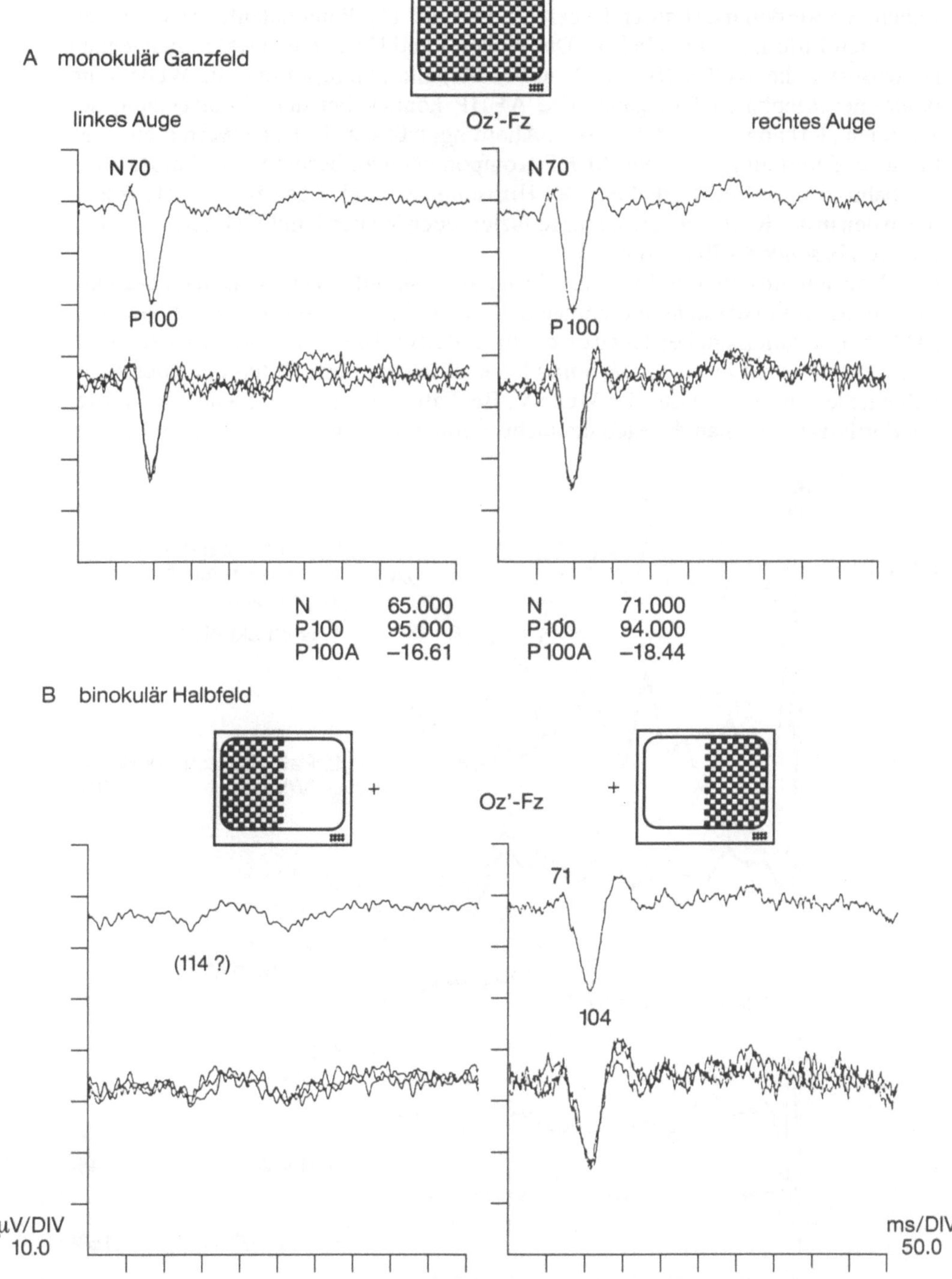

Abb. 5.38 A, B. Visuell evozierte Potentiale bei Ganzfeld – **(A)** und Halbfeldreizung **(B)**. Im hemianopischen Gesichtsfeld (li.) kein sicher reproduzierbares Potential bei Halbfeldreizung (5.38 B. li. Bildabschnitt)

Strukturen der akustischen Leitung im peripheren Hörnerv und im Hirnstamm entstehen. Sie werden meist durch Klickreize evoziert. Die Potentialanteile werden mit römischen Ziffern I-V (VI) belegt. Die Wellen I und II entstehen wahrscheinlich im N. acusticus, die Wellen III und IV in der Medulla oblongata und die Welle V im ponto-mesenzephalen Übergang. Die AEHP können bei der Untersuchung der zentralen Hörbahn eingesetzt werden. Allerdings läßt sich die früher vermutete enge topische Zuordnung einzelner AEHP-Komponenten zu bestimmten Stationen der Hörbahn nicht aufrecht erhalten. Bei Hirnstammerkrankungen ist die Latenz zwischen den in der Regel sehr gut zu reproduzierenden Wellen I und V (Interpeaklatenz I-V) von besonderer Bedeutung.

Bei Hirnstamminsulten und Basilaristhrombosen sind die Veränderungen der akustisch evozierten Hirnstammpotentiale u. U. sehr eindrucksvoll (Ferbert et al. 1988) (Abb. 5.39). Patienten, bei denen eine sehr weit rostral gelegene Basilaris-Durchblutungsstörung vorliegt, haben oft normale akustisch evozierte Potentiale oder allenfalls eine leichte Abflachung der Welle V. Bei Patienten mit einer Läsion der mittleren Basilaris findet man dagegen deutliche Veränderungen der mittleren und späten

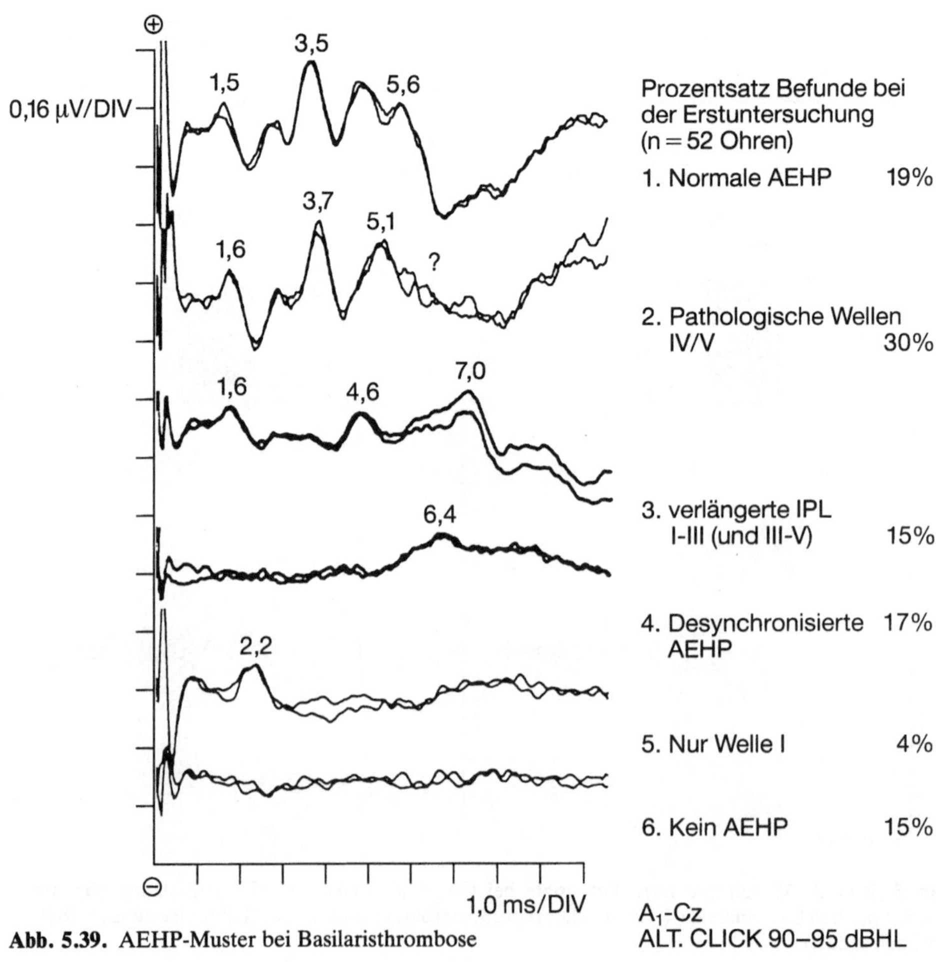

Abb. 5.39. AEHP-Muster bei Basilaristhrombose

Potentialanteile und eine Verlängerung der I-V-Interpeaklatenz. Wenn die A. labyrinthi mit in die Durchblutungsstörung einbezogen ist, resultiert das Muster einer
kochleären Hörstörung.

5.4.2.3 Somatosensibel evozierte Potentiale (SEP)

Für die Auslösung der SEP werden Rechteckstromstöße, die auf periphere gemischte
Nervenstämme appliziert werden, benutzt. Die SEP können kortikal und spinal
abgeleitet werden. Am leichtesten sind die kortikal evozierten Potentiale zu reprodu-
zieren. Bei Stimulation des N. medianus findet man eine negative kortikale Auslenkung nach 20 ms, dieser folgt eine positive Auslenkung nach etwa 25 ms. Dieser
kortikale Primärkomplex (die Potentialanteile werden nach ihrer Polarität und der
mittleren Latenz in einem Normalkollektiv mit N20 und P25 bezeichnet) ist relativ
stabil gegen äußere Einflüsse, z. B. Medikamente oder Narkoseeffekte. Gleichzeitig
kann auch eine spinale Ableitung mit Elektroden über dem Dornfortsatz C7 oder C2
durchgeführt werden.
Hier findet man bei gesunden Probanden eine 3gipflige negative Auslenkung, deren
Gipfel N11, N13 und N14 der Hinterwurzel, einem Hinterhorngenerator und einem
lemniskalen Hirnstammgenerator entsprechen. Die Latenzdifferenz zwischen N13
und N20 wird als zentrale Transmissionszeit bezeichnet. Sie repräsentiert die Leitung
des sensiblen Impulses vom Rückenmark bis zum Eintreffen am Kortex (Abb. 5.40).

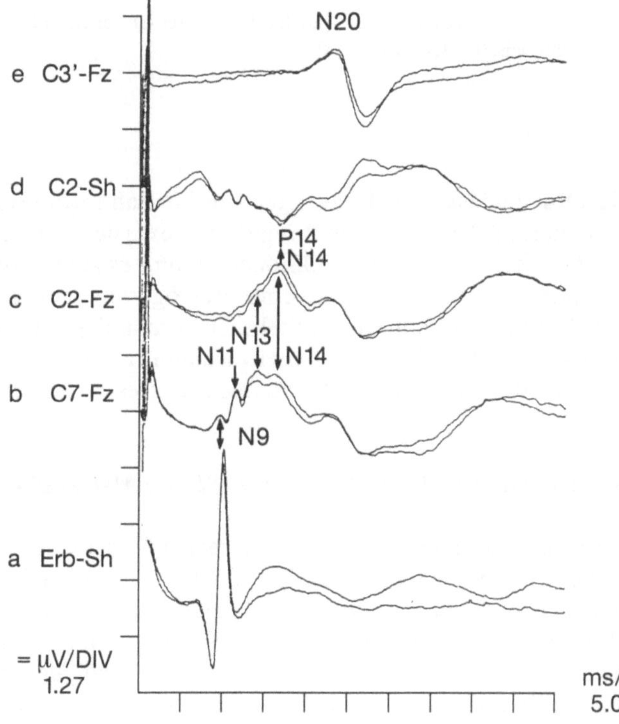

Abb. 5.40 a–e.
a Erb-Potential,
b–d spinal,
e kortikal

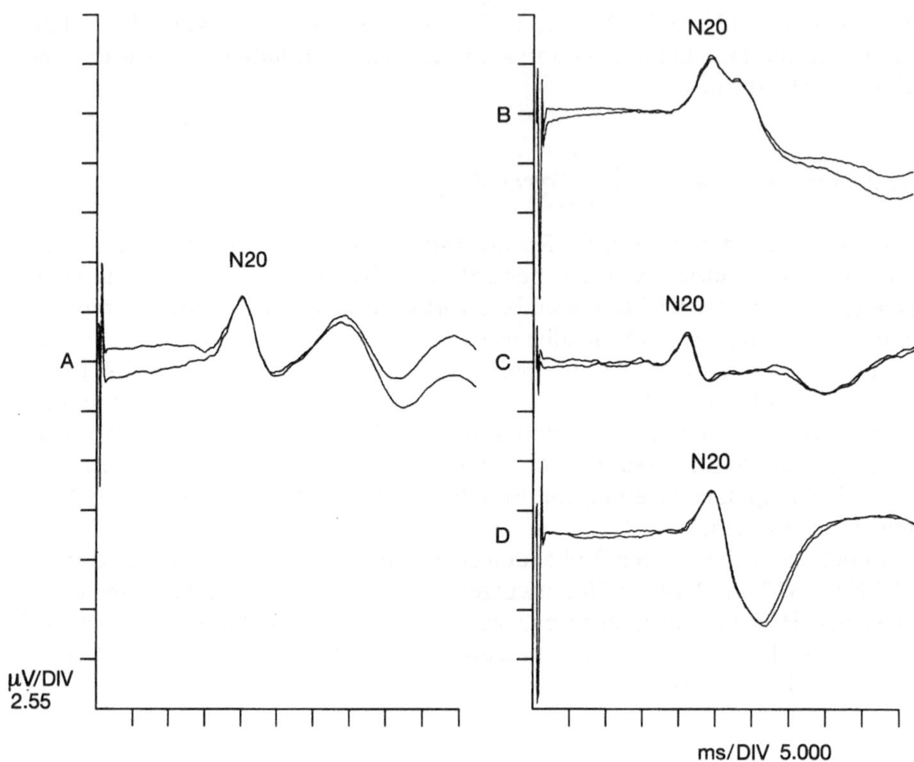

Abb. 5.41 A–D. Medianus-SEP (kortikal) bei ischämischen Infarkten. **A** Normalbefund, **B–D** pathologische Befunde

Bei Halbseitenläsionen, die auch die sensible Bahn erfassen, findet sich eine Amplitudenminderung des kortikalen Primärkomplexes des SEP bei normalem spinalen (C7) Potential. Bei ausgedehnten Läsionen kommt es zum Ausfall des kortikalen Potentials, ohne daß dem Ausfall eine Verzögerung der zentralen Überleitungszeit (N13–N20) zwangsläufig vorausgeht. Hirnstammläsionen und thalamische Läsionen führen zu einer Verlängerung der Hirnstammtransmissionszeit; der kortikale Primärkomplex kann aber auch ausfallen (Noel u. Desmedt 1975) (Abb. 5.41).

5.4.3 Topographische EEG-Analyse ("Brain Mapping")

Durch die Verbesserung der technischen Möglichkeiten, insbesondere die rasche Entwicklung in der Computertechnologie, ist in den letzten Jahren die zuvor ausschließlich in Forschungsvorhaben angewandte topographische Aufarbeitung der elektrischen Hirnaktivität einschließlich der evozierten Potentiale für die klinische Anwendung eröffnet worden. Mit den nun zur Verfügung stehenden Geräten können nach Art einer Landkarte beispielsweise Zonen korrespondierender Potentialgrößen

(Amplitude, Frequenz, Polaritätsdifferenz etc.) über die Zeit analysiert werden, um die hirnelektrische Aktivität in Lokalisation und zeitlic̅ ̅ Ablauf nach ihren möglichen Quellen zu analysieren. Während bereits zahlreiche experimentelle und psychologische Untersuchungen aus der Tradition dieses Verfahrens vorliegen, fehlen noch weitgehend Vorstellungen zur klinischen Anwendung, auch wenn erste Ergebnisse vornehmlich im psychiatrischen Bereich hoffnungsvoll sind (John 1988). Für den Bereich der zerebrovaskulären Erkrankungen ergeben sich interessante Möglichkeiten beispielsweise aus Studien zwischen Hirnaktivität und Hirnstoffwechsel (Nagata et al. 1986), die eine lineare Korrelation zwischen rCBF und indirekt auch dem Sauerstoffmetabolismus in der PET und mit einzelnen Banden des EEG-Spektrums beschreiben (positive Korrelation mit der Alpha-Aktivität, negative mit der Delta-Aktivität). Auch verschiedene Ansätze, dieses Verfahren zur Überwachung während neuroradiologischer und gefäßchirurgischer Eingriffe zu benutzen, wurden inzwischen realisiert, ohne daß schon eine abschließende Beurteilung der Wertigkeit möglich ist.

5.4.4 Transkranielle Magnetstimulation

Die transkranielle motorische Stimulation mit einem elektromagnetischen (Merton u. Morton 1980), in jüngster Zeit aber zunehmend häufiger mit einem magnetischen (Barker et al. 1985) Stimulator ermöglicht es, Aussagen über die Funktion zentralnervöser motorischer Bahnen zu erhalten. Die Methode beruht auf der Reizung motorischer Kortexareale durch die intakte Schädelkalotte hindurch. Die Reaktionen werden wie in der klinischen Elektromyographie durch Nadel- oder Oberflächenelektrodenableitung von Extremitätenmuskeln registriert; Latenzen, Potentialamplituden und Potentialform werden nach absoluten Normalwerten und im Seitenvergleich beurteilt. Durch die mit dem elektrischen Stimulator relativ einfache, mit dem magnetischen Stimulator etwas schwierigere Reizung spinal, bei der wahrscheinlich die Nervenwurzeln stimuliert werden, ergibt sich indirekt auch die Möglichkeit zur Berechnung einer zentralen Überleitungszeit für die motorische Bahn, wenn man die Synapsenzeit für die Übertragung von der Pyramidenbahn auf das motorische Neuron abzieht.

Die Methode wird zur Zeit sehr breit angewandt, wobei offen bleiben muß, welche endgültigen zusätzlichen Aussagen durch diese Untersuchung erreicht werden können. So wie die somato-sensibel evozierten Potentiale keine wesentlichen Zusatzinformationen liefern, wenn schon klinisch eine eindeutige Sensibilitätsstörung vorliegt, ist auch für die motorischen Potentiale zunächst einmal der einfache Nachweis einer motorischen Störung bei offensichtlicher Hemiparese kein echter Informationsgewinn. Man kann sich jedoch einige Bereiche vorstellen, wo mit Hilfe der motorischen Potentiale bei Schlaganfallpatienten zusätzliche Informationen zu gewinnen sein können: Patienten, bei denen aus neuropsychologischen Gründen eine exakte Kraftprüfung nicht möglich ist, weil sie aphasisch-apraktisch sind oder einen Neglekt haben, bieten sich ebenso für diese Untersuchung an wie Patienten, bei denen eine Einschränkung des Bewußtseins die exakte Muskelfunktionsprüfung erschwert. Vielleicht ergeben sich auch Möglichkeiten, über das Wiederauftreten von zunächst ausgefallener Potentiale und die Art der Veränderungen bei partiell gestörten moto-

rischen Potentialen prognostische Hinweise auf die mögliche Rehabilitationsfähigkeit zu erhalten. Diese Annahmen bedürfen aber alle noch der exakten klinischen Überprüfung und Validierung.
Da die Magnetstimulation transkraniell keine besondere Belastung darstellt und die Untersuchung selbst kaum schmerzhaft ist, wird wohl in der nächsten Zeit eine sehr breite Anwendung der Methode zu erwarten sein.

5.5 Zerebrale Angiographie
(Vgl. Huber 1979)

5.5.1 Indikationen zur Angiographie

Eine zerebrale Angiographie ist nur indiziert, wenn man aufgrund klinischer Untersuchungen und Anamnese, sachkundig durchgeführter Ultraschalluntersuchungen und einer qualitativ ausreichenden computertomographischen Untersuchung annehmen kann, daß man aus dem Ergebnis der Angiographie therapeutische Konsequenzen ableiten kann. Diese müssen auch bei dem individuellen Patienten durchführbar sein. Das bedeutet z. B., daß bei einem Patienten mit einer hochgradigen symptomatischen Karotisstenose, den man angiographieren möchte, auch Operabilität für eine geplante Karotisdesobliteration bestehen muß. Entsprechendes gilt für die Einleitung einer Antikoagulation oder anderer pharmakologischer Ansätze. Wenn also Alter, Vorerkrankung, Risikofaktoren oder Operationsrisiko im Einzelfall gegen die Einleitung einer eigentlich geeigneten Therapie sprechen, wird man auch auf die Angiographie verzichten. Therapeutische Konsequenzen ergeben sich im allgemeinen nur bei Patienten, die reversible Symptome oder eine progressive Symptomatik zeigen. Einzelne transitorisch ischämische Attacken mit normaler Dopplersonographie sind kein Grund für die sofortige Angiographie; hier wird man sich, wenn überhaupt, erst zur Angiographie entscheiden, wenn die neurologische und internistische (laborchemische und kardiale) Diagnostik abgeschlossen ist.
Wir geben in Tabelle 5.7 eine subjektive Auflistung der Angiographie-Indikationen beim reversiblen oder progredienten Schlaganfall mit den möglichen therapeutischen Konsequenzen. Berücksichtigt werden muß, daß die fibrinolytische Therapie noch eine experimentelle Therapie ist (s. S. 178) und daß trotz des negativen Ergebnisses der EC-IC-Bypass-Studie in ganz seltenen Fällen noch die Indikation zur Bypass-Operation gestellt werden kann. Manche Krankheiten, die nicht auf arteriell-ischämische Läsionen zurückzuführen sind, können initial unter dem Zeichen eines progressiven Insultes verlaufen. In diesen Fällen ist die Angiographie zur differentialdiagnostischen Klärung (Sinusthrombose, hämorrhagische Enzephalitis) erforderlich. Bei der relativ niedrigen Komplikationsrate der arteriellen digitalen Subtraktionsangiographie kann manchmal die Indikation zur Angiographie weiter gestellt werden, z. B. um Hinweise zur Klärung des Spontanverlaufs und der Prognose ischämischer Insulte zu erhalten.

Tabelle 5.7 Indikationen zur Angiographie bei cerebralen Ischämien

	Verdachtsdiagnose nach Klinik, CT, Dopplersonographie	Mögliche therapeutische Konsequenzen*
Karotisterritorium	hochgradige, hämodynamisch wirksame oder embolisierende Karotisstenosen und -verschlüsse	Operation (Endarterektomie), evtl. Heparin, ASS
	Supraokklusionelle Mediaembolie	Fibrinolyse, Heparin
	Verdacht auf Pseudookklusion der A. carotis interna	Operation
	Progressiver Insult ohne extrakranielle Karotisstenose: Verdacht auf proximale Siphon- oder Mediastenose, Embolie oder Verschluß	Heparin, Kumarin (Fibrinolyse)
	Spontanes oder traumatisches Dissekat der Karotis interna	Heparin
	Verdacht auf frische multiple Embolien mit guter Rückbildung	Heparin, Kumarin, Antibiotika, (Klappenersatz)
	Verdacht auf Moya-Moya-Krankheit	?
	Verdacht auf fibromuskuläre Dysplasie	?
	Verdacht auf Angiitis	Kortison, Antibiotika, Tuberkulostatika Immunsuppression
	Differentialdiagnose zu Sinusthrombose, Herpes-simplex-Encephalitis	
vertebro-basiläres Territorium	Verdacht auf Basilaristhrombose/-embolie oder auf intrakranielle Vertebralisstenose	Fibrinolyse, Heparin, Kumarin
	Subklaviaanzapfsyndrom (Subclaviastenose, Verschluß)	Operation, PTA
	Verdacht auf hochgradige (bilaterale!) Vertebralisabgangsstenose oder Verschluß	PTA, Operation
	Therapieüberwachung	
	diagnostische Angiographie ohne therapeutische Konsequenzen zur Klärung, Spontanverlauf und Prognose (?)	

* die aufgeführten therapeutischen Konsequenzen stellen eine subjektive Auswahl dar. Im Zweifelsfall, auch unter Berücksichtigung der niedrigen Komplikationsrate der arteriellen DSA, weite Indikationsstellung, um auch diagnostische und prognostische Aspekte erfassen zu können. Trotzdem sollte immer eine Chance auf die therapeutische Nutzbarkeit des Angiographieergebnisses gegeben sein.

5.5.2 Technik der Angiographie

Die transfemorale Angiographie in selektiver Technik ermöglicht es, über eine Punktionsstelle alle supraaortalen Gefäße selektiv darzustellen. In seltenen Fällen wird auch die retrograde Brachialisangiographie durchgeführt. Linksseitig führt sie zu einer weitgehend überlagerungsfreien Darstellung des vertebro-basilären Gefäßterritoriums. Manchmal kann auch der direkte Zugang über die A. axillaris zur Darstellung der A. vertebralis gewählt werden.

Neben der Darstellung und Dokumentation der Abgänge der großen Halsgefäße werden die Karotisgabeln und die intrakraniellen Gefäße in speziellen Serien dargestellt. Die a.p.-Darstellung der Karotisgabel wird durch eine leichte Drehung des

Kopfes um 25 Grad verbessert. Hierbei entfällt meist die Überlagerung der Karotisgabel durch Externaäste. Bei Filmdarstellungen wird eine simultane 2-Ebenendarstellung bevorzugt, um die Kontrastmittelmenge zu reduzieren. Die Arkusangiographie wird bei der Abklärung einer Arteriitis mit Beteiligung des Abgangs der supraaortalen Gefäße oder Dissektion durchgeführt, aber nicht mit dem Ziel der Beurteilung der einzelnen hirnzuführenden Gefäße. Die hierfür benutzte Kontrastmittelmenge ist höher als man sie zur sequentiellen und selektiven Darstellung der einzelnen Gefäße benötigen würde. Die digitale Subtraktionsangiographie der hirnversorgenden Gefäße sollte nur intraarteriell durchgeführt werden. Die venöse digitale Subtraktionsangiographie mit hohem Kontrastmittelbolus ist risikoreich und in der Auflösung nicht ausreichend.

Die Toxizität der Kontrastmittel ist in den letzten Jahren geringer geworden. Anaphylaktische Reaktionen auf das Kontrastmittel sind zwar nicht vorhersehbar, können jedoch mit den üblichen Maßnahmen beherrscht werden. Kurzdauernde toxische Folgen, wie eine kortikale Blindheit, werden mit den neuen Kontrastmitteln seltener gesehen. Dennoch ist die zerebrale Angiographie, besonders bei Patienten mit Gefäßkrankheiten, keine risikofreie Untersuchung. Bei der transfemoralen Angiographie kommt es in etwa 1% der Fälle zu leichten (überwiegend lokalen), in 0,5% zu gravierenden Komplikationen, einschließlich Todesfällen. Daher ist die präzise Indikationsstellung und die Aufklärung der Patienten mit zerebrovaskulären Krankheiten und höherem Risiko auch weiterhin unbedingt erforderlich.

Die Anwendung der digitalen intraarteriellen Subtraktionsangiographie setzt eine gute Kooperationsfähigkeit des Patienten (keine Atemexkursion während der Angiographieserie) oder eine Intubationsnarkose voraus. Nur so sind qualitativ ausreichende Darstellungen zu erzielen. Wenn man sich zur Angiographie entschließt, muß auch eine optimale Darstellungsqualität angestrebt werden. Es ist nicht sinnvoll, den Patienten dem, wenn auch geringen, Risiko der Angiographie auszusetzen, aber nicht konsequent genug zu sein, die Angiographie auch technisch optimal durchzuführen.

Bisweilen wird man daher auch noch die konventionelle Technik mit anschließender Filmsubtraktion benötigen. Eine technisch unzureichende Angiographie bringt keine zusätzlichen Informationen, kann den Untersucher aber auf eine falsche Fährte lenken. Zur Vorbereitung auf die Angiographie lassen wir die Patienten nüchtern. Eine Polyglobulie wird durch eine isovolämische Hämodilution ausgeglichen. Ein exakter Gerinnungsstatus muß vorliegen. Der Katheter wird mit einer heparinisierten Ringer-Lösung perfundiert. Patienten, die unter den Bedingungen einer möglichen interventionellen Maßnahme untersucht werden, werden wie für eine Operation vorbereitet.

5.5.3 Exemplarische angiographische Befunde

Abb. 5.42 zeigt eine normale intrakranielle arterielle Phase einer A.-carotis-communis-Darstellung im anterior-posterioren (a.p.) und im seitlichen Strahlengang, in Abb. 5.43 sind auch die späteren Phasen nach Injektion in die rechte A. carotis interna dargestellt. Über die leptomeningealen Kollateralen kommt es zu einer sehr guten Füllung der Arterien der anderen Hemisphäre.

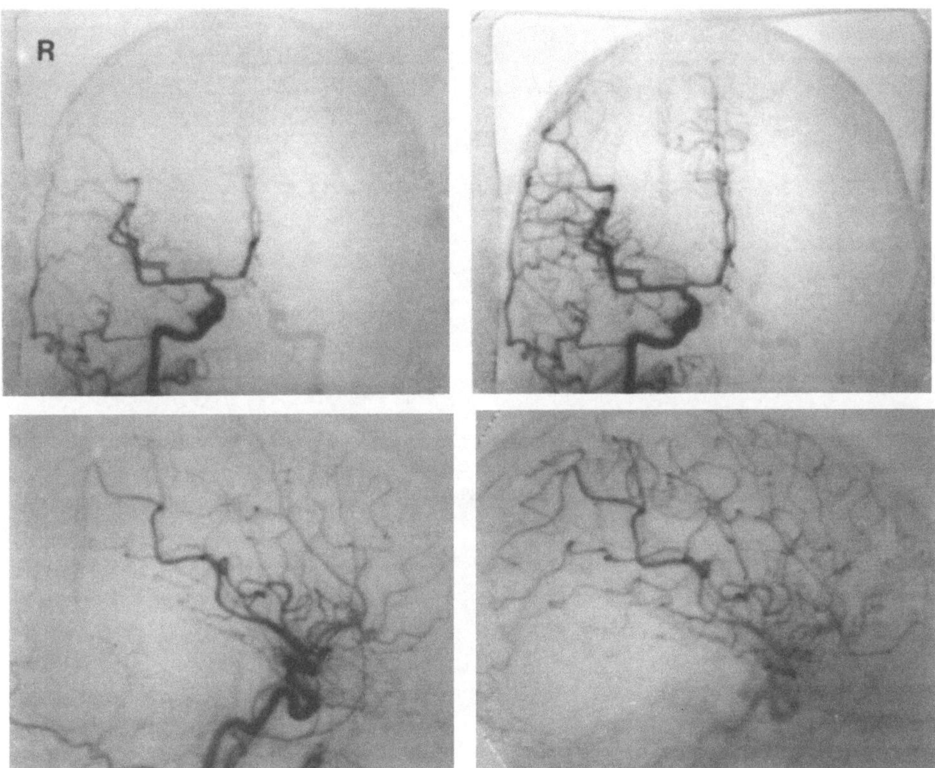

Abb. 5.42. A.-carotis-communis-Angiographie mit Darstellung der Interna- und Externaäste, arterielle Phase a. p. und seitlich. Normales Angiogramm in der arteriellen digitalen Subtraktionsangiographie

Abb. 5.44 zeigt eine Vertebralis-Basilaris-Angiographie nach Injektion in die linke A. vertebralis in halbaxialer und in seitlicher Darstellung.

Abb. 5.45 zeigt eine normale Angiographieserie der Karotisgabel, Abb. 5.46 a–c zeigt drei verschiedene Stenosegrade der A. carotis interna, eine ulzerierte etwa 80%ige Stenose, eine kurzstreckige subtotale Stenose der A. carotis interna im Abgangsbereich und eine langstreckige, filiforme Stenose mit geringerer Kontrastierung des distalen Internasegmentes. In Abb. 5.47 ist eine Stenose des Karotissiphons dargestellt. Eine solche Stenose ist durch die Karotischirurgie nicht angehbar.

Die Pseudookklusion ist der höchste Grad einer A.-carotis-interna-Stenose. In der normalen Serienangiographie kann sich nur noch der proximale Stumpf der A. carotis interna zeigen, während bei verlängerter Serie eine sehr dünne kollabierte A. carotis interna in Subtraktionstechnik gefunden werden kann. Die Pseudookklusion hat wahrscheinlich ein hohes Embolierisiko. Selbst wenn ein definitiver Karotisverschluß eingetreten ist, kann über eine Pharyngea-Aszendens-Anastomose zum intrapetrosalen Teil der A. carotis interna noch ein Lumen offengehalten werden, das ebenfalls

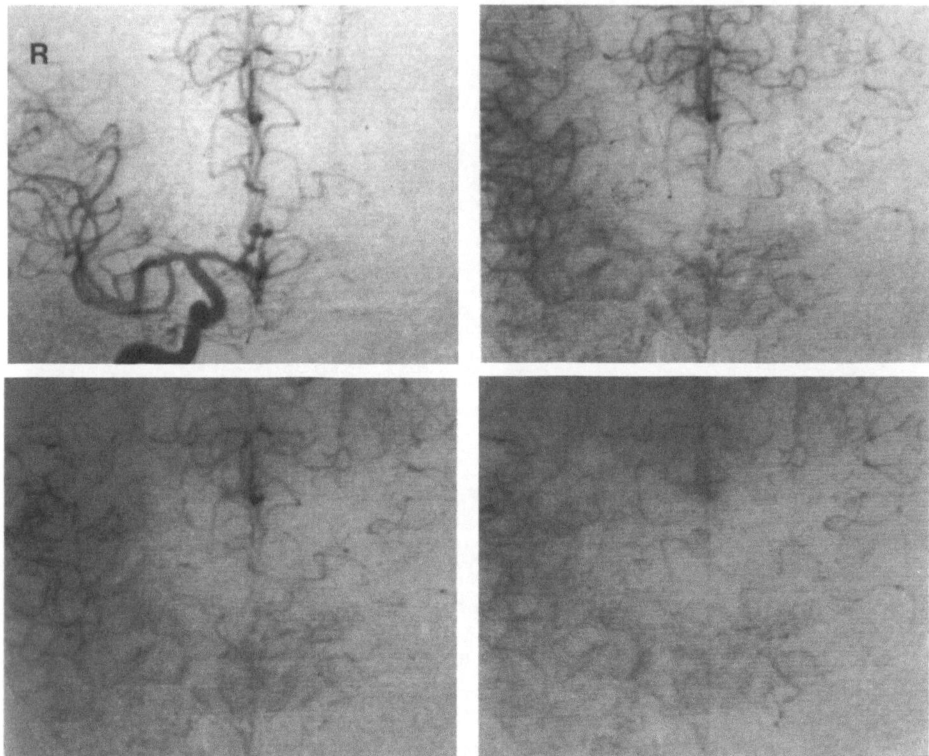

Abb. 5.43. A.-carotis-interna-Angiographie rechts mit exzellenter Kollateralfüllung. Über die rechte A. carotis interna füllen sich beide Anteriores, anschließend kommt es über leptomeningeale Anastomosen zur leicht zeitverzögerten Füllung auch des linksseitigen A. cerebri-media-Gebietes

einen langsamen Fluß im hirnzugewandten Teil der A. carotis interna bewirkt und zu ipsilateralen Embolien führen kann.

Beim Verdacht auf eine Pseudookklusion der A. carotis interna oder auf akute Verschlüsse der A. carotis interna mit dem Verdacht einer supraokklusionellen Embolie (positives Mediazeichen im CT) wird nicht nur die betroffene A. carotis interna, sondern auch die Gegenseite angiographiert, um eine Aussage über die Kollateralisierung über die A. communicans anterior ("crossfilling") zu erhalten.

Die Darstellung des kontralateralen Flusses kann beim akuten A.-carotis-interna-Verschluß darüber hinaus auch zur Darstellung der oberen Grenze des Verschlusses bei retrograder Füllung des Karotissiphons genutzt werden.

Embolische Verschlüsse finden sich in den meisten Fällen in den Ästen der A. cerebri media, eine Embolie in die A. cerebri anterior ist selten. Man findet sie, wenn eine Strömungsbehinderung in der A. cerebri media besteht. Embolische Verschlüsse der A. cerebri posterior als Ausdruck einer Embolie in den hinteren Kreislauf finden sich sehr häufig an der Aufteilung in die A. occipitalis interna und in die A. temporo-occipitalis.

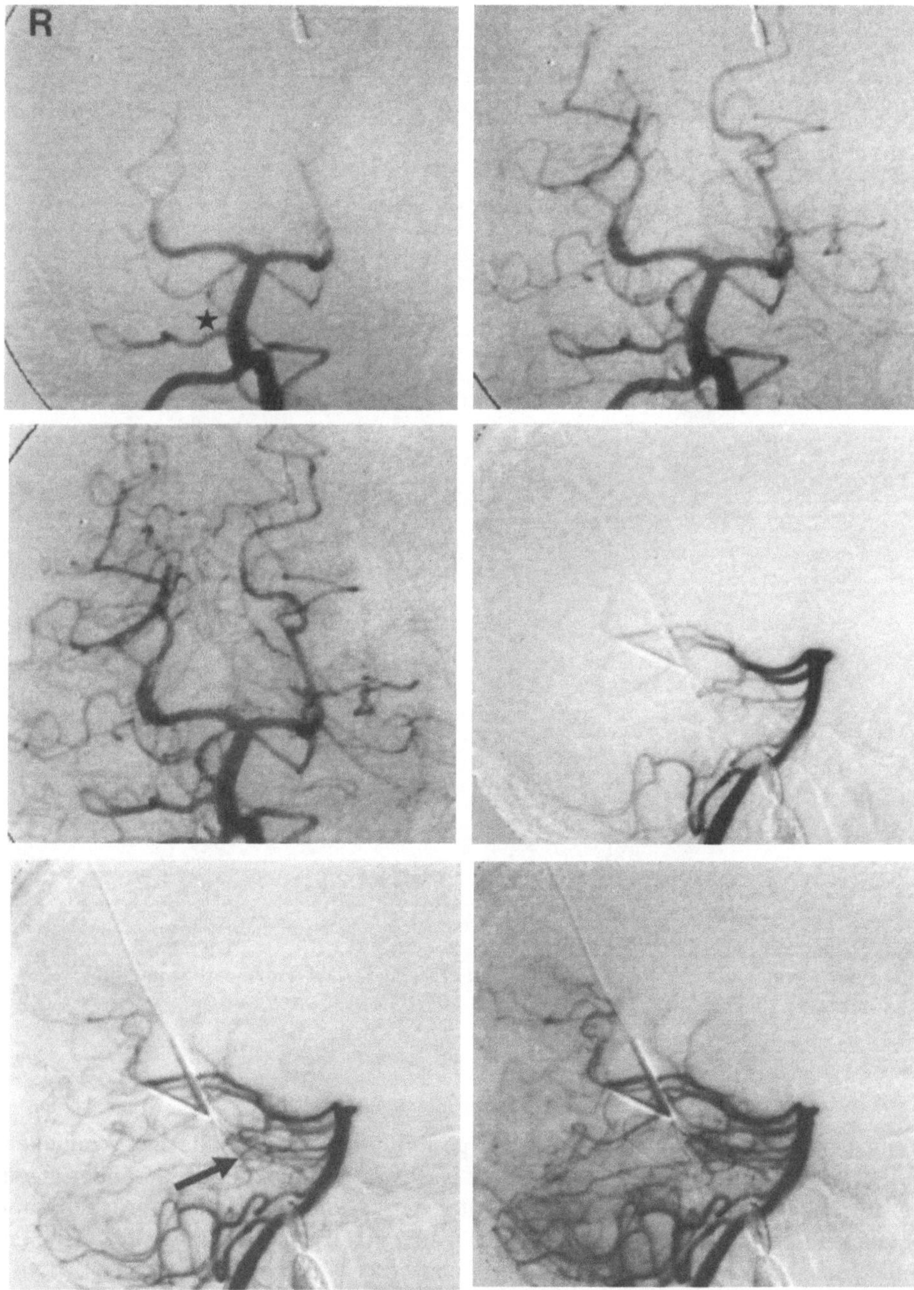

Abb. 5.44. Beispiel für ein Vertebralis-Basilaris-Angiogramm, arterielle Phase, a. p. und seitlich. Der in der digitalen Subtraktionsangiographie nicht vollständig beseitigte Streifenartefakt stammt von Elektrodenkabel und Elektrode bei gleichzeitig durchgeführter neurophysiologischer Überwachung. Es handelt sich um einen normvarianten Befund mit rechts sehr starkkalibriger AICA, aber linksseitig typischen Verlauf der PICA. Man beachte die vollständige Einfüllung beider Aa. cerebri posteriores und die gute Darstellung der langen Zirkumferenzarterien (Pfeil)

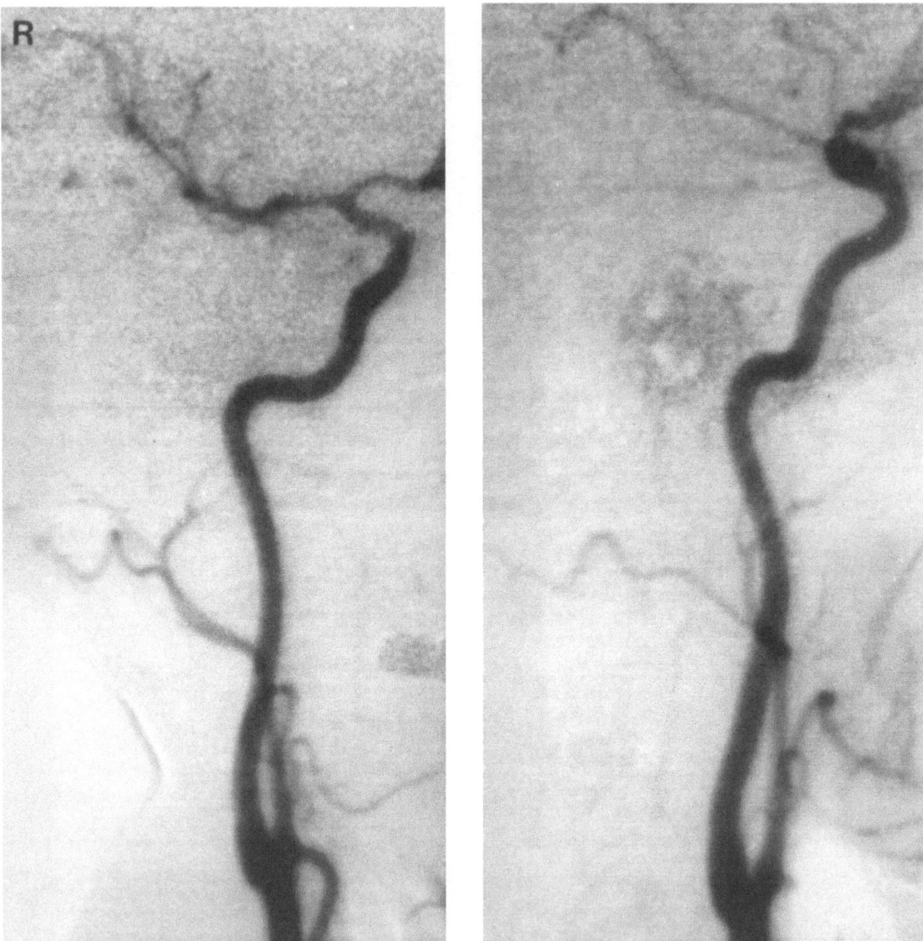

Abb. 5.45. Normalbefund einer Karotisgabel mit basalem Verlauf der A. carotis interna

Wenn der Verdacht auf eine Vaskulitis gestellt wird, müssen alle intrakraniellen Gefäßterritorien untersucht werden. Der Nachweis multilokulärer Veränderungen der intrakraniellen Gefäße mit segmentaler Engstellung, Gefäßabbrüchen und Gefäßstenosen gilt als charakteristisch für eine Arteriitis. Vaskulitische Läsionen findet man häufig in der Pars circularis der A. cerebri posterior. Auch Karotis-Siphon-Stenosen, oft bilateral, können Ausdruck einer (spezifischen) Vaskulitis sein. Eine seltene Krankheit, die mit intermittierenden ischämischen Symptomen einhergeht, ist das Moya-Moya-Syndrom, das mit multiplen Gefäßveränderungen des Circulus *Willisi* bei ungeklärter Ätiologie verbunden ist (Abb. 5.48).
Bei der fibromuskulären Dysplasie kommt es in relativ vielen Fällen zur Ausbildung von Spontandissekaten, die wiederum Ursache für embolische Insulte sind. Die

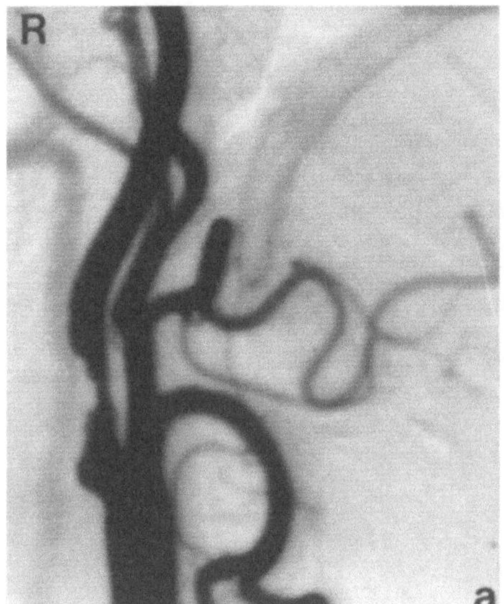

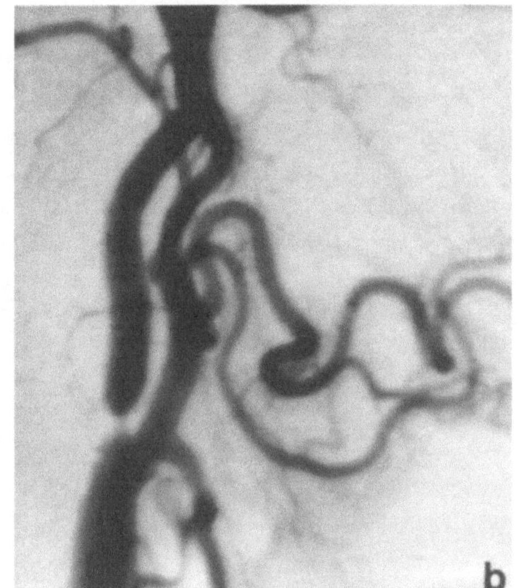

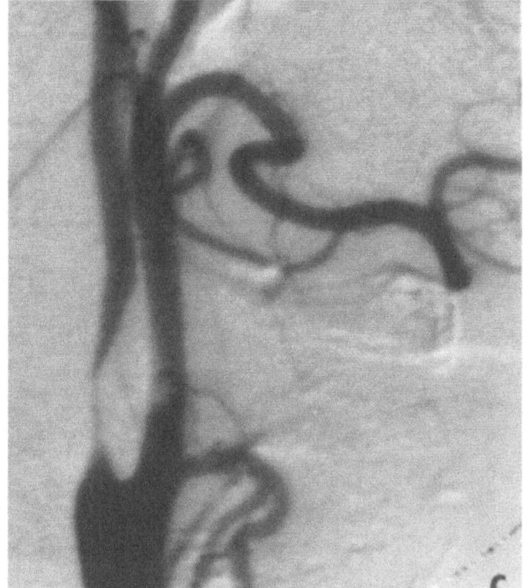

Abb. 5.46a–c. Angiographische Darstellung von drei verschiedenen Stenosegraden der A. carotis interna am Abgang **a)** wandunregelmäßige, ulzerierte etwa 80%ige Karotis-interna-Stenose rechts **b)** kurze, über 95%ige Internaabgangsstenose rechts **c)** langgestreckte, filiforme, subtotale Karotis-interna-Stenose rechts mit geringerer Kontrastierung der proximalen A. carotis interna und beginnendem Kollaps

fibromuskuläre Dysplasie stellt sich im Angiogramm mit einer ganz charakteristischen Veränderung der Gefäßwand dar, in der sich weitgestellte mit enggestellten Abschnitten abwechseln („Perlenkette") und Aneurysmabildung dar (Abb. 5.49). Schlaganfälle, die im engen zeitlichen Zusammenhang mit einem Kopftrauma entstehen, lassen den Verdacht auf ein traumatisches Karotis-Dissekat aufkommen (Abb. 5.50). In manchen Fällen kann ein Karotis-Dissekat auch doppelseitig auftreten. Proximale zirkuläre Stenosen des Vertebralisabgangs (Abb. 5.51) sind selten Emboliequellen. Arteriosklerotische Veränderungen des intrakraniellen Segmentes der A.

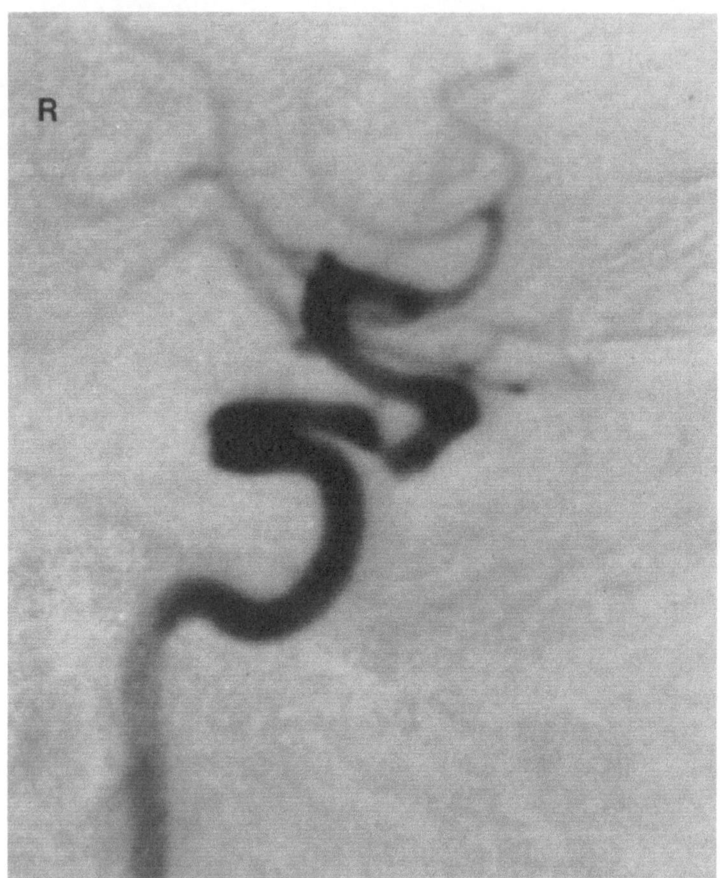

Abb. 5.47. Angiographischer Befund einer Karotissiphonstenose im intrakraniellen Segment (C2-Segment)

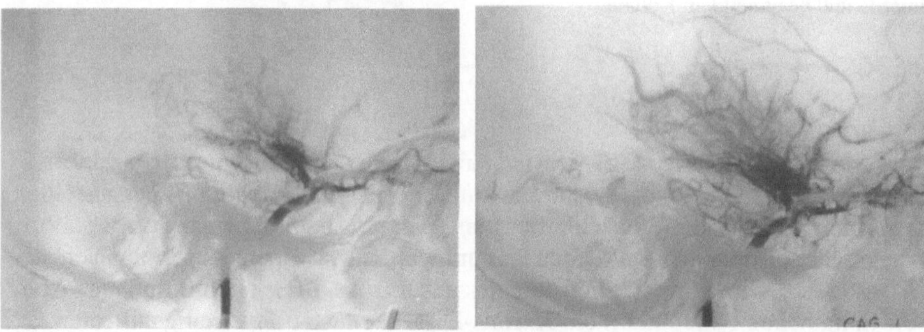

Abb. 5.48. Angiographische Darstellung eines Moya-Moya-Syndroms mit hochgradiger Siphonstenose der A. carotis interna links nach Abgang der A. ophthalmica und ausgedehntem rete mirabile

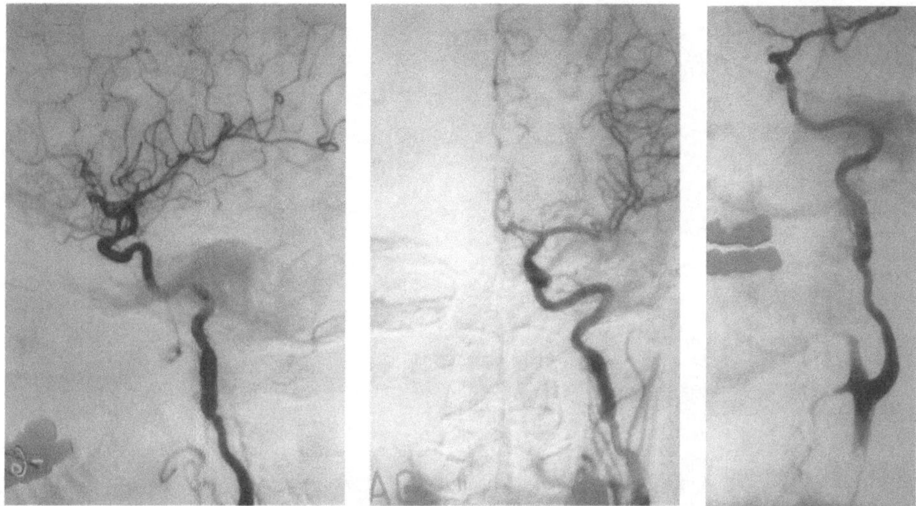

Abb. 5.49. Angiographischer Befund eines Karotisaneurysmas bei fibromuskulärer Dysplasie

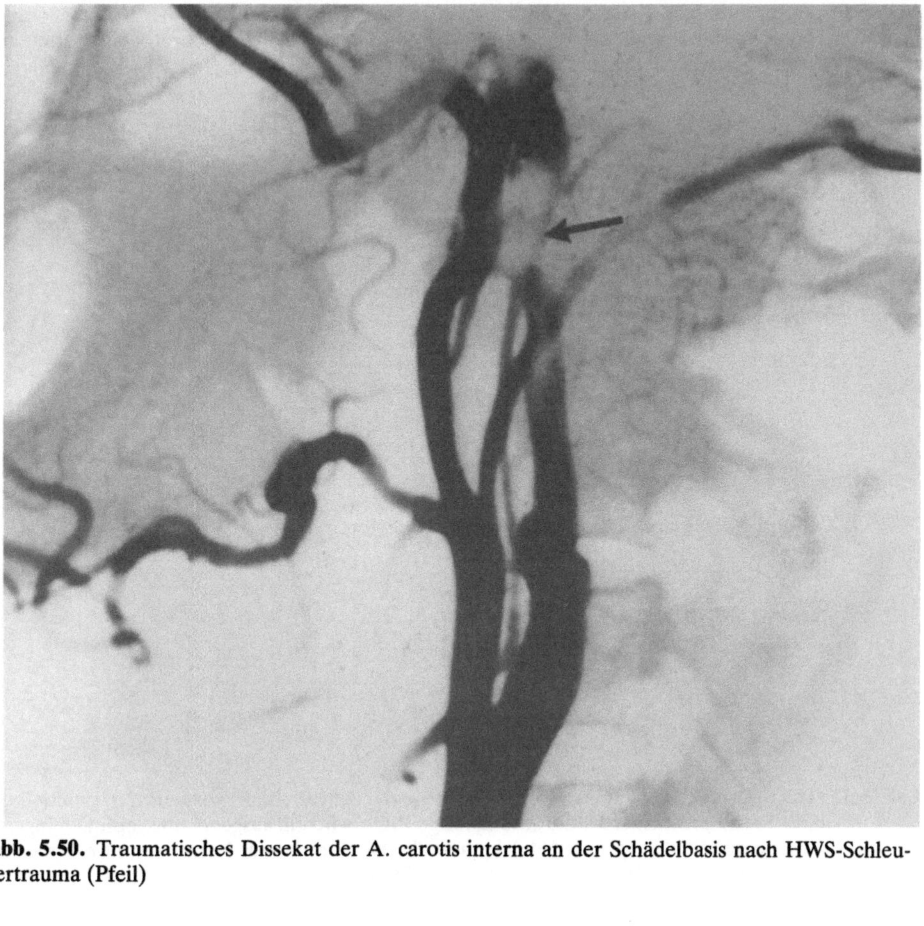

Abb. 5.50. Traumatisches Dissekat der A. carotis interna an der Schädelbasis nach HWS-Schleudertrauma (Pfeil)

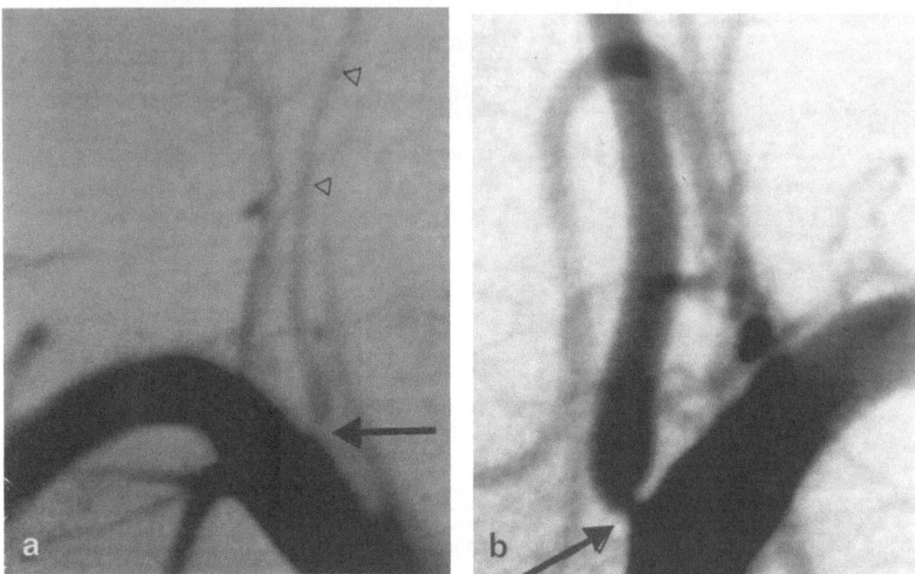

Abb. 5.51a, b. a) Subtotale Vertebralisabgangsstenose rechts (Pfeil) mit sehr flauer Kontrastierung der A. vertebralis im Halsabschnitt (Dreiecke); **b)** etwa 90%ige, zirkuläre Vertebralisabgangsstenose links mit geringer poststenotischer Dilatation

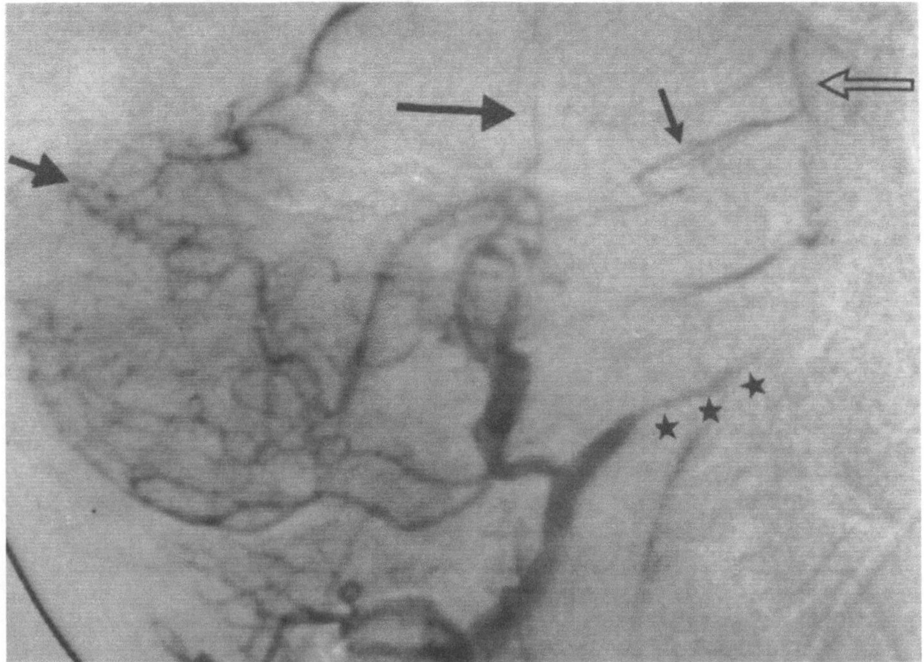

Abb. 5.52. Langgestreckte, arteriosklerotische Stenose der A. vertebralis vor dem Zusammenfluß zur A. basilaris (Sterne) rechts. Über die großkalibrige PICA wird ein ausgedehntes leptomeningeales Anastomosennetz mit der SCA (Pfeile) hergestellt. Darüber hinaus kommt es zu einer ganz geringfügigen Kontrastierung der A. basilaris (offener Pfeil)

vertebralis sind dagegen eine Ursache für Hirnembolien. Diese führen zu einer flüchtigen Hirnstamm-Symptomatik, manchmal auch einem embolischen Basilarisverschluß oder zu den oben beschriebenen uni- oder bilateralen embolischen Posteriorinsulten. Ein einseitiger, kompletter Verschluß der A. vertebralis kann ohne klinische Ausfälle toleriert werden. Wenn der Verschluß aber auf dem Abgang der A. cerebelli inferior posterior liegt, resultiert ein Territorialinfarkt dieses Gefäßes. Auch bilaterale Vertebralisverschlüsse können toleriert werden, wenn eine gute Kollateralisierung über das Karotisstromgebiet besteht. Dennoch besteht bei diesen Patienten die Gefahr einer Thrombose der A. basilaris, wie sie in Abb. 5.52 wiedergegeben ist. Klinik und Einteilung der Basilarisverschlüsse sind in Abschn. 4.1.2.3 ausführlich besprochen.

In Abb. 5.53 ist der angiographische Befund bei einem Subklavia-Anzapf-Syndrom wiedergegeben (vgl. S. 70). Hierbei sind zwei Angiographiephasen, eine frühe und

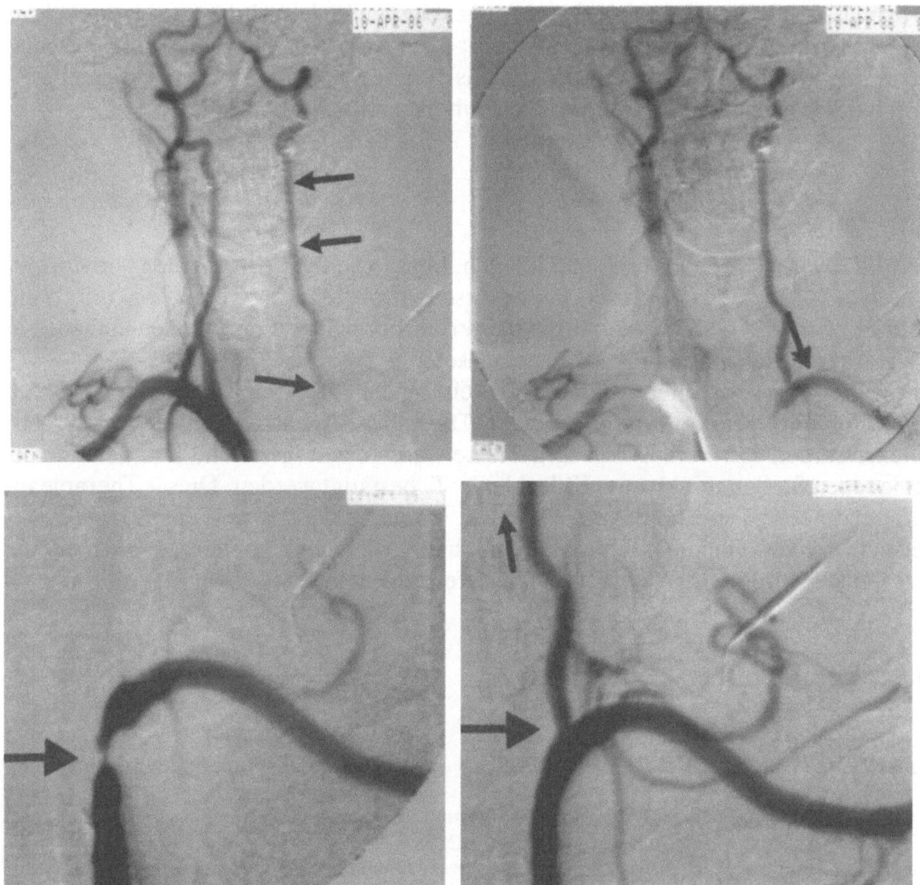

Abb. 5.53. Darstellung eines Subklavia-Anzapfsyndroms bei hochgradiger Subklaviastenose links (Pfeil). In den oberen Anteilen der Abbildung ist der vertebro-vertebrale Steal nach Injektion in die rechte A. subclavia gut zu erkennen; über die linke, retrograd gefüllte A. vertebralis (kleiner Pfeil) füllt sich die A. subclavia links. Nach erfolgreicher Dilatation kommt es zur orthograden Füllung der A. vertebralis

eine späte Phase, überlagert, so daß die weiß dargestellte A. vertebralis der retrograd durchbluteten A. vertebralis entspricht, über die der Anzapfmechanismus abläuft.

5.5.4 Interventionell-neuroradiologische Maßnahmen
(Vgl. Zeumer 1985)

5.5.4.1 Perkutane transluminale Angioplastie (PTA)

Für die perkutane transluminale Angioplastie hirnversorgender Gefäße gibt es nur sehr wenige Indikationen. Das Prinzip der PTA beruht darauf, daß ein stenosiertes Gefäß durch einen intraluminalen Ballon wieder aufgedehnt wird. Als sinnvolle Indikationen gelten hochgradige proximale Vertebralis-Abgangsstenosen bei kontralateralem Verschluß sowie das klinisch manifeste Subklavia-Anzapf-Syndrom bei proximalen Subklaviastenosen. Nur in ganz seltenen Fällen wird man sich einmal zur PTA einer postoperativen distalen Striktur nach Karotis-Endarterektomie entscheiden. Eine arteriosklerotische, evtl. embolisierende Stenose der A. carotis zu dilatieren, halten wir wegen der sehr großen Emboliegefahr für kontraindiziert.

5.5.4.2 Lokale Fibrinolysetherapie

Seit 1982 war die Möglichkeit einer lokalen, intraarteriellen Anwendung von fibrinolytischen Substanzen bei akuten Verschlüssen intrazerebraler Gefäße diskutiert und geprüft worden. Die Methode wurde bei vertebrobasilären Verschlüssen und auch in der vorderen Zirkulation mit Erfolg eingesetzt.
Diese Methode setzte eine sehr frühe Zuweisung der Patienten, ein komplettes Team mit interventionell-neuroradiologischer Dienstbereitschaft, u. U. neurologischer Intensivstation etc. voraus. Die Ergebnisse waren ermutigend und konnten an verschiedenen Stellen mit kleinen Fallzahlen z. T. bestätigt werden. Dieser Therapieansatz setzt aber zu spezielle Anforderungen voraus, um als Routineverfahren eingesetzt zu werden. Daher wird die Methodik hier auch nicht detailliert besprochen, die Ergebnisse werden in Abschnitt 6.2.3.2 referiert.

5.6 Literatur

Aaslid R (1986) Transcranial Doppler Sonography. Springer, Wien New York
Aminoff MJ (1981) Electrodiagnosis in clinical neurology. Churchill Livingston, New York Edinburgh London
Arbeille P, Lapierre F, Pourcelot L (1985) Evaluation des stenoses carotidiennes par les ultrasons. Encycl Med Chir (Paris) Radiodiagnostic III, 32210, A09, 1
Barker AT, Jalinous R, Freeston IL (1985) Noninvasive magnetic stimulation of the human motor cortex. Lancet No 1106
Barnett HJM, Boughner DR, Taylor DW, Cooper PE, Kostuk WJ, Nichol PM (1980) Further evidence relating mitral-valve prolapse to cerebral ischemic event. N Engl J Med 302: 139
Baron JC, Bousser MG, Rey A, Guillard A, Comar D, Castaigne P (1981) Reversal of focal "misery-perfusion syndrome" by extra-intracranial arterial bypass in hemodynamic cerebral ischemia. A case study with 15 O positron emission tomography. Stroke 12: 454

Blackwood W, Hallpike JF, Kocen RS, Mair WGP (1969) Atheromatous disease of the carotid arterial system and embolism from the heart in cerebral infarction: A morbid anatomical study. Brain 92: 897

Bradley WG, Waluch V, Brant-Zawadzki M, Yadley RA, Wyoff RR (1984) Patchy, periventricular white matter lesions in the elderly: A common observation during NMR imaging. Noninvas Med Imaging 1: 35

Brant-Zawadzki M, Norman D (1987) Magnetic resonance imaging of the central nervous system. Raven Press

Büdingen HJ, Reutern G-M, Freund H-J (1982) Doppler-Sonographie der extrakraniellen Hirnarterien. Thieme, Stuttgart

Chatrian GF, Shaw CW, Leffmann H (1964) The significance of periodic lateralized epileptiform discharges in EEG: An electro-encephalographic and pathological study. Electroenceph Clin Neurophysiol 17: 177

Chiappa KH, Ropper AH (1982) Evoked potentials in clinical medicine. New Engl J Med 306: 1140

Christian W (1982) Klinische Elektroencephalographie. 3. Auflage Thieme, Stuttgart New York

Daffertshofer M (1988) Grundlagen und Wertigkeit frequenzanalytischer Untersuchungen von Dopplersignalen der Arteria carotis interna. Dissertation, Düsseldorf

Desmedt JE (1980) Clinical uses of cerebral, brainstem and spinal somatosensory evoked potentials. Karger, Basel

Dougherty JH, Simmons JD, Parker J (1986) Subcortical ischemic disease: clinical spectrum and MRT correlation. Stroke 17: 146

Elster AD (1988) Cranial magnetic resonance imaging. Churchill Livingstone, New York Edinburgh London Melbourne

Ferbert A, Buchner H, Brückmann H, Zeumer H, Hacke W (1988) Evoked potentials in basilar artery thrombosis. Electroenceph Clin Neurophysiol 69: 136

Gibbs JM, Wise RJS, Leenders KL, Jones T (1984) Evaluation of cerebral perfusion reserve in patients with carotid artery occlusion. Lancet I: 310

Hacke W (1986) Clinical relevance of multimodal assessment of brainstem functions in severe vascular brainstem lesions. In: Kunze K, Zangemeister WH, Arlt A (Ed.): Clinical problems of brainstem disorders. Thieme, Stuttgart; p 101

Hart RG, Tegeler CH (1986) Hemorrhagic infarction on CT in the absence of anticoagulant therapy. Stroke 17: 558

Hennerici M, Neuerburg-Heusler D (1988) Gefäßdiagnostik mit Ultraschall. Thieme, Stuttgart

Hennerici M, Rautenberg W, Schwartz A (1987) Transcranial Doppler ultrasound for the assessment of intracranial arterial flow velocity, Part 1: Examination technique and normal values. Surg Neurol 27: 439

Hennerici M, Herzog H, Rautenberg W et al. (1988) Cerebral blood flow and metabolism in patients with asymptomatic carotid artery occlusion studied by positron-emission-tomography. J Neurol 235: S33

Heiss W-D (1984) Methoden zur Untersuchung der zerebralen Hämodynamik. In: Paal G (Hrsg) Therapie der Hirndurchblutungsstörungen. Edition Medizin, Weinheim, S 203

Hinshaw DB, Thompson JR, Hasso AN, Casselmann ES (1980) Infarctions of the brainstem and cerebellum: a correlation of computed tomography and angiography. Radiology 137: 105

Hornig CR, Dorndorf W, Agnoli AL (1986) Hemorrhagic cerebral infarction – A prospective study. Stroke 17: 179

Huber P (1979) Zerebrale Angiographie für Klinik und Praxis. 3. Aufl, Thieme, Stuttgart

John ER, Pritchard LS, Friedman J, Easton P (1988) Neurometrics: Computer-assisted differential diagnosis of brain disfunctions. Science 239: 162

Karbowski K (1974) Das Elektroenzephalogramm im epileptischen Anfall. Huber, Bern Stuttgart Wien

Katzmann R, Pappius HM (1973) Brain electrolytes and fluid metabolism. Williams & Wilkins, Baltimore

Kertesz A, Black SE, Nicholson L, Carr T (1987) The sensivity and specifity of MRI in stroke. Neurology 37: 1580

Kety SS, Schmidt CF (1948) The nitrous oxide method for the quantitative determination of cerebral blood flow in man: Theory, procedure and normal values. J Clin Invest 27: 476

Krayenbühl H, Yasargil G, Huber P (1979) Zerebrale Angiographie für Klinik und Praxis. Thieme, Stuttgart

Kretschmann HJ, Weinrich W (1986) Neuroanatomy and cranial computed tomography. Thieme, Stuttgart New York

Lechat P, Mas JL, Lascault G et al. (1988) Prevalence of patent foramen ovale in patients with stroke. N Engl J Med 318: 1148

Lindegaard K-F, Bakke SJ, Aaslid R, Nornes H (1986) Doppler diagnosis of intracranial artery occlusive disorders. J Neurol Neurosurg Psychiatry 49: 510

Lowitzsch K, Maurer K, Hopf HC (1983) Evozierte Potentiale in der klinischen Diagnostik. Thieme, Stuttgart New York

Mattle H, Grolimund P, Huber P, Sturzenegger M, Zurbrügg HR (1988) Trancranial Doppler sonographic findings in middle cerebral artery disease. Arch Neurol 45: 289

Merton PA, Morton HB (1980) Stimulation of the cerebral cortex in the intact human subjects. Nature 285: 227

Mohr JP (1986) Stroke Data Banks. Stroke 17: 171

Nadjmi M, Piepgras V, Vogelsang H (1981) Kranielle Computertomographie. Thieme, Stuttgart New York

Nagata K, Tagawa K, Shishido F, Uemura K (1986) Topographic EEG correlates of cerebral blood flow and oxygen consumption in patients with neuropsychological disorders. In: Duffy FH (ed) Topographic mapping of brain electrical activity. Butterworths, Boston, p 357

Noel P, Desmedt JE (1975) Somatosensory cerebral evoked potentials after vascular lesions of the brain-stem and diencephalon. Brain 98: 113

Padget DH (1944) The circle of Willis, its embryology and anatomy. Comestock, Ithaca, NY

Poeck K (1985) Klinisches Neuropsychologie. Thieme, Stuttgart

Powers WJ, Press GA, Grubb RL, Gado M, Raichle ME (1987) The effect of hemodynamically significant carotid artery disease in the hemodynamic states of the cerebral circulation. Ann Intern Med 106: 27

Rautenberg W, Hennerici M (1988) Pulsed Doppler assessment of innominate artery obstructive diseases. Stroke (in press)

Reneman RS, Merode T van, Hick P, Hoeks APG (1986) Cardiovascular application of multi-gate pulsed Doppler systems. Ultrasound Med Biol 12: 357

Ross MA, Biller J, Adams HPjr, Dunn V (1986) Magnetic resonance imaging in Wallenbergs lateral medullary syndrome. Stroke 17: 542

Rothrock JF, Lyden PD, Hesselink JR, Brown JJ, Healy ME (1987) Brain magnetic resonance imaging in the evaluation of lacunar stroke. Stroke 18: 781

Scharff RE, Hennerici M, Bluschke V, Lück J, Kladetzky RG (1982) Cerebral ischemia in young patients: Is it associated with mitral valve prolapse and abnormal platelet activity in vivo? Stroke 13: 454

Stöhr M, Dichgans J, Diener HC, Buettner UW (1982) Evozierte Potentiale. Springer, Berlin Heidelberg New York

Waxman SG, Toole JF (1983) Temporal profile resembling TIA in the setting of cerebral infarction. Stroke 14: 433

Whisnant JP (1982) Multiple particles injected may all go to the same cerebral artery branch. Stroke 13: 720

Widder B (1985) Dopplersonographie der hirnversorgenden Arterien. Springer, Berlin Heidelberg New York Tokio

Wollschlaeger G, Wollschlaeger PB (1974) The circle of Willis. In: Newton TH, Potts D (eds) Radiology of the skull and brain: Angiography II. Mosby, St. Louis, p 1171

Zeumer H (1985) Survey of progress: Vascular recanalizing techniques in interventional neuroradiology. J Neurol 231: 287

Zeumer H, Hacke W, Ringelstein B (1983) Local intraarterial thrombolysis in vertebrobasilar thrombembolic diseases. Am J Neuroradiol 4: 401

Zeumer H, Ringelstein EB (1987) Computed tomography patterns of brain infarctions as a pathogenetic key. In: Poeck K, Ringelstein EB, Hacke W (eds) New trends in diagnosis and management of stroke. Springer, Berlin Heidelberg New York: p 75

6 Therapie und Prophylaxe

6.1 Allgemeine Therapie

6.1.1 Internistische Begleitkrankheiten

Bei den meisten Schlaganfallpatienten steht zwar die aktuelle neurologische Symptomatik im Mittelpunkt – Therapie und Prognose werden aber entscheidend von den fast immer vorhandenen internistischen Grund- und Begleitkrankheiten bestimmt. In der Akuttherapie muß daher von Beginn an auf kardiovaskuläre Störungen (Herzinfarkt, Klappenfehler, Herzrhythmusstörungen, Hypertonie), Nierenfunktionsstörungen und Diabetes mellitus geachtet werden. Die frühzeitige Aufdeckung und Behandlung internistischer Probleme kann später schwer zu beherrschende Komplikationen verhindern helfen. So kann z. B. die hypervolämische Therapie mit niedermolekularen Dextranen eine latente Herzinsuffizienz manifest werden lassen und, anstatt zu helfen, den Patienten ins Rechtsherzversagen und ins Lungenödem bringen.

6.1.2 Atemwege

Eine gute Oxygenierung des Blutes und ein normaler, eher etwas niedriger p_aCO_2 zur Vermeidung eines Steal-Effektes sind die Basis jeder Schlaganfalltherapie. Zwar wirken beide Faktoren nicht im strukturell geschädigten ischämischen Bereich, sie sind aber für die Aufrechterhaltung des Erhaltungsumsatzes im Randbezirk des Insultes, der Penumbra, entscheidend. Zusätzlich kommt es bei niedrigem p_aCO_2 zu einer intrazerebralen Drucksenkung durch Verminderung des intrazerebralen Blutvolumens. Die Oxygenierung des Blutes verbessert man durch die Gabe von 1–2 l O_2/min über eine Nasensonde, eine leichte Sedierung bei zu starker Hyperventilation und durch den Einsatz von Bronchospasmolytika.
Bei der Untersuchung des Schlaganfallpatienten ist auf pathologische Atemmuster zu achten. Bei bewußtseinsgetrübten Patienten nach Hirnstamminsult, bei Basilaristhrombose oder bei großen Mediainfarkten kann eine frühzeitige Indikationsstellung zur Intubation und Beatmung erforderlich werden. Die Intubation wird am besten in Kurznarkose mit Muskelrelaxierung durchgeführt, um eine reflektorische intrazerebrale Druckerhöhung bei der Intubation zu vermeiden. Bei Schluckstörungen und Aspirationsgefahr wird früh eine Magensonde gelegt. Ein zentraler Venenkatheter ist zur genauen Bilanzierung mit Messung des zentralen Venendrucks schon bei mittel-

schweren Insulten sinnvoll. Wenn die Beatmung notwendig wird, achtet man darauf, daß zunächst ohne positiven endexspiratorischen Druck (PEEP) beatmet wird, um den venösen Rückstrom zu erleichtern. Viele Patienten mit frischen Schlaganfällen erreichen trotz gutem p_aCO_2 und 40%igem O_2 in der Beatmungsluft kein ausreichendes p_aCO_2, vermutlich aufgrund von Shuntbildung in den Alveolargefäßen. Ausreichende Sedierung mit volumenkontrollierter Beatmung, leichtem PEEP und evtl. Verlängerung der Inspirationsdauer sind hier hilfreich, eine Erhöhung der O_2-Konzentration in der Beatmungsluft hat dagegen nur einen kurzfristigen, zweifelhaften Effekt.

6.1.3 Herz

Akute Hirnischämien können Auswirkungen auf die Herzfunktion haben, die mit den daraus resultierenden EKG-Veränderungen, Herzrhythmusstörungen und manchmal sogar einem Anstieg der Transaminasen an einen vorhergegangenen Myokardinfarkt denken lassen (Norris et al. 1979). Trotzdem sollten nicht alle sekundären kardiologischen Phänomene nach zerebralen Ischämien als „zentral ausgelöst" angesehen werden. Die Koinzidenz von Herzinfarkten, manchmal auch klinisch nicht besonders eindrucksvollen, mit zerebralen Ischämien ist hoch. Von der früher üblichen grundsätzlichen prophylaktischen Digitalisierung von Schlaganfallpatienten sollte man absehen. Die Digitalisierung ist nur bei manifesten Insuffizienzzeichen sinnvoll. Die Rhythmisierung der Herzaktion (medikamentös oder durch Kardioversion) ist in Absprache mit den Internisten anzustreben; entsprechendes gilt für die Schrittmacherversorgung.
Eine prophylaktische Antibiotikagabe ist nicht indiziert. Bei Verdacht auf ein embolisierendes entzündliches Herzvitium ist eine breite antibiotische Abdeckung mit Penicillin (4×10 Mega/Tag) plus einem Staphylokokken-Penicillin, z. B. Oxacillin (3×5 g) und einem Aminoglykosid, dessen Dosierung der Nierenfunktion angepaßt wird, sofort nach Abnahme einer Blutkultur notwendig. Die disseminierte intravasale Gerinnung wird mit AT-III-Substitution, niedrigdosierter Heparingabe (200 IE/h) und Schockbehandlung therapiert.

6.1.4 Hochdruck

Entgegen der früher üblichen Auffassung, daß eine Blutdrucksenkung beim akuten Schlaganfall durchgeführt werden sollte, ist man heute in der Hypertoniebehandlung weniger aggressiv. Es ist bekannt, daß nach einer akuten Hirnischämie ein Hypertonus ausgelöst werden kann, der über einige Tage bestehenbleiben kann (Wallace u. Levy 1980). Aus den pathophysiologischen Überlegungen zur zerebralen Perfusion ist ersichtlich, daß ein hochnormaler Blutdruck nach einer Ischämie wünschenswert ist. Dies gilt selbstverständlich nicht für erheblich erhöhte Blutdruckwerte. Systolische Werte über 220 mmHg oder diastolische Werte über 110 mmHg stellen eine Indikation zur frühzeitigen medikamentösen Intervention dar, aber auch hier sollte die Blutdrucksenkung nicht zu drastisch erfolgen. Der Begriff „hochnormale Blutdruckwerte" beschreibt systolische Werte, die 160–170 mmHg nicht unterschreiten sollten, gleichzeitig werden auch diastolische Werte von z. B. 95 mmHg toleriert.

Der reflektorisch-postischämisch ausgelöste Hypertonus geht in der Regel innerhalb weniger Tage auf das Ausgangsniveau zurück, was bei den meisten Patienten vermutlich doch einer leichten Hypertonie entsprechen dürfte.

Zur Senkung eines drastisch erhöhten Drucks wird Nifedipin oral oder per infusionem als Mittel der ersten Wahl gegeben. Antihypertensiva vom vasodilatatorischen und ganglionblockierenden Typ sind initial weniger geeignet.

Die Optimierung des Herzminutenvolumens bei hochnormalem Druck und normaler Herzfrequenz ist eine wesentliche Grundlage der Schlaganfallbehandlung. Der zentrale Venendruck (ZVD) sollte um 8–10 cm H_2O gehalten werden, seine Überwachung wird einen Volumenmangel (Osmotherapie) oder auch eine Überwässerung, beide mit negativem Effekt auf die zerebrale Perfusion, frühzeitig anzeigen.

Manche Patienten mit lange bestehendem Hypertonus haben in den ersten Tagen nach dem Schlaganfall eher normotone Werte. Der bekannte Bayliss-Effekt (s. S. 24), der einen relativ gleichbleibenden zerebralen Perfusionsdruck bei Schwankungen des systemischen Blutdrucks garantiert, ist nach Infarkten oft nicht mehr effektiv. Daher kann in diesen Fällen von einer leichten Anhebung des systemischen Blutdrucks ein positiver Effekt erwartet werden.

Ausgeprägte Hypotonien sollten Anlaß sein, nach einer nichtzerebralen Ursache zu fahnden, z. B. Myokardinfarkt, Lungenembolie, innere Blutungen, Volumen- oder Eiweißmangel oder Sepsis.

6.1.5 Diabetes mellitus

Viele Schlaganfallpatienten sind Diabetiker. Manchmal wird der Diabetes mellitus erst entdeckt, nachdem ein ischämischer Insult eingetreten ist. Eine vorbestehende diabetische Stoffwechsellage kann sich in der akuten Krankheitsphase drastisch verschlechtern, so daß eine vorübergehende Insulintherapie erforderlich wird. Hohe Glukosespiegel sind im Schlaganfall nicht von Vorteil, das Problem ist nicht ein zu geringes Glukoseangebot für die Hirnzelle, sondern eine schlechte Glukoseutilisation bei Sauerstoffmangel. Die Höhe des Glukosespiegels korreliert mit der Laktatazidose und trägt damit zur Gewebsschädigung bei (s. S. 30).

Mancherorts ist es üblich, bei jedem Schlaganfall eine Therapie mit Kortikoiden einzuleiten. Abgesehen davon, daß eine positive Wirkung dieser Mittel selbst bei raumfordernden ischämischen Insulten nie nachgewiesen werden konnte – beim zytotoxischen Ödem ist eine Wirksamkeit von Kortikoiden auch gar nicht zu erwarten –, droht eine Verschärfung der diabetischen Stoffwechsellage. Die blinde Anwendung von Kortikoiden ist daher in der Erstversorgung kontraindiziert.

6.1.6 Wasser- und Elektrolythaushalt

Patienten mit ischämischen Insulten sollen ausgeglichen bilanziert werden, um eine Exsikkose mit Erhöhung des Hämatokrits und Verschlechterung der rheologischen Eigenschaften des Blutes zu vermeiden. Bei erhöhtem intrazerebralem Druck wird

man leicht negativ bilanzieren (etwa 200–300 ml Negativbilanz/Tag). Tägliche Elektrolytkontrollen werden für die Elektrolytsubstitution herangezogen, bei intravenöser Insulingabe muß der erhöhte Kaliumbedarf berücksichtigt werden.
Osmolalitätsbestimmungen in Serum und Urin helfen, das Auftreten eines Diabetes insipidus zu erkennen. Auch eine Hyponatriämie kann hierauf hinweisen. Eine Überwässerung kann das Hirnödem verstärken, zum Lungenödem und zur kardialen Dekompensation führen.

6.1.7 Sonstige Maßnahmen

Epileptische Anfälle und hypoxische Myoklonien (Lance und Adams 1963): Die Inzidenz von vaskulären Epilepsien wird auf etwa 5% in den ersten 2 Jahren geschätzt. Auch in der Akutphase können partielle (fokale) oder sekundär generalisierte epileptische Anfälle auftreten. Man behandelt mit Clonazepam (2 mg i. v.) oder Diazepam (10–20 mg i. v.), gefolgt von einer Schnellsättigung mit Phenytoin (z. B. Kurzinfusion von 750 mg), danach 300–750 mg/Tag oral oder über Perfusor. – Myoklonien (vgl. S. 76) können in der Akutphase ebenfalls mit Clonazepam über Perfusor (ca. 6–10 mg/Tag), mit 5-Hydroxytryptophan (100–300 mg) oder mit Trihexyphenydil oral (2–10 mg/Tag) behandelt werden.

6.1.8 Allgemeine pflegerische Maßnahmen

Viele Patienten können in der Akutphase nicht oder nur schlecht schlucken. Mit einem Löffel Wasser oder einem Eisstückchen kann dies früh getestet werden.
Die Kontrolle über die Blasenentleerung kann verlorengehen, so daß ein Blasenkatheter oder ein suprapubischer Zugang gelegt werden muß. Frühes Blasentraining sollte die Dauer dieser Maßnahmen beschränken. Bei Veränderungen der Defäkation müssen kurzfristig Laxantien gegeben werden.
Ein erhöhtes Risiko für Venenthrombosen mit Gefahr der Lungenembolie besteht bei ausgeprägten Paresen. Hier bietet die low-dose-Heparinisierung (2- oder 3mal täglich 5000 I. E. s. c.) eine adäquate Prophylaxe (Gelmers 1980). Ein frischer Hirninfarkt ist keine Kontraindikation.
Für die Prognose entscheidend ist der frühe Beginn einer intensiven krankengymnastischen Behandlung, die, wenn möglich, schon in der Akutphase 2mal am Tage durchgeführt werden sollte. Hierzu gehören Übungen zur Atemgymnastik, Thromboseprophylaxe und Vermeidung von Kontrakturen. Einfache Übungen dieser Art können vom Pflegepersonal auf Intensiv- und Allgemeinstationen durchgeführt werden. Der häufige Lagewechsel hilft, die gefürchteten Dekubitalulzera zu verhindern, und unterstützt die Ventilation.

6.2 Spezielle Therapie in der Akutphase

6.2.1 Vorbemerkungen zur Therapie ischämischer Hirninfarkte

Es gibt bislang nur zwei nachgewiesen wirksame *prophylaktische* Maßnahmen zur
Verhinderung von zerebralen Ischämien und noch keine den heutigen wissenschaft-
lichen Forderungen standhaltende Untersuchung, die eine Wirksamkeit irgendeiner
medikamentösen oder chirurgischen speziellen *Akuttherapie* nachgewiesen hätte.
Diese erschreckende Tatsache erklärt sich zum großen Teil dadurch, daß die meisten
Prophylaxe- und Therapiestudien zahlreiche methodische Schwächen haben.
Die unterschiedlichen ätiopathogenetischen Überlegungen zur Schlaganfallgenese
konnten nicht berücksichtigt werden, da methodische Voraussetzungen fehlten. Die
Untersuchungen waren oft in der Vor-CT-Ära geplant und auch durchgeführt worden. Die Entwicklungen in der Ultraschalldiagnostik und in der Angiographietechnik
konnten ebensowenig berücksichtigt werden. Auch andere Fragen, wie die Identifizierung des betroffenen Strombahngebietes, haben sicher immer wieder zu Problemen geführt: Wie soll eine prospektiv angelegte Studie zur Karotisdesobliteration zu
eindeutigen Ergebnissen führen, wenn Patienten mit Symptomen des vertebrobasilären Kreislaufes eingeschlossen werden? Wie soll man sich vorstellen, daß eine solche
Operation bei Patienten mit einer Systemkrankheit der kleinen Gefäße (Lakunen)
und dem Zufallsbefund einer niedriggradigen Stenose der Karotiden helfen soll?
Welchen Effekt soll eine Hämodilution bei einem Patienten haben, dessen Infarkte
auf Embolien am Herzen zurückzuführen sind? Welchen Nutzen hat eine Antikoagulation bei Patienten, deren Problem eine Hyalinose der kleinen, intrazerebralen
Gefäße ist?
Zukünftige Therapiestudien werden daher ätiopathogenetisch unterschiedliche
Patientengruppen untersuchen müssen, um die Effizienz einer oder mehrerer thera-
peutischer Maßnahmen exakt zu bestimmen.
Die nachfolgende Beschreibung der Therapiekonzepte folgt theoretisch begründeten
ätiopathogenetischen Gesichtspunkten. Sie müssen zwar noch auf ihre praktische
Bedeutung hin getestet werden, stellen aber schon heute praktikable Ansätze zu einer
Differentialtherapie ischämischer Infarkte dar.

6.2.2 Arzneimittel, die die Perfusion des ischämischen Hirngewebes verbessern sollen

Theoretische Basis dieser Therapieansätze ist die Verbesserung der zerebralen
Mikrozirkulation.

6.2.2.1 Maßnahmen, die die rheologischen Eigenschaften des Blutes verbessern

Die Blutviskosität wird in hohem Maße durch den Hämatokritwert bestimmt. Bei
gesunden Probanden vermindert sich die Hirndurchblutung bei einem zu hohen
Hämatokritwert und nimmt nach Aderlaß wieder zu. Patienten mit neurologischen
Ausfallserscheinungen infolge zerebraler Ischämie haben manchmal einen hohen
Hämatokritwert (oft über 50%).

Es wurde nachgewiesen, daß die Infarktgröße im CT der Höhe des Hämatokritwerts proportional ist (Harrison et al. 1981). Andererseits besteht die Gefahr, daß die Sauerstoffbindungskapazität des Blutes bei einem zu niedrigen Hämatokritwert kritisch wird. Es wurde jedoch nachgewiesen, daß bei einem Hämatokritwert von 30% noch eine optimale Sauerstoffversorgung über primäre Zunahme des Herzminutenvolumens und des CBF möglich ist, zumindest bei jungen, gesunden Menschen. Auch ältere Menschen können durch Steigerung des Herzminutenvolumens einen Hämatokritwert von ca. 40% gut vertragen. Der Hämatokritwert kann mit verschiedenen Methoden gesenkt werden, die alle auf dem Prinzip der *Hämodilution* (Gottstein und Held 1969) beruhen.

Hämodilution

Eine Hämodilution läßt sich auf dreierlei Weise erreichen: isovolämisch, hypovolämisch und hypervolämisch (Tabelle 6.1).
Bei der *isovolämischen* Hämodilution wird ein bestimmtes Blutvolumen (z. B. 500 ml) durch eine gleich große Flüssigkeitsmenge ersetzt, während bei der *hypovolämischen* Hämodilution das Blutvolumen nur z. T. substituiert wird. Diese wird bei Patienten mit Herzinsuffizienz und Hypertonie empfohlen. Die *hypervolämische* Hämodilution mit Vermehrung des Volumens als aggressivste Form dieser Therapie birgt die Gefahr einer intrakraniellen Druckerhöhung. Sie erfordert eine Intensiv-Überwachung der Patienten, bietet aber nach vorläufigen Studien auch gute Chancen einer wirksamen Therapie (Grotta, pers. Mitteilung, 1988) (vgl. auch 6.2.5.2).
Zur Substitution werden meist niedermolekulare Dextranlösungen (Dextran 40, oder auch HAES 6–10%) verwendet. Der Nachteil von Dextran besteht darin, daß etwa

Tabelle 6.1. Anleitung zur Hämodilutionstherapie beim Hirninfarkt (Kombinationen sind möglich)

Therapieart	Indikation
Hypervolämisch 1000 ml NMD oder HAES i. v. täglich über 2–5 Tage	Hämatokrit < 40%, keine Herz- oder Niereninsuffizienz
Hypervolämisch mit Aderlaß 250–500 ml Aderlaß, täglich über 2 Tage, zusätzlich 500 ml NMD oder HAES i. v. täglich, über 2–5 Tage	Hämatokrit > 40%, keine Herz- oder Niereninsuffizienz
Isovolämisch 250–500 ml Aderlaß, täglich über 2 Tage zusätzlich 250–500 ml NMD oder HAES i. v. in 2 h über 2 Tage	Hämatokrit < 40%, 250 ml, Hämatokrit > 40%, 500 ml, (bei Herz- oder Niereninsuffizienz)
Hypovolämisch 250–500 ml Aderlaß, täglich über 2 Tage, kein Ersatz	Hämatokrit < 40%, 250 ml Hämatokrit > 40%, 500 ml

NMD = 10% niedermolekulares Dextran-40,
HAES = Hydroxyäthylstärke 6%

Tabelle 6.2. Resultate der Hämodilutionstherapie beim Hirninfarkt

Autoren	Patienten Bh/Ko[1]	Anfang (h)	Zeitraum	Effekt
Gilroy et al. (1969)	63/59	24–72	10 Tage	+
Spudis et al. (1973)	30/29	24	21 Tage	0
Kaste et al. (1976)[2]	20/20	24	21 Tage	0
Matthews et al. (1976)	52/48	?	6 Monate	0
Strand et al. (1984)	52/50	48	28 Tage	+
Scand. Coop. Study (1987)	183/190	48	3 Monate	0
Italian Coop. Study (1988)	633/634	12	6 Monate	0

[1] Bh = Behandlung mit Hämodilution (Dextran-40); Ko = Kontrolle
[2] Unter gleichzeitiger Behandlung mit Glukokortikosteroiden

0,5% der Patienten Überempfindlichkeitsreaktionen vom anaphylaktischen Typ zeigen. Sie lassen sich weitgehend durch eine initiale Hapteninhibition mit 20 ml Dextran-1 (Promiten) vermeiden. Autologes Plasma ist eine gute Alternative.

Die Ergebnisse der bisherigen Therapiestudien sind kontrovers (Tabelle 6.2). Wenn überhaupt, könnte nur ein sehr früher Beginn dieser Behandlungsmaßnahme erfolgreich sein. Trotzdem gilt die Hämodilution in vielen Kliniken, vor allem in Deutschland, noch als Standardtherapie. Eine pathophysiologisch vertretbare Indikation besteht bei Insulten, die durch einen erhöhten Hämatokritwert oder erhöhte Blutviskosität verursacht oder verstärkt werden.

Es wurde nachgewiesen, daß die *Erythrozytenverformbarkeit,* die die Blutviskosität in hohem Maße mitbestimmt, von verschiedenen Medikamenten wie z. B. Pentoxifyllin, Piracetam und Xantinolnicotinat beeinflußt wird. Diese In-vitro-Effekte scheinen aber nach neuesten Studien beim Patienten nicht zu besonders eindrucksvollen klinischen Verbesserungen zu führen (Hsu et al. 1988).

6.2.2.2 Vasopressorische Arzneimittel

Bei normotonen Patienten wurde als Behandlungsmaßnahme eine induzierte Hypertonie erwogen, um den zerebralen Perfusionsdruck zu verbessern (Wise et al. 1972). Systematische klinische Studien liegen nicht vor. Einem Therapieeffekt gegenüber sind die Risiken einer Blutung bzw. Verstärkung des Hirnödems abzuwägen. In Einzelfällen mit fluktuierender Symptomatik, hämodynamisch bedingten Ischämien und hypotonen Blutdruckwerten kann diese Maßnahme unter intensivmedizinischer Kontrolle angebracht sein. Mittel, die für eine solche Therapie in Betracht kommen, sind vor allem Dopamin und Dobutamin.

6.2.2.3 Vasodilatantien

Vasodilatantien wurden bis vor wenigen Jahren auf breiter Basis angewendet. Nach den bisherigen Untersuchungen haben sie keinen oder einen nur sehr geringen Effekt (Tabelle 6.3). Daher und wegen der Gefahr der Induktion eines Steal-Effektes ist ein weiterer Einsatz heute obsolet (Olesen u. Paulson 1971).

Tabelle 6.3. Effekt von Vasodilatantien auf die zerebrale Hirndurchblutung. (In Anlehnung an Cook u. James 1981)

Medikament	Effekt	
	Parenteral	Oral
Papaverin	+	schwach +
Cyklandelaat	+/−	schwach +
Hexobendin	+	0
Isoxuprin	−	0
Ergoid mesylat	−/0	0
Betahistin	+	schwach +
Vincamin	+/0	0
Nikotinsäure	−/0	0
Cinarizin	0	0

+ = Zunahme der Hirndurchblutung (HDB), − = Abnahme der HDB, 0 = kein Effekt

6.2.2.4 Aminophyllin

Unter Berücksichtigung der pathologischen Gefäßreaktionen im Bereich der Penumbra wäre es sinnvoller, eine Behandlung mit vasokonstriktorischen Mitteln einzuleiten, um das Gegenteil eines Steal-Phänomens, das Countersteal-Phänomen, zu erreichen. Es ist nicht geklärt, ob dieser experimentell meßbare Mechanismus auch wirklich klinische Relevanz besitzt.

Ein Medikament, das vasokonstriktorisch auf die zerebralen Gefäße wirkt und das in zahlreichen Kliniken schon viele Jahre eingesetzt wurde, ist Aminophyllin. In einer prospektiven Doppelblindstudie konnte jedoch kein Unterschied zwischen Aminophyllintherapie und Placebo nachgewiesen werden (Britton et al. 1980). Möglicherweise könnte bei frühzeitiger Einleitung der Therapie direkt nach dem Auftreten der ischämischen Symptome ein günstiger Einfluß auf die Penumbra erreicht werden. Wie bei der Hämodilution sind hier weitere Studien erforderlich.

6.2.2.5 Prostazyklin

In Abschnitt 2.4.2 wird der Prostaglandinmetabolismus als wesentlicher Faktor beim Zustandekommen der ischämischen Zellschädigung genannt. Während die Anwendung von Prostazyklin beim Myokardinfarkt die Infarktgröße deutlich verkleinerte (Ribeiro et al. 1981), ist beim Hirninfarkt bislang kein Einfluß auf Infarktgröße oder Hirndurchblutung nachgewiesen. Günstige Ergebnisse von Prostazyklininfusionen in offenen Studien konnten in einer doppelblind-randomisierten Serie (Hsu et al. 1987) nicht bestätigt werden (Tabelle 6.4).

Tabelle 6.4. Resultate der Prostazyklininfusion beim Hirninfarkt

Autoren	Patienten	Anfang	Zeitraum	Effekt
Gryglewski et al. (1983)	10	1–5 Tage	2 Mo.	+
Miller et al. (1984)	7	24 h	1 Mo.	(+)
Martin et al. (1985)	16/16	24 h	14 Tg.	0
Hsu et al. (1987)	43/47	24 h	1 Mo.	0

6.2.3 Arzneimittel, die in den Blutgerinnungsmechanismus eingreifen

6.2.3.1 Antikoagulantien

Kumarin ist ein kompetitiver Inhibitor von Vitamin K und blockiert die Bildung der Vitamin-K-abhängigen Faktoren des extrinsischen Koagulationsweges (II, VII, IX, X) sowie die Proteine C und S. Die Kumarintherapie wird über die Prothrombinzeit (Quick-Wert) überwacht.

Heparine sind eine Gruppe von Mukopolysacchariden, deren antikoagulatorische Wirkung nach Bindung an Antithrombin III (AT III) über Inaktivierung von Faktor VIIIa, IXa, Xa, und XIa sowie Thrombin und Plasmin erreicht wird. Antithrombin III wird in Anwesenheit von Thrombin aktiviert. Es wird diskutiert, ob bestimmte Gruppen von Heparinen mit einheitlicheren Molekulargewichten ("low molecular weight heparines") stärkere antithrombotische Eigenschaften haben.

Die Ergebnisse der frühen klinischen Studien zur Antikoagulation nach Hirninfarkten wurden wegen der genannten methodischen Einschränkungen und aus Angst vor Blutungskomplikationen nicht allgemein akzeptiert. Vermutlich ist die klinische Bedeutung der Komplikationen in der Vergangenheit überschätzt worden, da im Gegensatz zu experimentellen Bedingungen selbst bei sekundären Hämorrhagien nur ein geringes Risiko der Befundverschlechterung besteht. Auch ohne Antikoagulation kommt es in etwa 20% der Ischämien zu sekundären Blutungen, die klinisch stumm verlaufen, aber im CT zu sehen sind. Wie aus Tabelle 6.5 hervorgeht, liegt das Risiko einer zerebralen Hämorrhagie unter Antikoagulation zwischen 4 und 18% im Jahr; 2–9% dieser Komplikationen verlaufen tödlich. Der wichtigste zusätzliche Risikofaktor ist die Hypertonie.

Tabelle 6.5. Antikoagulation bei akuter Hirnischämie

Autoren	Patienten		Zeitraum	Schlaganfälle		Verstorben		Blutung	
	AK	Ko	(Monate)	AK	Ko	AK	Ko	AK	Ko
Marshall u. Shaw (1960)	26	25	1,5–6	23%	20%	12%	8%	12%	4%
Baker (1961)	56	62	9–13	10%	9%	10%	3%	18%	5%
Baker et al. (1962)	72	60	10–16	42%	27%	8%	8%	10%	7%
Hill et al. (1962)	66	65	28–31	33%	29%	8%	1%	11%	0%
Howell et al. (1964)	103	92	16–36	7%	30%	?	?	4%	0%
McDowell et al. (1965)	92	93	34–42	1%	22%	1%	7%	8%	2%
Enger u. Boyesen (1965)	51	49	23–39	8%	16%	2%	6%	6%	0%

AK = Antikoagulantien, Ko = Kontrolle

Als Indikationen für eine frühe Antikoagulation sehen wir:

a) die langsam progrediente Arterienthrombose unter dem Bild eines progredienten Insults (Tabelle 6.6),

b) kardiale Hirnembolien: Nachdem frühere retrospektive Studien eine relativ hohe Inzidenz von Embolierezidiven zeigten, war dies aber in prospektiven Serien nicht mehr nachzuweisen. In diesen Studien war dann auch kein eindeutiger Therapieeffekt mehr erkennbar (Tabelle 6.7 und 6.8),

c) hochgradige intrakranielle Stenosen, besonders im vertebrobasilären System und
   der proximalen A. cerebri media,
d) die Karotis- und Vertebralisdissektion,
e) hochgradige Karotisstenosen mit fluktuierender Symptomatik.

Die Antikoagulation wird am schnellsten über eine i. v. Infusion mit Heparin erreicht,
meist nach initialer Bolusgabe von 3000–5000 I. E. Die Steuerung erfolgt über die
partielle TT, die auf das 2- bis 2,5fache des Ausgangswertes eingestellt wird; dies

Tabelle 6.6. Antikoagulantien bei progredientem Infarkt ("stroke-in-evolution")

Autoren	Patienten		Zeitraum	Progr. Insult		Verstorben	
	AK	Ko	(Monate)	AK	Ko	AK	Ko
Carter et al. (1961)	38	38	6	32%	50%	7%	17%
Fischer (1961)	51	49	7	14%	40%	8%	14%
Baker et al. (1962)	61	67	12–15	23%	46%	8%	15%
Millikan (1965)	181	60	12	20%	52%	7%	40%

AK = Antikoagulantien, Ko = Kontrolle

Tabelle 6.7. Frührezidive bei kardiogenen Embolien ohne Antikoagulation

Autoren	Patienten	Zeitraum (Tg)	Embolien (%)
Retrospektiv			
Szekely (1954)	46	28	4
Furlan et al. (1982)	30	7	17
Koller (1982)	38	7	8
Bass (1983)	30	30	10
Sage u. Uitert (1983)	59	14	2
Prospektiv			
Calandre et al. (1983)	15	7	0
CESG (1983)[1]	21	14	9
Hakim et al. (1983)	8	30	0
Lodder u. van der Lugt (1983)	18	14	0
Santamaria et al. (1983)	109	7	4

[1] CESG = Cerebral Embolism Study Group

Tabelle 6.8. Rezidivembolien und Hämorrhagien nach Frühantikoagulation (kardiogene Hirnembolien)

Autoren	Patienten		Rezidive		Hämorrhagien[1]	
	AK	Ko	AK	Ko	AK	Ko
Calandre et al. (1983)	25	17	0	1	(3)	(2)
CESG (1983)[2]	24	21	0	2	0 (0)	2 (0)
Hakim et al. (1983)	8	10	0	0	0 (0)	4 (0)
Lodder u. van der Lugt (1983)	21	18	2	0	2 (0)	0 (0)
Lodder et al. (1988)	70	50	14	9	3	0

[1] () = mit klinischer Verschlechterung
[2] CESG = Cerebral Embolism Study Group
AK = Antikoagulantien, Ko = Kontrolle

geschieht vorzugsweise als Dauerinfusion mit Hilfe einer Infusionspumpe mit 10000–15000 I. E. über 12 h, bis eine adäquate Gerinnungshemmung erreicht ist. Die hierzu notwendigen Tagesdosen liegen zwischen 20000–40000 I. E. Die Dauerantikoagulation erfolgt mit Antikoagulantien vom Kumarintyp in üblicher Weise. Kontraindikationen für die Anwendung von Antikoagulantien sind Hypertonie, Blutungsneigung, peptische Ulzera, schwere diabetische Retinopathie und ein hohes Lebensalter (über ca. 70 Jahre), ungenügende Compliance des Patienten (wie bei Alkoholismus oder bei Demenz) oder ungenügende Kontrollmöglichkeiten. Die Dauer dieser Therapie wird unterschiedlich eingeschätzt, man wird sie in der Regel auf 6–12 Monate beschränken und dann auf Thrombozytenaggregationshemmer umstellen.

6.2.3.2 Thrombolytika

Bei den thrombolytisch wirksamen Medikamenten unterscheidet man intrinsische und extrinsische Enzyme. Ein Beispiel für eine extrinsische Substanz ist die Streptokinase, intrinsische thrombolytische Enzyme sind Urokinase, tPA und scuPA. Die beiden letzteren sollen ihre Wirkung überwiegend im Thrombus entfalten.
Frühe Studien zur systemischen Anwendung von Thrombolytika deuteten auf ein hohes Risiko für das Auftreten von sekundären Hämorrhagien hin (Übersicht bei del Zoppo et al. 1986; Sloan 1987). Seit Beginn der 80er Jahre wurde in Analogie zur lokalen Infusion von thrombolytischen Substanzen beim Myokardinfarkt in mehreren Serien die lokale Thrombolyse zunächst bei Thrombosen der A. basilaris, später auch im Mediastrombahngebiet eingesetzt (Zeumer et al. 1982; Nenci et al. 1984; Zeumer 1985; Brückmann et al. 1987; del Zoppo et al. 1988; Hacke et al. 1988). Da in den beiden größten bisher veröffentlichten Gruppen Hinweise auf einen positiven klinischen Verlauf bei Patienten nach Rekanalisation gefunden wurden (del Zoppo et al. 1988; Hacke et al. 1988) und nachdem inzwischen durch gentechnologische Produktion thrombus-spezifische Thrombolytika wie r-tPA in ausreichender Menge zur Verfügung stehen, wird z. Z. in mehreren Pilotstudien die frühe systemische Anwendung solcher Enzyme bei Basilarisverschlüssen und bei angiographisch gesicherten Gefäßverschlüssen im Karotis-Media-Territorium getestet. Ob und welchen Stellenwert diese Therapie erzielen wird, ist z. Z. nicht abzusehen.
Thrombolytika sind kontraindiziert, wenn ein erhöhtes Blutungsrisiko besteht (Antikoagulantientherapie, Menorrhagie, blutende Kolitis oder peptische Ulzera). Auch eine schwere Hypertonie (diastolisch über 100 mmHg) gilt als Kontraindikation. Zu den Komplikationen gehören Blutungen, von denen intrazerebrale Blutungen zweifellos die gefürchtetsten sind. Kryopräzipitat oder Frischplasma muß verfügbar sein, damit man systemische Blutungskomplikationen beherrschen kann. Die Therapie kann nur unter intensivmedizinischen Bedingungen durchgeführt werden und sollte auf schwere Ischämien beschränkt werden.

6.2.4 Arzneimittel, die das ischämische Hirngewebe schützen sollen

Medikamente zur Beeinflussung der katabolischen Prozesse nach einer Ischämie stellen eine sehr heterogene Gruppe mit unterschiedlichem pharmakologischen Profil dar.

6.2.4.1 Barbiturate

Barbiturate können über einen verminderten Sauerstoffbedarf unter experimentellen Bedingungen die Infarktgröße reduzieren, wenn sie vor oder innerhalb von 30 min nach der induzierten Ischämie appliziert werden. Es kommt im gesunden Gewebe zur Vasokonstriktion (Countersteal-Phänomen, vgl. S. 29). Barbiturate verringern die Geschwindigkeit, mit der freie Fettsäuren freigesetzt werden, und neutralisieren freie Radikale. Sie vermindern darüber hinaus die intrazelluläre Kalziumkonzentration. Die Übertragung dieser Modelle in die Klinik ist schwierig, entsprechend dürftig sind die Ergebnisse.

Aufgrund der zeitlichen Restriktion ist diese Therapie bei Patienten mit akuter Hirnischämie häufig gar nicht durchführbar. In einer Pilotstudie wurde Patienten mit akuter Hirnischämie 1 g Thiopental alle 8 h bis zu einer Gesamtdosis von 10 g gegeben. Die Mortalität ging daraufhin zurück, aber über den neurologischen Zustand der behandelten Patienten bestand Ungewißheit (Agnoli et al. 1979). In einer anderen Studie wurde Phenobarbital in Dosen von 200–300 mg täglich über 2 Tage verabreicht, ohne daß eine Wirkung eintrat (Yatsu u. Coull, unveröffentl. Mitteilung). Die Behandlung der Hirnischämie nach Herzstillstand mit Thiopental hatte keinen Einfluß auf die Mortalität und die Schwere der neurologischen Ausfallserscheinungen (Brain Resuscitation Clinical Trial Study Group 1986).

Vorerst scheint ein Barbituratschutz bei Patienten mit akuter Hirnischämie ungeachtet der interessanten pharmakologischen Grundlage noch keine empfehlenswerte Behandlungsstrategie zu sein.

6.2.4.2 Kalziumantagonisten

Die Auffassung, daß die Infarktgröße auch das Ergebnis einer ganzen Kette von Prozessen ist, die durch den Kalziumeinstrom in die Zelle ausgelöst werden, könnte, seitdem Medikamente mit kalziumantagonistischer Wirkung zur Verfügung stehen, bedeutende therapeutische Konsequenzen haben. Prophylaktisch bzw. kurativ eingesetzt könnte das Zustandekommen eines Infarktes verhindert (?), verzögert oder in seinem Ausmaß begrenzt werden.

Kalziumantagonisten stellen eine neue Klasse von Arzneimitteln mit besonderen elektrophysiologischen Eigenschaften dar. Einige Kalziumantagonisten, wie Nimodipin, haben eine besondere Affinität zu den Hirngefäßen. Ähnlich wie bei den Barbituraten ist experimentell ein positiver Effekt der Substanz bei Einsatz bis 60 min nach Beginn der Ischämie nachgewiesen (Steen et al. 1985). Hirndurchblutungsmessungen zeigen, daß Nimodipin die Gewebsperfusion verbessern kann, ohne einen Steal-Effekt hervorzurufen (Gelmers 1982).

Tabelle 6.9. Kalziumantagonisten beim Hirninfarkt

Autoren	Patienten Bh/Ko	Anfang h[1]	Verstorben KA	Ko
Gelmers (1984)	30/30	24	7%	17%
Gelmers et al. (1988)	93/93	24	9%	20%
Martinez-Vila et al. (1989)	82/82	24	10%	15%

[1] Anfang der Therapie in Stunden nach Auftreten der Hirnischämie (maximal)
KA = Kalziumantagonist (Nimodipin), Ko = Kontrolle

Ergebnisse erster klinischer Untersuchungen zeigen bei einer Dosis von 120 mg/Tag Nimodipin über 21 oder 28 Tage einen deutlichen Rückgang der Mortalität und der neurologischen Ausfallserscheinungen bei Hirninfarktpatienten (Tabelle 6.9). Nebenwirkungen auf Blutdruck und Puls sind gering. Wichtig ist der frühe Behandlungsbeginn. Es bedarf weiterer, bereits eingeleiteter Studien, um diese Befunde zu bestätigen.

6.2.4.3 Weitere Therapieansätze

Freie Radikale spielen beim Zustandekommen einer ischämischen Zellschädigung eine wesentliche Rolle (s. 2.4.2). Substanzen, die freie Radikale neutralisieren, sog. *Antioxidantien* (oder "free radical scavengers") könnten daher als protektive Mittel eingesetzt werden.
Neben den bereits erwähnten Barbituraten besitzen vielleicht Vitamin C und Vitamin E eine Schutzwirkung. Klinische Untersuchungen haben aber noch nicht zu einem konkreten Ergebnis geführt.
Naloxon ist ein Endorphinantagonist. Es beeinflußt den Kalziumeinstrom (s. 6.2.4.2) in die Zelle und besitzt möglicherweise neben der Lipidperoxidation auch eine antioxidative Wirkung. Einzelbeobachtungen bei Patienten nach Subarachnoidalblutung zeigten, daß akute neurologische Ausfallserscheinungen nach Naloxongabe kurzfristig verschwinden. Da bei zerebralen Ischämien 5- bis 10mal höhere Dosen als zum Antagonisieren der Morphinwirkung erforderlich sind, muß mit schweren Komplikationen (akuter Herztod) gerechnet werden.
Eine erste Studie, in der eine Bolusinjektion zwischen 2,5 und 200 mg/m² Körperoberfläche i.v. (im Mittel 160 mg/m² Körperoberfläche) verwendet wurde, gefolgt von einer 24stündigen Infusion mit der halben Bolusdosis pro Stunde, zeigte einen günstigen Effekt (Jabaily u. Davis 1984) und rechtfertigt die Durchführung einer systematischen Studie.

6.2.5 Medikamentöse Behandlung des ischämischen Hirnödems

6.2.5.1 Kortikoide

Intrakranielle Drucksteigerung und Massenverlagerung mit konsekutiver transtentorieller Herniation stellen wesentliche Ursachen für die Frühmortalität nach Hirninfarkten dar („maligner Mediainfarkt"). Eine Beeinflussung des vasogenen Hirnödems durch Kortikoide (Abdichtung der "tight junctions" der Blut-Hirn-Schranke) ist möglich. Das Hirnödem in der Frühphase nach Schlaganfall ist aber ein überwiegend zytotoxisches Ödem. Hierauf hat die Gabe von Kortikoiden keinen wesentlichen Einfluß. Eine unspezifische Drucksenkung kann aber besonders bei hoher Dosierung durch den gering ausgeprägten entwässernden Effekt, der auf das gesunde Hirngewebe ausgeübt wird, erreicht werden. Nachteilig ist bei hohen Kortikoidgaben die Beeinflussung des Glukosestoffwechsels. Sowohl experimentelle als auch klinische Untersuchungen haben kontroverse Ergebnisse gebracht (Tabelle 6.10). Ein routinemäßiger Einsatz von Kortikoiden bei Patienten mit akuter Hirnischämie ist nicht indiziert, in verzweifelten Fällen bei Patienten mit Territorialinfarkten und großen Massenverlagerungen wird man sich aber bisweilen zu einer hochdosierten Dexamethasontherapie entscheiden. Die Dosierung, die dann gewählt wird, ist vergleichbar der bei vasogenen Ödemen in der Umgebung von Hirntumoren oder Metastasen (z.B. 80–120 mg Dexamethason i.v., danach 4–6 × 16 mg/Tag, ausschleichend dosiert).

Tabelle 6.10. Glukokortikosteroide beim Hirninfarkt

Autoren	Patienten	Anfang h[1]	Behandlung		Kontrolle	
			Vbs	Vst	Vbs	Vst
Dyken u. White (1956)	36	24		76%		53%
Rubinstein (1965)	19	24		31%		66%
Patten et al. (1972)	31	24	67%	0%	41%	0%
Candelise u. Spinnler (1972)	49	24		54%		40%
Bauer u. Tellz (1973)	54	48	48%	19%	16%	34%
Candelise et al. (1975)	152	24	62%	38%	66%	34%
Norris (1976)	53	24	17%	27%	36%	19%
Santanbrogio et al. (1978)	66	24	44%	56%	44%	56%
Norris u. Hachinski (1986)	113	24		28%		28%

[1] Anfang der Therapie in Stunden nach Auftreten der Hirnischämie
Vbs = Verbesserung, Vst = Verstorben

6.2.5.2 Hyperosmolare Substanzen

Aufgrund theoretischer Überlegungen ist von hyperosmolaren Mitteln wie hypertonen Glukose-, Mannit-, Sorbit-, Harnstoff- und Glyzerinlösungen ein Effekt auf das zytotoxische Hirnödem zu erwarten. Der Effekt beruht auf dem Zustandekommen eines osmotischen Gradienten zwischen Blutbahn und Gehirn oder zwischen dem Extra- und dem Intrazellularraum, wobei die Blut-Hirn-Schranke als semipermeable Membran fungiert. Schon nach einigen Stunden entsteht jedoch ein Gleichgewicht zu beiden Seiten der Membran, und der osmotische Effekt geht verloren. Kurz darauf tritt ein Reboundeffekt auf: In den geschädigten Hirnabschnitten kommt es zur Wasseraufnahme mit nachfolgender Schwellung. Die wiederholte Gabe des Mittels kann zudem zu schwerwiegenden Elektrolytstörungen führen, und die auftretende Hypervolämie kann (kardiale) Dekompensationserscheinungen hervorrufen. Reboundeffekt und Elektrolytstörungen fallen bei kontinuierlicher Gabe von Glyzerin nicht ins Gewicht.

Tabelle 6.11. Osmotherapie beim Hirninfarkt

Autoren	Patienten Bh/Ko[1]	Anfang (h)	Zeitraum	Effekt
Glyzerin				
Mathew et al. (1972)	29/25	72	14 Tage	+
Gelmers (1975)	50/50	12	28 Tage	0
Fritz u. Werner (1975)	50/56	24	14 Monate	0
Gilzanz et al. (1975)	30/31	36	14 Tage	+
Larsson et al. (1976)	12/15	6	3 Monate	0
Frei et al. (1987)	41/20	24–32	6 Monate	0
Bayer et al. (1987)	85/88	48	12 Monate	0
Mannitol				
Candelise et al. (1975)	75/64	24	10 Tage	0
Santanbrogio et al. (1978)	28/32	24	10 Tage	0

[1] Bh = Behandlung mit Glyzerin bzw. Mannitol; Ko = Kontrolle

Ähnlich wie der Einsatz von Dexamethason wird auch eine Osmotherapie auf einzelne schwere Fälle mit Massenverschiebungen zu beschränken sein, da klinische Studien keinen überzeugenden Effekt nachgewiesen haben (Tabelle 6.11), z.B. Mannit (25%, 200 ml) und Glyzerin (oral, 1,5 g/kg KG/24 h und intravenös 1,2 g/kg KG/24 h). Wie die Hämodilution wird diese Therapie in vielen Kliniken, z.B. in Japan, trotzdem als Standardtherapie eingesetzt.

6.2.6 Therapie entzündlicher zerebraler Gefäßprozesse

Die Behandlung der entzündlichen zerebralen Gefäßerkrankungen richtet sich nach dem Grundleiden, bei dem die Beteiligung der zerebralen Gefäße in der Regel nur einen Teilaspekt darstellt.

6.2.6.1 Therapie der Immunvaskulitiden

Nach heutigen Vorstellungen liegen den Immunvaskulitiden relativ gleichartige immunpathogenetische Vorgänge zugrunde. Bei ihnen ist die Immunsuppression heute die Therapie der Wahl. Wenn die Diagnose gesichert ist (vgl. 4.2.4), sollte mit einer hochdosierten Kortikoidtherapie (80–100 mg Methylprednisolon oder vergleichbare andere Kortikoide in entsprechender Dosierung) nicht gewartet werden. Eine stufenweise Reduktion der Dosis nach Verlauf der Symptomatik und der BKS sollte erst nach Wochen unternommen werden. Häufig aber ist eine Erhaltungsdosis in Höhe von 6–8 mg/Tag auch nach Normalisierung der Laborparameter erforderlich. In den meisten Fällen wird man sich dann zu einer begleitenden Immunsuppression mit Azathioprin (ca. 2–2,5 mg/kg KG/Tag), seltener mit dem Zytostatikum Cyklophosphamid, entschließen. Nach spätestens 2 Jahren wird man versuchen, die Behandlung zu beenden. Zu beachten sind Interaktionen mit Allopurinol, da hier die Dosierung des Azathioprin auf ¼ reduziert werden muß.

6.2.6.2 Therapie spezifisch-infektiöser Vaskulitiden

Die Therapie dieser Vaskulitiden richtet sich nach den Erregern. Zu nennen sind (die seltener gewordene) vaskulitische Form der Lues cerebrospinalis, die Vaskulitiden bei tuberkulösen und bakteriellen Meningitiden sowie die Begleitvaskulitiden bei opportunistischen Infektionen wie Parasitosen (Toxoplasmose) und Pilzinfektionen. Auch ein direkter Gefäßbefall bei HIV-Infektionen ist möglich.

6.3 Prophylaxe der Hirnischämie

6.3.1 Medikamentöse Prophylaxe der Hirnischämie

Die medikamentöse Prophylaxe des Hirninfarktes nach einer TIA basiert auf zwei Prinzipien, der Thrombozytenaggregationshemmung und der Antikoagulation.

6.3.1.1 Thrombozytenaggregationshemmer

Thrombozytenaggregationshemmer beeinflussen die Plättchen-Endothel-Interaktion. Zahlreiche Studien mit Azetylsalizylsäure, Dipyridamol und Sulfinpyrazon haben wiederholt nachgewiesen, daß das Auftreten neuer transitorisch-ischämischer Attacken, zerebraler und retinaler Infarkte wie auch des Myokardinfarkts zu mindern ist (Übersicht bei Antiplatelet Trialist's Cooperation 1988). In den meisten prospektiv randomisierten Studien wurde 1000–1300 mg Azetylsalizylsäure gegeben. Während bei dieser Dosierung häufig gastrointestinale Blutungen auftraten, kann offensichtlich durch eine niedrigere Dosierung der günstige therapeutische Effekt beibehalten und die Nebenwirkungsrate reduziert werden. Eine britische Studie hat dies für 300 mg Azetylsalizylsäure pro Tag nachgewiesen, theoretisch ist wahrscheinlich eine weitere Dosisreduktion unter 100 mg vertretbar (UK-TIA Study Group 1988), obwohl eine dänische Studie aus dem Jahr 1988 für Dosen unter 100 mg keinen Unterschied gegen Placebo aufzeigen konnte (Boycen et al. 1988). Andere Substanzen mit thrombozytenaggregationshemmender Wirkung haben – mit Ausnahme des Ticlopidins – gegenüber der Azetylsalizylsäure keine günstigeren Ergebnisse zur Prophylaxe der Hirnischämie gezeigt. Ticlopidin reduziert die Rate nachfolgender Hirninfarkte und TIAs noch deutlicher als Azetylsalizylsäure (Hass, vorl. Mitteilung). Nachteilig ist aber die in seltenen Fällen auftretende Depression der blutbildenden Strukturen in den ersten Wochen der Therapie, die eine sorgfältige Blutbildkontrolle erforderlich macht. Sie war nach Absetzen der Medikation in zwei nordamerikanischen Serien (CATS und TASS, 1988) voll reversibel. Dipyridamol und Sulfinpyrazon, denen aufgrund theoretischer Überlegungen ebenfalls ein günstiger Einfluß auf die Thrombozytenaggregationshemmung zuzusprechen ist, haben in klinischen Untersuchungen keine signifikante Reduktion zerebraler Infarkte gezeigt (Tabelle 6.12).

Tabelle 6.12. Thrombozytenaggregationshemmer nach TIA oder Infarkt

Autoren	Einschluß[1]	Dosis (g)	Patienten Bh	Ko	End- punkt[2]	Resul- tat
Azetylsalizylsäure						
Fields et al. (1977)	TIA	1,3	88	90	TIA	+
					dI, T	0
Reuther et al. (1978)	TIA/RIND	1,5	29	29	TIA, dI	0
Fields et al. (1978)	TIA/KE	1,3	65	65	TIA, dI, T	0
Can. Coop. Study (1978)	TIA/RIND	1,3	144+[3]	156+[3]	TIA	+
			146	139	dI, T	+
Guiraud et al. (1982)	TIA/RIND	1	147	155(Hy)[4]	dI, T	0
Candelise et al. (1982)	TIA	1	63	61(Sp)[5]	TIA, dI, T	kU[6]
Bousser et al. (1982)	TIA (16%) u. CS (84%)	1	198	204	dI	+
Sorensen et al. (1983)	TIA/RIND	1	101	102	dI, T	0
Swed. Coop. Study (1987)	dI	1,5	253	252	TIA, dI, T	0
UK Coop. Study (1988)	TIA/RIND	0,3 oder 1,2	606/815	814	dI, T	+[7]
Azetylsalizylsäure und Dipyridamol						
American-Canadian Coop. Study (1985)	TIA	A+D/A[8]	448	442	dI, T	kU
ESPS (1987)	TIA/RIND/dI	A+D[9]	1250	1250	dI, T	+[10]

[1] Einschlußkriterien: CS = completed stroke, dI = definitiver Insult, KE = Karotisendarterektomie
[2] Endpunkte: dI = definitiver Insult, T = Tod
[3] Teil der Patienten mit Sulfinpyrazon behandelt
[4] Behandlung der Kontrollgruppe mit Hydergin (Dihydroergotoxinmesilat)
[5] Behandlung der Kontrollgruppe mit Sulfinpyrazon (Sp)
[6] kU = kein Unterschied
[7] Behandlung besser als Placebo; keine Aussage über Dosierung
[8] Behandlung 1,3 g Azetylsalizylsäure und 0,3 g Dipyridamol versus 1,3 g Azetylsalizylsäure
[9] Behandlung 0,975 g Azetylsalizylsäure und 0,225 g Dipyridamol versus Placebo
[10] Kombination von (9) besser als Placebo

6.3.1.2 Antikoagulanzien

Die Anwendung von Antikoagulanzien zur Prävention des Hirninfarkts wird für einen Zeitraum von 2–3 Monaten nach der ersten TIA diskutiert. In mehreren Kliniken wird als Behandlungsstrategie auch mit einer Antikoagulanzientherapie begonnen, wenn die erste Attacke nicht mehr als 2 Monate zurückliegt, um anschließend auf ein thrombozytenaggregationshemmendes Mittel überzugehen. Der Nachteil in der Interpretation früherer Untersuchungen (Tabelle 6.13) besteht in der damals noch nicht möglichen Auswahl von Patienten nach der Ätiopathogenese und Art einer zerebralen Ischämie. Wahrscheinlich ist die Inzidenz der wichtigsten Nebenwirkung, die Gefahr von sekundären Hirnblutungen, überschätzt worden. Zwischen der klinisch unbedeutenden hämorrhagischen Transformation von Infarktgewebe und der möglicherweise raumfordernd wirkenden, zusammenhängenden großen Parenchymblutung konnte nicht unterschieden werden.

Tabelle 6.13. Antikoagulanzien nach TIA

Autoren	Patienten		Zeitraum	Hirninfarkte	
	AK	Ko	(Monate)	AK (%)	Ko (%)
Fisher (1958)	29	23	30	3	34
Siekert et al. (1963)	175	160	60	4	32
Baker (1962)	24	20	20	4	25
Pearce et al. (1965)	17	20	12	5	10
Baker et al. (1966)	30	30	40	7	23
Friedman et al. (1969)	21	23	27	0	35
Toole et al. (1975)	21	56	46–56	29	13
Ollson et al. (1976)	163	124	21–25	0	15
Gallhofer et al. (1979)	42	40	20	8	21
Terent u. Anderson (1980)	25	16	48	8	31

AK = Antikoagulantien, Ko = Kontrolle

6.3.2 Operative Prophylaxe

Gefäßchirurgische Eingriffe bei zerebrovaskulären Erkrankungen haben in erster
Linie präventiven Charakter. Sie sollen die Hämodynamik bei Gefäßverschlüssen
oder Stenosen verbessern und einen potentiellen Streuherd für zerebrale Embolien
ausschalten. Die Karotisthrombendarterektomie (Karotis-TEA) wird zur Beseiti-
gung einer Stenose im Halsbereich durchgeführt, und der extra-intrakranielle Bypass
(EC-IC-Bypass) hatte das Ziel, einen Kollateralkreislauf für das dem Strömungshin-
dernis nachgeschaltete Gefäßsystem zu schaffen.

6.3.2.1 Karotis-Thrombendarterektomie (TEA)

Der Eingriff kann in Allgemein- oder Lokalanästhesie erfolgen. Eine intraoperative
Überwachung am narkotisierten Patienten ist mittels EEG, evozierter Potentiale,
transkranieller Dopplersonographie und regionaler Hirndurchblutung möglich und
dient im wesentlichen der Indikation zur Anwendung eines intraluminalen Shunts.
Seine Anwendung wird allerdings ebenso kontrovers diskutiert, wie der Nutzen des
Monitorings; alle diese Maßnahmen berücksichtigen nur die hämodynamische Seite
der Operationskomplikationen. Die Operation selbst wird meist in Form einer offenen Ausschälplastik durchgeführt, wobei frühe oder verzögerte zerebrale Embolien
die häufigste schwerwiegende Komplikation darstellen. Gelegentlich können der N.
vagus und der N. hypoglossus durch Druckläsion (meist reversibel) geschädigt werden. Die Indikation zum einzeitigen bilateralen operativen Vorgehen ist heute weitgehend verlassen worden.
Eine gesicherte Indikation zur Karotis-TEA existiert bislang nicht (Krämer et al.
1986). Diese angesichts der großen Zahl jährlich durchgeführter Operationen überraschende Aussage beruht auf der Tatsache, daß niemals eine prospektive, randomisierte Studie durchgeführt wurde, die den Nutzen gegenüber den Gefahren dieses
Eingriffs hätte vergleichen können. Aus überwiegend retrospektiven und nichtrando-
misierten Serien leitet sich die derzeit häufigste Indikationsstellung bei Patienten

nach transitorisch-ischämischen Attacken ab, wenn eine ipsilaterale Karotisstenose nachweisbar ist. Nichtstenosierende Plaquebildungen gelten nur sehr selten als Operationsindikation. Unterschiedlich wird auch die Indikationsstellung bei gleichzeitig bestehenden arteriosklerotischen Gefäßprozessen in anderen Körperregionen beurteilt, insbesondere vor großen gefäßchirurgischen Eingriffen am Herz und den großen Körperarterien. Auch hier liegen bislang keine sicheren Befunde vor, die eine rationale Indikationsstellung der prophylaktischen Karotis-TEA begründen.

In den letzten Jahren sind eine deutlich verringerte operative Komplikationsrate in einzelnen Zentren und die Reduktion der Komplikationen bei der Diagnostik durch eine Verbesserung der angiographischen Untersuchungstechnik und der Kontrastmittel zu verzeichnen. Trotzdem haben die Ergebnisse zum Spontanverlauf asymptomatischer Karotisstenosen (Hennerici et al. 1982, 1987; Roederer et al. 1984) dazu beigetragen, die Indikation zumindest bei neurologisch asymptomatischen Trägern extrakranieller Gefäßprozesse drastisch einzuschränken. Mehrere prospektiv randomisierte Studien wurden daraufhin eingeleitet und vergleichen den Nutzen einer prophylaktischen Karotis-TEA gegenüber einer medikamentösen Therapie mit Thrombozytenaggregationshemmern. Bis das Ergebnis dieser Studien bekannt ist, müssen nach individuellen Gesichtspunkten und lokalen Gegebenheiten Risiken und Nutzen jeder der beiden Therapieformen gegenüber dem Spontanverlauf abgewogen werden.

Bei den derzeitigen Überlegungen erscheint es vertretbar, in folgenden Situationen eine Operationsindikation für Patienten zu diskutieren, bei denen keine durch eine andere Erkrankung bedingte wesentlich eingeschränkte Lebenserwartung besteht und wenn nachweislich die mit dem chirurgischen Eingriff verbundene Komplikationsrate permanenter neurologischer Defizite unter 3% liegt:

a) bei hochgradigen Stenosen der A. carotis interna nach wiederholten, passageren neurologischen Funktionsstörungen, die nach Ausschluß anderer pathogenetischer Mechanismen in ursächlichem Zusammenhang zu sehen sind,

b) bei fluktuierender neurologischer Symptomatik ohne persistierendes Defizit bei subtotaler Stenose der A. carotis interna,

c) bei in der Verlaufsbeobachtung progredienten, hochgradigen Karotisstenosen mit passageren Funktionsstörungen oder mit funktionell unbedeutendem persistierenden neurologischen Defizit, wenn ein Hirninfarkt (Territorial- oder Grenzzoneninfarkt) nach den bildgebenden Verfahren bekannt ist,

d) in Ausnahmefällen in einer ähnlichen Situation wie in c) auch beim asymptomatischen Patienten.

6.3.2.2 EC-IC-Bypassoperation

Der EC-IC-Bypass galt als Methode zur Prophylaxe hämodynamisch bedingter Ischämien bei intrakraniellen Gefäßprozessen. Hierbei wurde eine Verbindung zwischen einem Ast der A. temporalis superficialis mit einem pialen Ast der A. cerebri media hergestellt. Auch im vertebrobasilären System wurden eine Reihe von möglichen Bypass-Operationen entwickelt. Man versprach sich besondere Wirksamkeit bei Karotis-Siphon-Stenosen, beim Moya-Moya-Syndrom oder bei proximalen Mediastenosen. Auch Patienten mit Zustand nach TIAs oder nach abgelaufenem Infarkt mit nur geringem Defizit beim extrakraniellen Karotis-Interna-Verschluß wurden als Kandidaten für die Operation angesehen.

Die Wirksamkeit dieser Operation wurde mit einer breitangelegten prospektiven und randomisierten internationalen Studie überprüft (EC/IC Bypass Study Group 1985). Sowohl insgesamt als auch bei einer Gruppenanalyse konnten keine prophylaktischen Effekte dieser Therapie nachgewiesen werden. Einige Patientengruppen, für die man sich aus pathophysiologischen Überlegungen besonders viel versprochen hatte, schnitten sogar signifikant schlechter ab als die nur medikamentös behandelte Vergleichsgruppe. Natürlich sind an dieser Studie eine Reihe von Kritikpunkten laut geworden; z. B. waren CT-Befunde und damit bestimmte ätiopathogenetische Aspekte nicht berücksichtigt worden, da die Untersuchung bereits 1977 begann. Weitere Einwände richteten sich gegen eine große Zahl von Patienten, die von den beteiligten Zentren ausgesondert und primär der operativen Behandlung zugeführt wurden. So wäre es möglich, daß eine ausgewählte Patientengruppe existiert, die in dieser Studie unterrepräsentiert war. Dies müßte aber durch eine neue Studie zweifelsfrei gezeigt werden. Bis dahin gibt es keine gesicherte Indikation zur EC-IC-Bypassoperation in der Prophylaxe zerebraler Ischämien.

6.3.2.3 Andere Operationsverfahren

Aortenbogenchirurgie (Abgangsstenosen)

Das Aortenbogensyndrom beschreibt ausgedehnte arteriosklerotische Veränderungen der Ostien der aus dem Aortenbogen entstehenden Gefäße. Neben der indirekten Desobliteration kommen verschiedene Bypass-Operationen in Frage. Die Desobliteration des Truncus brachiocephalicus ist schwierig, aufwendig und komplikationsreich. Reokklusionen scheinen seltener zu sein als bei Eingriffen an der A. carotis interna.

Subklavia-Anzapf-Syndrom

Klinik und Pathophysiologie des Subklavia-Anzapf-Syndroms sind auf S. 70 beschrieben. Der dopplersonographische oder röntgenologische Nachweis eines manifesten Subklavia-Anzapf-Syndroms bei Subklaviastenose oder Subklaviaverschluß ist noch keine ausreichende Indikation für die Operation (Hennerici et al. 1988). Das intermittierende Ischämiesyndrom des Arms oder die äußerst seltenen vertebrobasilären neurologischen Symptome durch den Anzapfmechanismus können die Indikationsstellung zur Operation erleichtern, wobei neben der Subklavia-Karotis-Transposition (Edward u. Mulherin 1984) die perkutane Angioplastie (Brückmann et al. 1986) diskutiert wird.

Kinking und Coiling

Die Bedeutung und Genese der Elongation, Schlingen- und Knickbildungen der A. carotis interna sind unklar. Neben arteriosklerotischer Dilatation und fibromusku-

lärer Dysplasie denkt man aufgrund des Nachweises von Schlingenbildung im Kindesalter auch an eine kongenitale Genese.
Im allgemeinen werden diese Befunde als harmlos angesehen und nicht mehr operiert. Beim Kinking ohne Stenosierung wird diskutiert, ob hier nicht doch eine erhöhte Thrombogenität vorliegt, so daß eine Behandlung mit Thrombozytenaggregationshemmern denkbar ist.

Transluminale Angioplastie

Die transluminale Angioplastie, die in Technik und Material der Angioplastie der Koronararterien vergleichbar ist, sollte bei hirnversorgenden Arterien nur bei hochgradigen doppelseitigen Vertebralis-Abgangsstenosen oder kontralateralem Vertebralisverschluß sowie bei manifesten Subklavia-Anzapf-Syndrom erwogen werden (Brückmann et al. 1986). Nach ersten positiven Erfahrungen mit der transfemoralen Katheter-Laser-Thrombendarterektomie am Herzen wurde das Verfahren jetzt in einzelnen Fällen auch an den Karotiden durchgeführt. Wegen der maximal nur 7 µm großen Partikel, die bei der laserinduzierten Gewebeverdampfung entstehen, soll praktisch keine Gefahr zerebraler Embolien vorliegen (Lammer et al. 1986). Ob dieses Verfahren einmal einen Teil der chirurgischen Karotis-TEAs ersetzen kann, muß, auch bei den umstrittenen Indikationen zur Karotisoperation, offen gelassen werden.

6.4 Rehabilitation bei zerebrovaskulären Erkrankungen*

Schon während der Akutphase sind Maßnahmen zur Rehabilitation wie krankengymnastische und logopädische Übungsbehandlungen notwendig. Die im Anschluß an einen stationären Aufenthalt durchzuführenden Anschlußheilbehandlungen und spezifische Rehabilitationsmaßnahmen werden im Folgenden besprochen. Ähnlich wie bei der medikamentösen Therapie sind auch hier keine gesicherten Untersuchungsergebnisse bekannt, die über den Wert einzelner Verfahren (z. B. Krankengymnastik, Gesichtsfeldtraining usw.) eine zuverlässige Aussage ermöglichen würden. Für gezielte logopädische Therapie wurde jetzt eine Verbesserung der Aphasie gegenüber dem Spontanverlauf beschrieben (Poeck et al. 1988).
Ziel neurologischer Rehabilitation ist es, ein größtmögliches Ausmaß physischer und psychologischer Unabhängigkeit bei Patienten nach einer Läsion des zentralen oder peripheren Nervensystems zu erzielen. Dazu ist die Zusammenstellung eines sorgfältigen Rehabilitationsprogramms erforderlich. Um dieses aufstellen zu können, muß ein möglichst detailliertes Bild des Störungsmusters des Patienten erarbeitet werden. Anders als in der Akutneurologie, wo die klinische und apparative Diagnostik auf die nosologische Eingrenzung eines Krankheitsbildes und die Erarbeitung seiner Ursachen zielt, muß in der Rehabilitationsneurologie die Befundaufnahme ein vollständiges Bild der bei einem Patienten ausgefallenen wie auch der verbliebenen Restfähigkeiten ergeben und diese in Hinblick auf alltagsrelevante Leistungen beschreiben.

---

* Verfasser: Dr. Volker Hömberg, Leitender Arzt, Neurologisches Therapiezentrum an der Universität Düsseldorf, Hohensandweg 37, 4000 Düsseldorf 13

Eine solche Befundaufnahme umfaßt neben Aspekten der gestörten motorischen Durchführung (Parese) oder Planung (Apraxien), möglichen motorischen Plussymptomen (Spastik, Rigor, unwillkürliche Bewegungen) auch eine genaue Beschreibung perzeptiver Leistungen des Gedächtnisses, der Konzentrationsfähigkeit, des konzeptformierenden Denkens und insbesondere der Kommunikationsfähigkeit (Sprechstörung, Aphasie). Wesentlich ist darüber hinaus die Beurteilung des psychischen Zustandes. Auch bei zerebrovaskulären Erkrankungen sind depressive Verstimmung und Motivationsstörungen sehr häufig, und praktisch immer liegen Störungen der Aufmerksamkeitsmodulation und Konzentrationsfähigkeit vor. Das soziale Umfeld des Patienten muß immer in die Planung von Rehabilitationsmaßnahmen einbezogen werden. Durch inadäquate Fürsorglichkeit von Familienmitgliedern wird oft ein aufgrund des Behinderungsbildes grundsätzlich erreichbarer Grad an Selbständigkeit des Patienten nicht erzielt. Die Analyse der häuslichen Umstände des Patienten ist wesentlich, um eine adäquate Versorgung mit alltagsrelevanten Hilfsmitteln zu erzielen sowie eine oft sinnlos teure Fehlversorgung mit für den Patienten nicht brauchbaren Hilfsmitteln zu vermeiden.

Zur Beurteilung des Ausmaßes der Selbständigkeit im Verlauf neurologischer Rehabilitation haben sich sog. Selbständigkeitsscores, z. B. der Barthel-Index (Barthel u. Mahoney 1965), bewährt. Zur Beurteilung der motorischen Funktionen verwenden wir darüber hinaus selbst entwickelte Scores, die die Umsetzung des neurologischen Befundes in einen unmittelbaren Alltagskontext erleichtern (Tabelle 6.15). Die für die weitere Therapieplanung unerläßliche Erarbeitung eines Störungsprofils einschließlich einer vollständigen neuropsychologischen, sprachpathologischen und psychischen Diagnostik nimmt etwa 1 Woche in Anspruch.

6.4.1 Strategien neurologischer Rehabilitation

In einer hierarchischen Abfolge werden die grundsätzlich möglichen Strategien zur Wiedererlangung einer Funktion nach einer irreversiblen Schädigung des zentralen Nervensystems in Tabelle 6.14 zusammengefaßt:

Eine *Restitution des geschädigten Gewebes* ist nicht möglich. Erste Ansätze mit der Transplantation autologen monaminergen Gewebes in das Gehirn zur Restitution der Funktion breitprojizierender Transmittersysteme, z. B. beim M. Parkinson oder beim M. Alzheimer (Lindvall et al. 1987), gehören sicherlich noch in den Bereich der experimentellen Medizin und müssen zunächst auch kritisch evaluiert werden, bevor sie für eine breitere therapeutische Anwendung geeignet erscheinen (Joynt u. Gash 1987).

Tabelle 6.14. Hierachische Abfolge möglicher Rehabilitationsstrategien zur Wiedererlangung von Funktionen

1. Restitution des geschädigten Gewebes,
2. „Aufwecken" alternativer Strukturen,
3. Erlernen von Umwegstrategien,
4. Überbrückung durch technische Hilfsmittel,
5. Ersatz durch technische Hilfsmittel.

Tabelle 6.15. Score zur Beurteilung motorischer Funktionen

	"Hand Motor Score"	Punkte

1. Faustschluß

nicht möglich	0
Vigo < 10% der Gegenseite	1
Vigo < 50% der Gegenseite	2
Vigo normal	3

2. Faust öffnen

nicht möglich	0
sichtbare Streckung	1
vollständige Streckung (paretisch)	2
normal	3

3. Spitzgriff (Würfel anfassen)

nicht möglich	0
Würfel mit 5 cm Kantenlänge	1
Würfel mit 1 cm Kantenlänge	2
Würfel mit 0,5 cm Kantenlänge	3

4. Unabhängige Fingerbewegung
(Finger-Daumen Opposition)

nicht möglich	0
ein Finger mit assoziierter Bewegung	1
ein Finger ohne assoziierte Bewegung	2
normal (mind. drei Finger ohne assoz. Bew.)	3

5. Mutter von einer Schraube abdrehen
(reziproke Synergie)

nicht möglich	0
möglich	1

6. Spritze drücken (einf. Synergie)

nicht möglich	0
möglich	1

7. Schreiben mit Stift (Dicke bel.)

keine Stifthaltung möglich	0
Strich bzw. Kritzeln möglich	1
verkritzeltes Schriftbild	2
normales Schriftbild	3

8. Schreibgeschwindigkeit

langsamer als gewöhnlich	0
normal	1

"Arm Motor Score" — Punkte

1. Lokalisation der Hand

– plegischer Arm mit nichtstabilisierter Schulter	0
– Schulterstabilisation und Massenbewegungen möglich (z. B. hemispastische Ellenbogenbeugung)	1
– gezielte Plazierung des Unterarmes aus Schulter und Ellenbogen auf horizontale Fläche in eine von vier Quadranten eines DIN-A-4-Blattes	2
– freie Plazierung des Unterarmes im Raum	3
– freie Plazierung des Unterarmes und freie Wahl der Handgelenkstellung	4
	max = 4

2. Tragen von Lasten

– nicht möglich	0
– nur passives Lastentragen	1
– aktives Lastentragen ohne Einsatz der Hand	2
– aktives Lastentragen mit Einsatz der Hand ohne aktives Loslassen	3
– normal	4

"Motor Score Untere Extremitäten" — Punkte

1. Standbeinfunktion

– fehlend	0
– keine Gewichtsverlagerung möglich	1
– gesundes Bein kann angehoben werden, aber noch kein Schrittzyklus möglich	2
– auf ebener Strecke Schritt möglich	3
– Gewichtsverlagerung beim Treppensteigen ohne Nachstellschritt	4
	max = 4

2. Schwingbeinfunktion

– fehlend	0
– Vorstellen nur mit Bodenkontakt möglich	1
– Vorstellen auf ebener Fläche ohne Bodenkontakt möglich	2
– Vorstellen um mehr als eine Fußlänge auf ebener Fläche ohne Bodenkontakt möglich	3
– Vorstellen auf der Treppe möglich	4
	max = 4

3. Fußhebung

– nicht möglich	0
– minimal im Liegen möglich	1
– inkomplette Fußhebung im Gehen	2
komplette Fußhebung, jedoch unvollständiges Abrollen	3
– normale Fußhebung	4
	max = 4

Realistischer ist es, durch das *„Aufwecken alternativer Strukturen"* in der Umgebung des geschädigten Hirngewebes zu einer Funktionsverbesserung zu kommen. Diesem Rational folgt auch das kontrovers diskutierte Gesichtsfeldtraining (Zihl u. von Cramon 1985), wobei durch systematisches Auslösen sakkadischer Augenbewegungen in das Skotom hinein oft die Ausdehnung der Gesichtsfeldaußengrenzen und praktisch immer eine deutliche Verbesserung des visuellen Orientierungsverhaltens im gestörten Gesichtsfeld erzielt werden kann. Als Mechanismus dieses Therapieansatzes wird diskutiert, daß nach Schädigung visueller Projektionsareale nachgeschaltete visuelle Assoziationsareale zur Wiedererlangung der Perzeptionsleistung beitragen können. Ein anderes Beispiel für das vikariierende Eintreten nichtgestörter Hirnareale ist die sog. Melodic Intonation Therapy (Sparks et al. 1974) in der Aphasietherapie. Auch bei globalen Aphasikern kann oft eine verblüffende Faszilitierung der Sprachleistungen erreicht werden, wenn der Patient versucht zu singen statt zu sprechen. Diese Faszilitierung wird wahrscheinlich durch die Aktivierung nichtgeschädigter Areale der subdominanten Hemisphäre erzielt.

Die sicherlich häufigste Strategie in der neurologischen Rehabilitation besteht darin, mit dem Patienten systematische *Umwegsstrategien* zu erarbeiten, um den Ausfall einer Funktion zu kompensieren. Beispiele dafür sind z. B. das systematische Trainieren von Einhandfunktionen bei persistierender Plegie einer oberen Extremität, der systematische Gebrauch von Tagebuchnotizen bei Patienten mit global amnestischen Störungen oder der Einsatz mnemotechnischer Hilfen bei Patienten mit modalitäts- oder materialspezifischen Gedächtnisdefiziten (Wilson 1987).

Oft ist aber der teilweise oder vollständige *Ersatz* einer Leistung *durch ein technisches Hilfsmittel* im Rehabilitationsprozeß unerläßlich. Dies kann im einfachsten Fall eine Gehstütze sein, in komplizierten Fällen ist aber der Einsatz auch sehr komplexer technologischer Hilfsmittel, z. B. computergestützte Kommunikationshilfen oder Umweltkontrollhilfen bei tetraparetischen Patienten, erforderlich. In diese Kategorie gehört auch der Einsatz der sog. funktionellen elektrischen Stimulation (FES), d. h. einer musterbezogenen Stimulation der Muskeln bei Patienten mit Läsionen des oberen motorischen Neurons zur Restitution von Stand-, Gang- oder Greiffunktionen. Dabei werden über Oberflächenelektroden Muskelgruppen bzw. im Muskel oder im Nervenstamm implantierte Elektroden von einem Mikroprozessor in bestimmter Abfolge stimuliert, um die fehlende supranukleäre Steuerung zu ersetzen (Mauritz 1986). Auch diese Techniken befinden sich zum größten Teil noch im experimentellen Stadium. Ihr Einsatz setzt eine sorgfältige Indikationsstellung und Auswahl der Patienten voraus. Ein wesentliches Problem ist, daß praktisch alle diese Systeme noch in einem unregulierten "Open-loop"-Modus arbeiten und nur in sehr unzureichender Weise die natürlichen, sensorisch rückgekoppelten, motorischen Abläufe imitieren können. Darüber hinaus ist der Einsatz dieser Techniken für den Patienten oft problematisch, da ein großer Zeitaufwand für die Erhaltung des Trainingszustandes der stimulierten Muskulatur erforderlich ist und stets abgewogen werden muß, inwieweit der Einsatz eines solchen Verfahrens für den Patienten ökonomisch überhaupt sinnvoll ist.

6.4.2 Therapieauswahl und -planung

Neurologische Rehabilitationsmaßnahmen setzen immer die Zusammenarbeit eines Teams von Therapeuten voraus, das Krankengymnasten, Ergotherapeuten, Sprachtherapeuten, Neuropsychologen und oft auch Ingenieure umfaßt. Wesentlich für den Erfolg der Rehabilitationsmaßnahme bei einem Patienten ist, daß ein Therapieprogramm im Team erarbeitet wird, wobei in den einzelnen Bereichen klar aufeinander abgestimmte Therapieziele formuliert werden und diese im Abstand von einigen Wochen wieder kontrolliert und modifiziert werden müssen. Die meisten in der neurologischen Rehabilitation eingesetzten Therapieverfahren sind sog. „übende Verfahren", deren Rational immer darin besteht, entweder eine verlorengegangene Funktion wieder anzubahnen oder systematische Umwegstrategien mit dem Patienten zu erarbeiten und einzuüben. Dabei ist eine pragmatische, an dem jeweiligen Störungsbild des Patienten orientierte Vorgehensweise grundsätzlich sinnvoller als das Arbeiten nach oft in ideologischer Weise verteidigten krankengymnastischen Therapieschulen oder Konzepten, zumal diese trotz vorgeblicher Orientierung an neurophysiologischen Erkenntnissen oft lediglich spinale Reflexmechanismen berücksichtigen und neuere Konzepte der Steuerung der motorischen Kontrolle unberücksichtigt lassen. Vergleichende Studien, in denen die eine oder andere krankengymnastische Methode gegeneinander verglichen wurden, zeigten in der Regel keine signifikanten Unterschiede in der Wirksamkeit (z. B. Logigian 1985; Palmer et al. 1988).

6.4.3 Effizienzkontrolle und Prädiktoren für den Therapieerfolg

Grundvoraussetzung für eine kritische Effizienzkontrolle neurologischer Rehabilitationsmaßnahmen ist der Einsatz quantitativer Bewegungsmethoden einschließlich der oben angegebenen funktionellen Scores. Wenn solche Methoden in prospektiven Studien eingesetzt werden, kann z. B. im Verlauf der Schlaganfallrehabilitation ein deutlicher Zuwachs an Selbständigkeit und motorischen Einzelfunktionen nachgewiesen werden (z. B. Heller et al. 1987; Heinemann et al. 1987). Entsprechend dem Schweregrad der Störung finden sich unterschiedlich rasche Besserungsverläufe. Es ist dabei überaus schwierig, günstige oder ungünstige Prädiktoren herauszuarbeiten. In einer kürzlich mitgeteilten Multivarianten-Analyse der Besserungscharakteristiken in der Schlaganfallrehabilitation (Heinemann et al. 1987) fand sich kein signifikanter Einfluß von Alter des Patienten, Lokalisation der Hemisphärenläsion oder dem Behinderungsgrad bei Beginn der Behandlung. Auch neuroradiologische Befunde ergeben in der Regel keine signifikanten prädiktiven Hinweise. Wir konnten kürzlich zeigen, daß die quantitive Messung der Intaktheit der kortikospinalen Efferenzen durch magnetische Stimulation des motorischen Kortex bei hemiparetischen Patienten einen gewissen prädiktiven Wert für das endgültige Rehabilitationsergebnis hat. Wie in Abb. 6.1 dargestellt, findet sich eine signifikante Korrelation zwischen dem endgültigen, durch den Barthel-Index gemessenen funktionellen Zustand des Patienten und den in drei Schweregruppen eingeteilten Auffälligkeiten nach Kortexstimulation bei Beginn der Therapie.

Normal

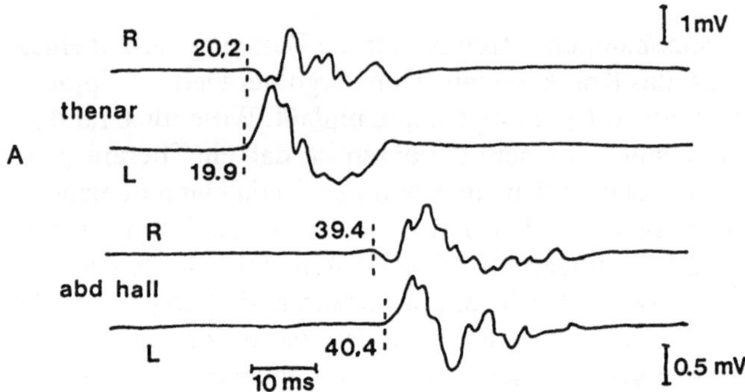

Patient aus Gruppe II

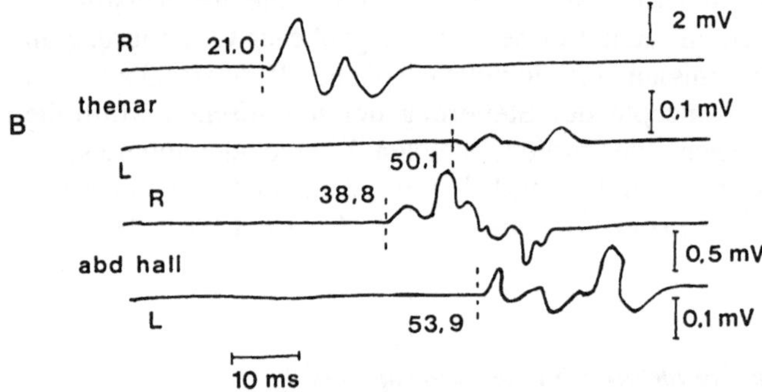

Gruppe (nach Magnetstimulation bei Aufnahme)

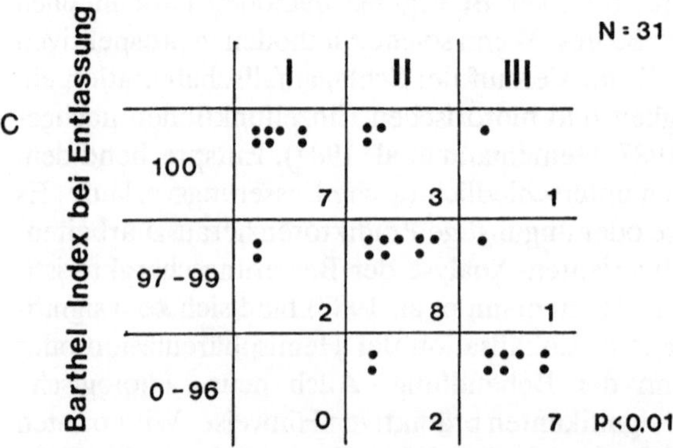

Abb. 6.1A–C. Im Gegensatz zu seitengleich symmetrischen Antwortpotentialen **(A)** an Zielmuskeln der oberen (hier Thenar) und unteren Extremität (hier M. abductor hallucis) sind nach magnetoelektrischer Stimulation des motorischen Kortex bei Patienten mit Hemiparesen diese wechselnd ausgeprägt gestört. Wie in **B** dargestellt, kann es sich dabei um relative Latenzverspätungen oder Amplitudenminderungen der betroffenen Körperhälfte handeln (Gruppe II). Es werden aber auch normale Befunde (Gruppe I) oder völlig fehlende Reizantworten (Gruppe III) beobachtet **(A)**. Wie in **C** dargestellt, ergibt sich eine positive Korrelation zwischen der Magnetstimulationsgruppe bei Aufnahme in eine Rehabilitationsmaßnahme und dem endgültig bei Entlassung zu erzielenden funktionellen Endzustand (gemessen am Barthel-Index; s. Text)

6.4.4 Neuere Techniken in der neurologischen Rehabilitation

In der Therapie motorischer Störungen sollte auf zwei Techniken hingewiesen werden, die noch nicht sehr weit verbreitet sind, aber in der Faszilitierung von Willkürmotorik sehr hilfreich eingesetzt werden können. Die erste ist die oben bereits erwähnte funktionelle elektrische Stimulation, d. h. eine musterbezogene Stimulation zentralparetischer Muskelgruppen. Dies führt einmal zu deutlicher Reduktion der Spastik und hilft insbesondere in der Frühphase über die Tonusreduktion hinaus, Willkürbewegungen wieder anzubahnen (Hömberg 1988). Ergänzt werden kann diese Stimulation durch den Einsatz von EMG Biofeedback-Techniken, die es dem Patienten besonders bei deutlichen afferenten Störungen erlauben, durch Hören oder Sehen der EMG-Signale wieder willkürmotorische Funktionen anzubahnen. Grundvoraussetzung dafür ist natürlich, daß residuale Motorik in der Extremität erhalten ist. Diese aus Techniken des operanten Konditionierens entwickelten Biofeedback-Ansätze sind in ihrer Wirksamkeit bei Schlaganfallpatienten wiederholt dokumentiert worden (z. B. Brudny et al. 1974, 1976; Basmajian et al. 1979). Ein Vergleich des Einsatzes dieser Technik mit konventioneller Krankengymnastik ergab, daß eine Kombination beider Ansätze die besten Resultate ergibt (Inglis et al. 1984). Es ist auch möglich, die EMG-Biofeedback-Technik direkt mit Elektrostimulation zu verbinden, so daß je nach Größe des rückgekoppelten EMG-Signals zunehmend assistierend elektrisch stimuliert wird (Fields 1987).

Ein weiterer interessanter neuer Ansatz in der neurologischen Rehabilitation ist die Verwendung von Mikrocomputerprogrammen in der neuropsychologischen Therapie. Der Einsatz von Computern über das klassische Trainingsmaterial der rehabilitativen Neuropsychologie hinaus hat vor allen Dingen den Vorteil, daß durch stetige Anpassung des Schwierigkeitsgrades des Übungsmaterials an das momentane Leistungsverhalten des Patienten dieser immer auf einem optimalen Motivationsniveau bleibt und sowohl frustrierende Überforderung wie langweilige Unterforderung vermieden werden. Darüber hinaus gestattet der Einsatz dieser Verfahren eine stetige Dokumentation der Übungsverläufe und die Gestaltung eines sehr versatilen Trainingsmaterials (Hömberg u. Halsband 1988). Wir haben in der letzten Zeit eine Technik entwickelt, die es erlaubt, lebensnahere Videoinformation durch ein geeignetes Interface in mikroprozessor-gesteuerte Programmabläufe einzubinden. Damit wird eine noch bessere und für die jeweilige Störung des Patienten adäquatere Materialerstellung ermöglicht. Darüber hinaus ist es jetzt durch den Einsatz sog. Expertensysteme möglich geworden, rasch auch für in Computer-Programmiersprache nicht geübte Therapeuten eigene Programm-Module, jeweils auf den einzelnen Patienten abgestimmt, zu entwickeln und zu modifizieren (Rass et al. 1988). Der Einsatz der Computer wird dabei, wie Einstellungsmessungen bei uns ergaben (Steinhoff u. Hömberg 1988), von Patienten sehr gut aufgenommen. Voraussetzung ist aber eine dauernde flankierende Betreuung durch psychologisch geschultes Personal während des Computertrainings. Damit wird durch diese Technik zwar eine Intensivierung des Trainings ermöglicht, nicht aber eine Personaleinsparung erzielt.

Abschließend sollten noch einige Beispiele interessanter Kombinationen von übenden Verfahren mit pharmakologischer Intervention erwähnt werden. Wie durch tierexperimentelle Studien gezeigt wurde, hat die Gabe von Amphetaminen nach einer Läsion des motorischen Kortex eine die Restitution der motorischen Funktionen deutlich akzelerierende Wirkung (Feeney et al. 1982). Eine Wirksamkeit von Amphetaminen in Kombination mit krankengymnastischer Therapie wurde kürzlich auch an einer kleineren Stichprobe von Schlaganfallpatienten nachgewiesen (Crisostomo et al. 1988).

Ein weiterer interessanter Einsatz von Pharmaka in Kombination mit übenden Verfahren ist die Gabe von Cholinomimetika, insbesondere oralen Gaben von Physostigmin, in Verbindung mit systematischem Gedächtnistraining (McLean et al. 1987). Während Untersuchungen, die ohne ein begleitendes systematisches Training den Einfluß von Cholinomimetika auf Gedächtnisfunktionen untersuchten, inkonsistente Befunde ohne signifikanten Nachweis einer klinischen Besserung erbrachten, zeigt diese Studie erstmals deutlichere Effekte. Wir haben die Wirksamkeit eines solchen Ansatzes bei einigen Patienten mit globalen Amnesien, die wir in Kombination mit Physostigmin und systematischem Gedächtnistraining behandelt haben, beobachten können. Perzeptiver oder motorischer Neglekt, d. h. eine Aufmerksamkeitsvernachlässigung des einen oder anderen Körperabschnitts oder Teils des Wahrnehmungsraumes ist ein oft sehr störendes Symptom bei Patienten mit zerebrovaskulären Läsionen sowohl der rechten als auch seltener der linken Hemisphäre. Durch übende Verfahren ist eine Beeinflussung dieses Neglekts oft nur vorübergehend erreichbar. Nachdem tierexperimentelle Daten eine Beteiligung der aufsteigenden dopaminergen Systeme zum frontalen und limbischen Kortex bei experimentellen Neglektmodellen ergeben hatten, ist kürzlich auch bei Menschen nachgewiesen worden, daß durch Gabe von Dopaminagonisten (Bromocryptin) ein perzeptiver räumlicher Neglekt positiv beeinflußt werden kann (Fleet et al. 1987). Dies stellt sicherlich einen interessanten pharmakologischen Ansatz dar, der in seiner Effizienz weiterer Überprüfung bedarf.

Abschließend sollte noch darauf hingewiesen werden, daß bei vielen Patienten mit zerebrovaskulären Insulten eine ausgeprägte depressive Symptomatik vorliegt, die nach entsprechender psychodiagnostischer Sicherung mit oralen Antidepressiva behandelt werden sollte. Es ist in einer prospektiven Studie nachgewiesen worden (Reding et al. 1986), daß der Einsatz von Antidepressiva bei depressiven Schlaganfallpatienten zu einer deutlichen Besserung der Rehabilitationsresultate führt.

6.5 Literatur

Agnoli A, Palene N, Ruggieri S, Leonardis G, Benzi G (1979) Barbiturate treatment of acute stroke. Adv Neurol 25: 269

American Canadian Co-operative Study Group (1985) Persantine aspirin trial in cerebral ischaemia. Stroke 16: 406

Baker RN (1961) An evaluation of anticoagulant therapy in the treatment of cerebrovascular disease. Report of the Veterans Administration Cooperative Study of Atherosclerosis. Neurology 11: 132

Baker RN, Broward JA, Fang HC (1962) Anticoagulant therapy in cerebral infarction. Neurology 12: 823

Barthel D, Mahoney F (1965) Functional evaluation. The Barthel index. State Med J 2: 61

Basmajian JV (1979) Biofeed back: Principles and Practice for Clinicians. Williams and Willkins, Baltimore

Bass E (1983) Anticoagulation in cerebral embolism. Can J Neurol Sci 10: 32

Bauer RB, Tellez H (1973) Dexamethasone as treatment in cerebral vascular disease II. A controlled study in acute cerebral infarction. Stroke 4: 547

Bayer AJ, Pathy MSJ, Newcombe R (1987) Double-blind randomized trial of intravenous glycerol in acute stroke. Lancet I: 405

Bousser MG, Eschwege E, Haguenau M (1983) "AICLA" controlled randomized trial of aspirin and dipyridamole in the secondary prevention of athero-thrombotic cerebral ischemia. Stroke 14: 5

Boysen G, Soelberg Sørensen P, Jutzler M, Andersen AR, Boas J, Olsen JS, Joensen P (1988) Danish very-lowe-dose aspirin after carotid endarterectomy trial. Stroke 19: 1211–1215

Brain Resuscitation Clinical Trial Study Group (1986) Randomized clinical study of thiopental loading in comatose survivors of cardiac arrest. N Engl J Med 314: 397

Britton M, DeFaire U, Helmers C, Miah K (1980) Lack of effect of theophylline on the outcome of acute cerebral infarction. Acta Neurol Scand 62: 116

Brückmann H, Ferbert A, del Zoppo GJ, Hacke W, Zeumer H (1987) Acute vertebral basilar thrombosis: Angiologic-clinical comparison and therapeutic implications. Acta Radiol 369: 38

Brückmann H, Ringelstein EB, Buchner H, Zeumer H (1986) Percutaneous transluminal angioplasty of the vertebral artery: A therapeutic alternative to operative reconstruction of proximal vertebral artery stenosis. J Neurol 233: 336

Brudny J, Korein J, Levidow L, Grynbaum BB, Lieberman A, Friedmann LW (1974) Sensory feedback therapy as a modality of treatment in central nervous system disorders of voluntary movement. Neurology 24: 925

Brudny J, Korein J, Grynbaum BB, Friedmann LW, Weinstein S, Sachs-Frankel G, Belandres PV (1976) EMG feedback therapy: Review of treatment of 114 patients. Arch Phys Med Rehabil 57: 55

Calandre L, Ortega JF, Berbejo F, Portera A (1983) Cerebral embolism and anticoagulation. Neurology 33: 1103

Canadian Cooperative Study (1978) A randomized trial of aspirin and sulfinpyrazon in threatened stroke. N Engl J Med 299: 53

Candelise L, Spinnler H (1972) Dexamethasone and stroke. Med J Aust 2: 335

Candelise L (1982) A randomized trial of aspirin and sulfinpyrazone in patients with TIA. Stroke 13: 175

Candelise L, Colombo A, Spinnler H (1975) Therapy against brain swelling in stroke patients, a retrospective clinical study on 227 patients. Stroke 6: 353

Carter AP (1961) Anticoagulant treatment in progressive stroke. Br Med J II: 70

Cerebral Embolism Study Group (1983) Immediate anticoagulation of embolic stroke: A randomized trial. Stroke 14: 668

Cook P, James I (1981) Cerebral vasodilators. N Engl J Med 305: 1560

Crisostomo EA, Duncan PW, Propst M, Dawson D, Davis JN (1988) Evidence that amphetamine with physical therapy promotes recovery of motor function in stroke patients. Ann Neurol 23: 94

del Zoppo GJ, Zeumer H, Harker LA (1986) Thrombolytic therapy in acute stroke: Possibilities and hazards. Stroke 17: 595

del Zoppo GJ, Ferbert A, Otis S, Brückmann H, Hacke W, Zyroff J, Arke LA, Zeumer H (1988) Local intra-arterial fibrinolytic therapy in acute carotid territory stroke. A pilot study. Stroke 19: 307

Dyken M, White PT (1956) Evaluation of cortisone in the treatment of cerebral infarction. JAMA 162: 1531

EC/IC Bypass Study Group (1985) Failure of extracranial-intracranial arterial bypass to reduce the risk of ischemic stroke. N Engl J Med 313: 1191

Edward WH, Mulherin JL (1985) The surgical reconstruction of the proximal subclavian and vertebral artery. J Vasc Surg 2: 634

Enger E, Boyesen S (1965) Long-term anticoagulant therapy in patients with cerebral infarction. Acta Med Scand 178 (Suppl 438): 1

ESPS Group (1987) The European Stroke Prevention Study. Lancet II: 1351

Feeney DM, Gonzales A, Law WA (1982) Amphetamine, haloperidol, and experience interact to affect rate of recovery after motor cortex injury. Science 217: 855

Fields RW (1987) Electromyographically triggered electric muscle stimulation for chronic hemiplegia. Arch Phys Med Rehabil 68: 407

Fields WS, Lemak NA, Frankoski RF, Hardy RJ (1978) Controlled trial of aspirin in cerebral ischemia II. Surgical group. Stroke 9: 309

Fields WS, Lemak NA, Frankoski RF, Hardy RJ (1979) Controlled trial of aspirin in cerebral ischemia. Stroke 8: 301

Fisher CM (1961) Anticoagulant therapy in cerebral thrombosis and cerebral embolism. A National Cooperative Study. Neurology 11: 119

Fleet WS, Valenstein E, Watson RT, Heilman KM (1987) Dopamine agonist therapy for neglect in humans. Neurology 37: 1765

Frei A, Cottier C, Wunderlich P, Ludin E (1987) Glycerol and dextran combined in therapy of acute stroke. Stroke 18: 373

Friedman GD, Wilson S, Mosier JM (1969) Transient ischemic attacks in a community. JAMA 210: 1428

Fritz G, Werner I (1975) The effect of glycerol infusion in acute cerebral infarction. Acta Med Scand 198: 287

Furlan AS, Cavalier SJ, Hobbs RE (1982) Hemorrhage and anticoagulation after non-septic embolic brain infarction. Neurology 32: 280

Gallhofer G, Ladurner G, Lechner H (1979) Prognosis of prophylactic anticoagulant treatment in ischemic stroke. Eur Neurol 18: 145

Gelmers HJ (1975) Effect of glycerol treatment on the natural history of acute cerebral infarction. Clin Neurol Neurosurg 78: 277

Gelmers HJ (1980) Effects of low-dose subcutaneous heparin on the occurence of deep vein trombosis in patients with ischemic stroke. Acta Neurol Scand 61: 313

Gelmers HJ (1982) Effect of nimodipine on postischemic cerebrovascular activity, as revealed by measuring regional cerebral blood flow. Acta Neurochir 63: 283

Gelmers HJ (1984) The effects of nimodipine on the clinical course of patients with acute ischemic stroke. Acta Neurol Scand 69: 232

Gelmers HJ, Gorter K, de Weerdt CJ, Wiezer JHA (1988) A controlled trial of nimodipine in acute ischemic stroke. N Engl J Med 318: 203

Gilroy J, Barnhart MI, Meyer JS (1969) Treatment of stroke with dextran 40. JAMA 210: 293

Gilzanz V, Rebollar JL, Buencuerpo J, Chantres MT (1975) Controlled trial of glycerol versus dexamethason in the treatment of cerebral oedema in acute cerebral infarction. Lancet I: 1049

Gottstein U, Held K (1969) Effekt der Hämodilution nach intravenöser Infusion von niedermolekularen Dextranen auf die Hirnzirkulation des Menschen. Dtsch Med Wochenschr 94: 522–526

Gryglewski RJ, Nowak S, Kosta-Trabka E, Kusmiderski J, Dembinska-Kiec A, Bieron K, Basita M, Blasczyk B (1983) Treatment of ischemic stroke with prostacyclin. Stroke 14: 197

Guiraud-Chaumeil B, Rascol A, David J, Boneu B, Clanet M, Bierme R (1982) Prevention des recidives des accidents vascualaires cerebraux ischemiques par les anti-agregants plaquettaires. Resultats d'un essai therapeutique controle de 3 ans. Rev Neurol (Paris) 138: 367

Hacke W, Zeumer H, Ferbert A, Brückmann H, del Zoppo GJ (1988) Intra-arterial thrombolytic therapy improves outcome in patients with acute vertebobasilar occlusive disease. Stroke 19: 1216

Hakim AM, Pokrupa RP, Wolfe LS (1984) Preliminary report on the effectiveness of prostacyclin in stroke. Can J Neurol Sci 11: 409

Harrison MJG, Pollock S, Kendell BE, Marshall J (1981) Effect of haematocrit on carotid stenosis and cerebral infarction. Lancet II: 114

Hennerici M, Rautenberg W, Mohr S (1982) Stroke risk from symptomless extracranial arterial disease. Lancet II: 1180

Hennerici M, Hülsbömer HB, Hefter H, Lammerts D, Rautenberg W (1987) Natural history of asymptomatic extracranial artery disease. Brain 101: 777

Hennerici M, Klemm C, Rautenberg W (1988) The subclavian steal phenomenon: a common vascular disorder with rare neurologic deficits. Neurology 38: 669

Heinemann AW, Roth EJ, Cichowski K, Betts HB (1987) Multivariate analysis of improvement and outcome following stroke rehabilitation. Arch Neurol 44: 1167

Heller A, Wade DT, Wood VA (1987) Arm function after stroke: Measurement and recovery over the first three months. J Neurol Neurosurg Psychiatry 50: 714

Hömberg V (1988) Rehabilitation in spastic syndromes – non pharmacological ways of treatment. In: Emre M (ed) Spasticity today (In press)

Hömberg V, Halsband U (1988) Die Problematik der Interpretation von Trainingsverläufen bei computergestützter kognitiver Rehabilitation. In: Computer helfen heilen. (Im Druck)

Hill AB, Marshall J, Shaw DA (1962) Cerebrovascular disease: Trial of long-term anticoagulant theerapy. Br Med J II: 1003

Howell DA, Talow SFT, Feldman S (1964) Observations on anticoagulant therapy in thromboembolic disease of the brain. Can Med Assoc 90: 611

Hsu CY, Faught RE, Furlan AJ et al. (1987) Intravenous prostacyclin in acute nonhemorrhagic stroke: A placebo-controlled double-blind trial. Stroke 18: 352

Hsu CY, Norris JW, Hogan EL et al. (1988) Pentoxifylline in acute nonhemorrhagic stroke. A randomized placebo-controlled double-blind trial. Stroke 19: 716

Inglis J, Donald MW, Monga TN, Sproule M, Young MJ (1984) Electromyographic biofeedback and physical therapy of the hemiplegic upper limb. Arch Phys Med Rehabil 65: 755

Italian Acute Stroke Study Group (1988) Haemodilution in acute stroke: Results of the Italian haemodilution trial. Lancet I: 318

Jabaily J, Davis JN (1984) Naloxone administration to patients with acute stroke. Stroke 15: 36

Joynt RJ, Gash DM (1987) Neural transplants: Are we ready? Ann Neurol 22: 455

Kaste M, Fogelolm R, Waltimo R (1976) Combined dexamethasone and low-molecular-weight dextran in acute brain infarction: Double blind-study. Br Med J II: 1409

Koller RL (1982) Recurrent embolic cerebral infarction and anticoagulation. Neurology 32: 283

Krämer G, Busse O, Warlow C, Hopf HC (1986) Aktueller Stand gefäßchirurgischer Eingriffe bei zerebrovaskulären Erkrankungen. 2. Karotis-Thrombendarterektomie. Akt Neurol 13: 188

Lammer J, Asher PW, Choy DSJ (1986) Transfemorale Katheter-Laser-Thrombendarterektomie (TEA) der Arteria carotis. Dtsch Med Wochenschr 111: 607

Lance JW, Adams RD (1963) The syndrome of intention or action myoclonus as a sequel to hypoxic encephalopathy. Bralin 86: 111

Larsson O, Marinovich N, Barber K (1976) Double-blind trial of glycerol therapy in early stroke. Lancet I: 832

Lodder J, Lugt PJM van der (1983) Evaluation of the risk of immediate anticoagulant treatment in patients with embolic stroke of cardiac origin. Stroke 14: 42

Lodder J, Dennis MS, Raak L van, Jones LN, Warlow CP (1988) Cooperative study on the value of long term anticoagulation in patients with stroke and non-rheumatic atrial fibrillation. Br Med J I: 1435

Logigian MK, Samuels MA, Falconer J (1983) Clinical exercise trial for stroke patients. Arch Phys Med Rehabil 64: 364

Marshall J, Shaw DA (1960) Anticoagulant therapy in acute cerebrovascular accident. A controlled trial. Lancet I: 995

Martin JF, Handy N, Nicholl J (1985) Double-blind controlled trial of prostacyclin in cerebral infarction. Stroke 16: 386

Martinez-Vila E, Martinez-Lage JM, Guillen Llera F, Villanueva Eusa JA, Matias Guiu J, Bigorra Llosas J (1989) Nimodipine in acute ischemic stroke. Stroke (in preparation)

Mathew NT, Rivera VM, Meyer JS, Charney JZ, Hartmann A (1972) Double-blind evaluation.of glycerol therapy in acute cerebral infarction. Lancet II: 1327

Matthews WB, Oxbury JM, Grainger KM, Grenhall RC (1976) A blind controlled trial of dextran-40 in the treatment of ischemic stroke. Brain 99: 193

Mauritz KH (1986) Restoration of posture and gait by functional neuromuscular stimulation (FNS). In: Bles W, Brandt T (eds) Disorders of positure and gait. Elsevier, Amsterdam p. 367

McDowell F, McDevitt E (1965) Treatment of the completed stroke with long-term anticoagulant: Six and one-half year's experience. In: Millikan CH, Siekert RG, Whisnant JP (eds) Cerebral vascular diseases. Fourth Princeton Conference. Grune & Stratton, New York, p 185

McLean A, Stanton KM, Cardenas DD, Bergerud DB (1987) Memory training combined with the use of oral physostigmine. Brain Injury 1: 145

Miller VT, Coull BM, Yatsu FM, Shah AB, Beamer NB (1984) Prostacyclin infusion in acute cerebral infarction. Neurology 34: 1431

Millikan CH (1965) Anticoagulant therapy in cerebrovascular disease. In: Millikan CH, Siekert RG, Whisnant JP (eds) Cerebral vasular diseases. Fourth Princeton Conference. Grune & Stratton, New York, p 183

Nenci GG, Gresele P, Taramelli M, Agnelli G, Signorini E (1983) Thrombolytic therapy for thromboembolism of vertebrobasilar artery. Angiology 34: 561

Norris JW (1976) Steroid therapy in acute cerebral infarction. Arch Neurol 33: 69

Norris JW, Hachinski VC (1986) High dose steroid treatment in cerebral infarction. Br Med J 292: 21

Norris JW, Hachinski VC, Meyers MG, Callow J, Wong T, Moore RW (1979) Serum cardiac enzymes in stroke. Stroke 10: 548

Oleson J, Paulson OB (1971) The effect of intra-arterial papaverine on regional cerebral blood flow in patients with stroke or intracranial tumor. Stroke 2: 148

Ollson JE, Muller R, Berneli S (1976) Long-term anticoagulant therapy for TIAs and minor strokes with minimum residuum. Stroke 7: 444

Palmer FB, Shapiro BK, Wachtel RC et al. (1986) The effects of physical therapy on cerebral palsy. N Engl J Med 318: 803

Patten BM, Mendell J, Bruun B, Curtin W, Carter S (1972) Double-blind study of the effects of dexamethasone on acute stroke. Neurology 22: 377

Pearce JM, Gubbay SS, Walton JN (1965) Long-term anticoagulant therapy in transient cerebral ischaemic attacks. Lancet I: 6

Poeck K, Huber W, Willmes K (1988) Outcome of intensive language therapy in aphasia. Brain (in press)

Rass D, Behrends U, Hömberg V (1988) Autorensystem mit Video-Interface: Erstellung kognitiven Trainingsmaterials. In: Computer helfen heilen. (Im Druck)

Reding MJ, Ortho LA, Winter SW, Fortuna IM, Di Ponte P, McDowell FH (1986) Antidepressant therapy after stroke. A double blind trial. Arch Neurol 43: 763

Reuther R, Dorndorf W (1978) Aspirin in patients with cerebral ischemia and normal angiograms or non surgical lesions. Results of a double blind trial. In: Breddin K, Dorndorf W, Loew D, Marx R (eds) Acetylsalicylic acid in cerebral ischemia and coronary heart disease. Schattauer, Stuttgart, p 97

Ribeiro LGT, Brandon TA, Hopkins DG, Reduto LA, Taylor AA, Miller RR (1981) Prostacyclin in experimental myocardial ischemia: Effects on hemodynamics, regional myocardial blood flow, infarct size and mortality. Am J Cardiol 47: 835

Roederer GO, Langlois YE, Jager KA et al. (1984) T'he natural history of carotid arterial disease in asymptomatic patients with cervical bruits. Stroke 15: 605

Rubinstein MK (1965) The influence of adrenocortical steroids on severe cerebrovascular accidents. J Nerv Ment Dis 141: 291

Sage JL, Uitert RL van (1983) Risk of recurrent stroke with atrial fibrillation; differences between rheumatic and arteriosclerotic heart disease. Stroke 14: 42

Santamaria J, Graus F, Peres J (1983) Cerebral embolism and anticoagulation. Neurology 33: 1104

Santanbrogio S, Martinotti R, Sardella F, Porro F, Randazzo A (1978) Is there a real treatment of stroke? Clinical and statistical comparison of different treatments in 300 patients. Stroke 9: 130

Scandinavian Stroke Study Group (1987) Multicenter trial of hemodilution in acute ischemic stroke. I. Results in the total patient population. Stroke 18: 691

Siekert RG, Whisnant JP, Millikan CH (1963) Surgical and anticoagulant therapy of occlusive cerebrovascular disease. Ann Intern Med 58: 637

Sloan MA (1987) Thrombolysis and stroke: Past and future. Arch Neurol 44: 748

Sorensen PS, Pedersen H, Marquardsen J et al. (1983) Acetylsalicylic acid in the prevention of stroke in patients with reversible cerebral ischemia. Stroke 14: 5

Sparks R, Helm N, Albert M (1974) Aphasia rehabilitation resulting from melodic intonation therapy. Cortex 10: 303

Spudis EV, de La Torre E, Pikula L (1973) Management of completed strokes with dextran-40. A comunity hospital failure. Stroke 4: 895

Steen PA, Gisvold SE, Milde JH, Newberg L, Scheithauer BW, Lanier WL, Michenfelder J (1985) Nimodipine improves outcome when given after complete cerebral ischemia in primates. Anesthesiology 62: 406

Steinhoff C, Hömberg V (1988) Interaktion Patient Computer: Versuch einer Einstellungsmessung. In: Computer helfen heilen. (Im Druck)

Strand T, Apslund K, Eriksson S, Hagg E, Lithner F, Wester PO (1984) A randomized controlled trial of hemodilution therapy in acute cerebral stroke. Stroke 15: 980

Swedish Cooperative Study (1987) High dose acetylsalicyl acid after cerebral infarction. Stroke 18: 325

Szekely P (1964) Systemic embolism and anticoagulant prophylaxis in rheumatic heart disease. Br Med J I: 1209

Terent A, Anderson B (1980) The outcome of patients with transient ischemic attacks and stroke treated with anticoagulants. Acta Med Scand 208: 359

Toole JF, Janeway R, Choi K (1975) Transient ischemic attacks due to atherosclerosis. A prospective study in 160 patients. Arch Neurol 32: 5

UK-TIA Study Group (1988) United Kingdom transient ischaemic attack (UK-TIA) aspirin trial. Br Med J 296: 316

Wallace JD, Levy LL (1980) Blood pressure after stroke. JAMA 246: 2177

Wilson BA (1987) Rehabilitation of memory. Guilford Press, New York

Wise G, Sutter R, Burkholder J (1972) The treatment of brain ischemia with vasopressor drugs. Stroke 3: 135

Zeumer H, Hacke W, Kolmann HL, Poeck K (1982) Lokale Fibrinolysetherapie bei Basilaris-Thrombose. Dtsch Med Wochenschr 107: 728

Zeumer H (1985) Survey of progress: Vascular recanalizing techniques in interventional neuroradiology. J Neurol 231: 287

Zihl J, Cramon D von (1985) Visual field recovery from scotoma in patients with postgeniculate damage. Brain 108: 335

Sachverzeichnis

A. angularis, Anatomie 10
A. basilaris, Anatomie 10
–, klinische Symptome 73
–, Kollateralen 75
–, Thombose 50, 74, 76
–, –, Therapie 193
–, Verschluß, Angiographie 177
–, –, evozierte Potentiale 162
A. callosomarginalis, Anatomie 8
A. carotis, Bifurkation, extrakraniell,
  Angiographie 169, 172
–, Dissektion 82, 86
– communis, Anatomie 2
– externa, Anatomie 2
–, Dopplersonographie 117
– interna, Anatomie 2
–, Siphon, Anatomie 3, 6, 10, 81, 89
–, –, Angiographie 169, 170, 174
–, T-Gabel, Anatomie 5, 6, 8
–, –, klinische Symptome 59
A. cerebelli inferior anterior, Anatomie 10
–, klinische Symptome 76
– posterior, Anatomie 10
–, klinische Symptome 72
– superior 10
–, Computertomographie 148
–, klinische Symptome 73
A. cerebri anterior, Anatomie 5, 8
–, klinische Symptome 66
– media, Anatomie 5
–, Computertomographie 137
–, Ischämiepathogenese 64
–, klinische Symptome 63
– posterior, Anatomie 7
–, klinische Symptome 50, 78
–, Infarkt, Computertomographie 147
A. chorioidea anterior, Anatomie 6
–, klinische Symptome 63
– posterior, Anatomie 4
–, klinische Symptome 62
A. communicans anterior, Anatomie 8, 170
– posterior, Anatomie 4, 7
–, klinische Symptome 61

A. facialis, Anatomie 10
A. frontalis, Anatomie 8
A. geniculata posterior, Anatomie 10
A. labyrinthi, Anatomie 10
A. occipitalis externa, Anatomie 11
A. ophthalmica, Anatomie 10
–, klinische Symptome 57, 59
–, Kollateralen 59, 81, 114
A. pericallosa, Anatomie 8, 10
A. pharyngea ascendens, Anatomie 8
A. recurrens Heubner, Anatomie 8
–, klinische Symptome 66, 68
A. subclavia, Anatomie 2
A. supraorbitalis, Dopplersonographie 114
A. supratrochlearis, Dopplersonographie 114
A. temporalis anterior, Anatomie 8
– posterior, klinische Symptome 107
A. thalamogeniculata, klinische Symptome 62
A. tuberothalamica, klinische Symptome 61
A. vertebralis, Anatomie 3, 10
–, Abgangsstenose 176, 178
–, Angiographie 171, 176
–, Dissektion 85
–, klinische Symptome 70
AA. lenticulostriatae, Anatomie 8
–, Computertomographie 137
–, Infarktterritorium 52
AA. thalamoperforantes, Anatomie 4
– anteriores, klinische Symptome 61
– posteriores, klinische Symptome 63
Aachener Aphasie-Test 106
Adenosin 26
Agrammatismus 106
Akustisch evozierte Potentiale 160
–, Basilaristhrombose 162
Amaurosis fugax 48, 51, 59, 110
– und hemisphärische TIA 61
–, Ätiologie 60
–, kardiale Emboliequelle 61
–, Karotisprozesse 61
Aminophyllin 188
AMP 21
Amphetamin 207

Anämie 134
Anaphylaxie 187
Anastomose, A. pharyngea ascendens,
    Angiographie 169
Anastomosen, Anatomie 10
–, Heubnersche meningeale 3, 52
–, Ophthalmika 10
Angiographie, Aortenbogen 167
–, arterielle DSA 166, 168
–, Indikationen 166
–, retrograde Brachialis- 167
–, Risiken 168
–, transfemorale 167
–, venöse DSA 168
Anosognosie 109
Anschlußheilbehandlung 203
Antibiotika 111, 184
Antidepressive 210
Antihypertensiva 184
Antikoagulation 112, 149, 189, 196
Antioxidantien 22, 193
Antithrombin III 189
Aortenbogenchirurgie 200
Aortenbogensyndrom 70, 71
–, Ultraschalldiagnostik 126
Aphasie 50, 105
–, amnestische 107
–, globale 106
–, motorische 106
–, sensorische 107
–, transkortikale 107
Aphasietherapie 204
Apoplektischer Isult s. Schlaganfall
Apoplex s. Schlaganfall
Apraxie 107
Aquäduktkompression 133
Arachidonsäure 21, 30, 93, 196
Armdurchblutungsstörungen 71
Arterienthrombose, progrediente 189
Arterienwand 1
Arteriitis 71, 87
– temporalis 109
Arterio-arterielle Embolie 59, 81, 138
Arteriosklerose 79
–, Epidemiologie 82
–, Pathogenese 79
–, Plaqueformen 121
–, Plaquekomplikationen 122
–, Risikofaktoren 38, 80, 113
Artikulation 106
Asymptomatische Gefäßprozesse 42, 57, 94,
    133
–, Spontanverlauf 42
Atemgymnastik 184
Atheromatose 142
Atmungskette 20
ATP 20

Attacke, transitorisch ischämische s. TIA
Augenhintergrund 110
Auskultation 109
Automatismen, sprachliche 106
Autoregulation 24
–, Blutgaseinfluß 25
–, ionale Einflüsse 26
–, sonstige Einflüsse 26
AV-Block 92, 112
Azathioprin 195
Azetylsalizylsäure 196
Azidose 29

B-mode Sonographie 114
–, Fehlerquellen 123
Barbiturate 192
Barthel-Index 202, 205
Basilariskopfsyndrom 76
Basilarisprozesse, klinische Symptome 72
Basilaristhrombose 50, 74, 76
–, Therapie 191
Bayliss-Effekt 24, 183
Beatmung (PEEP) 23, 181, 182
Benedikt-Syndrom 74
Bereitschaftsumsatz 19, 30
Betahistin 190
Bewußtseinsstörungen 76
Bihemisphärische Läsionen 96
Binswangersche Krankheit 141
Biofeedback, Therapie 207
Blasenentleerung 184
Blasentraining 184
Blinkreflex 160
Blutdruckmessung 109
Bluthirnschranke 19
Blutung, intrazerebrale 45, 97
–, parenchymatös 45
–, Plaques 122
Blutvolumen 22
Brain-mapping (EEG) 164
Broca-Aphasie 106
Bromocriptin 208
Bronchospasmolytika 181
Bukkofaziale Apraxie 108
Burst-Suppression Muster 158

Cholinomimetika 208
Cinnarizin 188
Circulus arteriosus Willisi, Anatomie 3, 10, 12
–, anatomische Varianten 126
–, Dopplersonographie 58, 114
–, Kollateralfunktion 57, 114
Claude-Syndrom 74
Clonazepam 184
CO_2-Reaktivität 25
Coiling 90, 202
Computertomographie 52, 130

–, dynamische 111
Computertraining, Therapie 207
Counter-Steal-Phänomen 29, 188, 192
Cross-filling 139, 170
CW-Dopplersonographie 114, 116
Cyclandelat 188
Cyclophosphamid 195

Datenbank, Schlaganfall 112
Demenz 95
Demyelinisierung, vakuolige 141
Dermatologische Erkrankungen 90
Dextran 186
Diabetes insipidus 184
– mellitus 183
–, Risikofaktor 38
digitale Subtraktionsangiographie 143, 166, 158
Digitalisierung 182
Dilatative Arteriopathie 74, 90
Dipyridamol 196
Dismutase 22
Dissektion, Angiographie 173, 175
–, Diagnose 83
–, intrakraniell 85
–, Karotis 82, 86
–, klinische Symptome 83
–, Therapie 192
–, Vertebralis 85
Dopaminagonisten 208
Dopaminrezeptoren 156
Dopplersonographie und Angiographie
  166
–, gepulste (PW) 113
–, kontinuierliche (CW) 113
–, periorbitale 110, 114
Drop attack 48, 73
Duplex-System, Ultraschall 117, 121
Dysarthrie 105
Dysmetabolismus 51

EC-IC Bypass 166, 198
Echokardiographie 112
–, Kontrastmittel 112
Echotomographie 114, 121
–, dreidimensionale Rekonstruktion 123
Eikosanoide 30
Einklemmung 31, 73, 133
Einzelphotonen-Emissions-Tomographie
  (SPECT) 130, 157
Elektroenzephalographie 158
–, Migraine accompagnée 159
–, Subarachnoidalblutung 159
–, topographische Analyse (Mapping) 164
–, Vasospasmus 159
Elektrokardiogramm 111
Elektrolytbilanzierung 183
Elektrolytkontrolle 184

Embolie, arterio-arterielle, klinische
  Symptome 59, 81, 138
–, Computertomographie 135
–, kardiale 52, 79, 92, 104, 111, 189
–, progrediente Insulte 57
–, sekundär 139
–, supraokklusionell 81, 138
–, TIA 57
Embolierisiko 123
Embolische Verschlüsse, Angiographie 170
Embolusautolyse 138, 148
Endstrominfarkt, Anatomie 15
–, Computertomographie 134
–, Pathogenese 15, 16, 52
Engpaßsyndrome 71
Enhancement, Computertomographie 131
Enzephalitis 97, 113
Epidemiologie 33
–, geographische Unterschiede 35
–, Untersuchungsparameter 33
Epileptische Anfälle 184
Ergoidmesylat 188
Erhaltungsumsatz 19, 181
Erythrozytenverformbarkeit, Therapie 187
evozierte Potentiale, akustisch 160
–, multimodal 160
–, somatosensibel 163
–, visuell 160
Extraterritorialinfarkt, Anatomie 15
–, Pathogenese 15, 16, 52

F-Deoxyglukose 156
Fahraeus-Lindquist-Effekt 24
Farbkodierte Doppler-Echotomographie 114,
  121, 124
Fazilitierung, Therapie 207
Fettsäuren, freie 20, 30, 192
Fibrin 93
Fibrinolyse 80, 93
–, Angiographie 166
–, lokale Therapie 178, 191
Fibromuskuläre Dysplasie 85
–, Angiographie 86, 172, 175
fluktuierende Symptomatik,
  Karotisstenosen 192
Flußvolumenmessung 117
Fogging Effekt, Computertomographie 131
Foramen ovale apertum 112
Foville-Syndrom 74
freie Radikalbildung 22, 30
funktionell elektrische Stimulation,
  Therapie 206, 209

Gasperini-Syndrom 74
Gedächtnistraining 208
Gefäßwandulzera 122
Gefäßwiderstand 22, 23

Gerinnung, Therapie 182
Gesichtsfeldtraining 201, 204
Gestik 106
Gewebsazidose 26, 30
Gliedkinetische Apraxie 108
Glukoselösung 194
Glukosemetabolismus 19, 28, 157, 183
Glykolyse, aerob 20, 21, 30
–, anaerob 20, 21, 30
Glycerol 194
Grenzzone, Anatomie 13
–, parasagittale 13
–, parietookzipitale 13
Grenzzoneninfarkt, Computertomographie 134
–, klinische Symptome 68
–, Pathogenese 15, 52, 69

Hämatokrit 185
Hämodilution 186
Hämodynamisch bedingte Infarkte,
    Computertomographie 134
Hämorrhagie, sekundär 45, 112, 189, 196
Hämorrhagische Atherome 81, 82, 122
– Infarzierung 148
Hämosiderinablagerungen 154
Hagen-Poiseuillesches Gesetz 23
Hapteninhibition 187
Hemianopsie 48, 50
Hemiballismus 76
Hemiparese, -plegie 50
Hemisphäre, sprachdominante 105
Heparin 191
– therapie 84, 98, 190
–, low-dose Prophylaxe 184
Herdenzephalitis 97, 113
Herniation s. Einklemmung
Herzklappen, künstliche 112
Herzminutenvolumen 186
Herzrhythmusstörungen 79, 92, 112
–, Therapie 182
Heubnersche Arterie s. A. recurrens
Hexobendin 188
Hilfsmittel, technische, Therapie 204
Hippokampusischämie 79
Hirnarterientypen, perforierende 3
–, Zirkumferenzarterien, kurze 3
–, –, lange 3
Hirndrucksteigerung 31
Hirndurchblutung, Autoregulation 24
–, CO$_2$-Reaktivität 25
–, Regulation 22, 27
–, Messung 156
Hirnembolie s. Embolie
Hirnischämie 30
–, Ablauf 28
–, Funktionsschwelle 28
–, Infarzierungsschwelle 30

–, Membranpotential 19, 30
–, Pathophysiologie 28
–, Penumbra 28
–, selektive Vulnerabilität 19
Hirnmetabolismus 31
Hirnödem, Computertomographie 131
–, ischämisch 31
–, Therapie 193
–, vasogen 31, 194
–, zytotoxisch 27, 183, 194
Hirnstammischämie, klinische
    Symptome 72
Hirnstammlakune 143, 144
Hirnstoffwechselmessung 156
Hirnvenenthrombose 44, 97
Hirnzelle, Metabolismus 19
HIV-Infektion 196
Horner-Syndrom 76, 83
Homozystinämie 93
Hyalinose 141, 142
Hydrocephalus occlusus 31, 133
Hydroxyäthylstärke 188
Hydroxylradikale 21
Hydroxytryptophan 184
Hyperkapnie 24
Hypertonie, Autoregulation 24
–, induzierte 187
–, Risikofaktor 38, 79, 141
Hyperventilation 24
Hypoglykämie 31
Hypokapnie 24
Hypotonie 134
–, Therapie 183
Hypoxie 31
–, globale 45

Ideatorische Apraxie 108
ideomotorische Apraxie 108
Imbibierung, blutige 45, 148, 152
Immunkomplexe 87, 92
Immunsuppression 195
Infarkt, ischämisch 44
–, Retina 59
–, sekundär hämorrhagisch 45, 112, 189, 196
–, vollendet 47, 49
Infarktmuster 13, 52, 133
Infarktpathogenese 13, 52
Infarkttyp, Endstromgebiet 15
–, Extraterritorialgebiet 15
–, Grenzzonengebiet 15
–, Lakune 15
–, Territorialgebiet 15
–, Zentralgebiet 15
Insulintherapie 183, 184
Insult, ischämisch 44
–, progredient 49, 190
–, –, Pathogenese 57

intrathorakale Sonographie 126
intrazerebrale Blutung 44
Inzidenz 33, 34, 36
Ionenpumpen 20, 30, 31
Ischämie 44
–, drohende 47
–, kortikale, klinische Symptome 63
–, manifester Infarkt 46
–, progrediente 46, 49
–, subkortikale, klinische Symptome 64
–, –, Pathogenese 64
–, TIA 47, 48
Ischämiegradient 28
Ischämiekern 28
Ischämieschwelle 28
ischämischer Halbschatten (Penumbra) 28
Isoxsuprin 188

Kalzium 21, 30
–, Kanäle 22
–, –, rezeptorgesteuert (ROC) 22
–, –, spannungsabhängig (POC) 22
–, Reaktivität 26
Kalziumantagonisten 84, 192
Kardiale Embolie 52, 79, 92, 104, 111, 189
Kardiale Krankheiten, Risikofaktor 38
Kardiomyopathie 111
Karotisdesobliteration 95, 198
–, Angiographie 166
–, postoperativer Ultraschall 125
–, Rezidivstenose 125
Karotisprozesse, Angiographie 173
–, asymptomatisch 42, 56, 57, 81, 94, 133
–, Insulte 57
–, Pathogenese, Computertomographie 134
–, TIA 57, 59
Karotissiphon, klinische Symptome 59, 199
Karotisstromgebiet, Arteriosklerosevertei-
    lung 80
–, klinische Symptome 56
Karotisthrombendarterektomie 198
Karotisverschluß 81
–, Computertomographie 138
–, subtotal 81, 170
Katabolismus 20
Kernspintomographie s. MRT
Kinking 90, 200
Kleinhirninfarkt 73, 144, 145
–, Computertomographie 133
Kleinhirnischämie, klinische Symptome 73
Kohlensäurespannung, arterielle 24
Kohlmeier-Degos Syndrom 92
Kollaterale, leptomeningeale, Angio-
    graphie 168, 170
Kollateralen 10, 13, 52
Kollateralkapazität, hämodynamische 115
Kollateralkreisläufe, Syndrome 56

Konstruktive Apraxie 108
Kortikosteroide 193, 195
Krampfanfälle, fokale 104
Krankengymnastik 184, 201

Labordiagnostik 112
Laktat 21
Laktazidose 183
lakunäres Syndrom 64
Lakune, Anatomie 15
–, Computertomographie 140
–, klinische Symptome 64, 77
–, magnetische Resonanztomographie 153
–, Pathogenese 140
–, Prädilektionsstellen 65
Laser-Thrombenarterektomie 201
Leitungsaphasie 107
Leukotriene 20, 30
Linsenkerninfarkt 64
–, Computertomographie 138
Lipidstoffwechsel 79
Lipidtheorie 80
Lipohyalinose 77, 79
Liquorabflußstörung 31, 133
Liquoruntersuchung 113
Locked-in-Syndrom 76
Logopädie, Therapie 201
Lues 196
Lumbalpunktion 113
Luxusperfusion, vasoparalytische 29

Magnetische Resonanztomographie s. MRT
Magnetstimulation transkraniell,
    Diagnostik 165
–, Therapie 206
Makroangiopathie 15, 52, 133
–, Rheologie 143
Malformation arteriovenöse, Ultraschall-
    diagnostik 130
Mannit 196
Marklagerhypodensität 53
Marklagerlakune 141
Mediainfarkt, Computertomographie 131
–, klinische Symptome 64
–, maligner 50, 137, 196
–, zentraler 138
Medullainfarkt 73
Melodic intonation therapy 204
Migräneattacken 52, 83, 90
Mikroangiopathie 15, 51, 134, 142
–, Computertomographie 142
Mikrozirkulation 30
Mimik 106
Mitralklappenprolaps 92, 112
Morbidität 43
Mortalität 33, 34
–, kardiovaskulär 35

–, zerebrovaskulär 36
Moya-Moya-Erkrankung 87, 89, 199
–, Angiographie 172, 174
MRT (magnetische Resonanztomographie) 52,
  153
–, Infarkttypen 153
–, Marklagerveränderungen 154
–, sekundäre Hämorrhagie 153
–, subkortikale arteriosklerotische Enzephalo-
  pathie 154
Multi-Infarkt-Demenz, sog. 95, 143
Myoklonien 76
–, Therapie 184

Naloxon 193
Neglekt 109, 208
–, transkranielle Magnetstimulation 165
Nekrose, multifokale 141
Neurotransmitterfreisetzung 31
Nifedipin 183
Nikotinsäure 188
Nimodipin 192
Normokapnie 24
Null-Durchgangszähler,
  Dopplersonographie 117

Ocular bobbing 76
Ohmsches Gesetz 22
okulomotorische Funktionsstörungen 75, 78
Okuloplethysmographie 110
Ophthalmikaanastomose 115
Ophtalmodynamometrie 110
Optikopathie, ischämische 110
Organellen, intrazellulär 22
Osmolalität 184
Osmotherapie 183, 194
Oxidation, Metabolismus 21, 181

Palpation 109
Papaverin 188
Papillenprominenz 110
Paragrammatismus 107
Paraphasien 106, 107
Pararheumatische Erkrankungen 87
Parinaud-Syndrom 74
Pathogenese, progrediente Insulte 57
–, TIA 57
PEEP (Beatmung) 23, 181, 182
penetrierende Arterien, klinische
  Symptome 77
Pentoxifyllin 187
Penumbra 28
Perfusion, Therapie 185
Perfusionsdruck 22, 51, 134, 187
periodisch lateralisierte epilepsieähnliche
  Entladungen 159
periokklusionelle Embolie 81, 138

perkutane transluminale Angioplastie 178
Peroxidradikale 21
Perseveration 106
pH-Wert 26
Phenytoin 184
phonematischer Jargon 107
Phosphate, energiereiche 20
Phospholipase 21
Physostigmin 208
Pilzinfektion 196
Piracetam 187
Plaquehämorrhagie 81, 82, 122
Plaquemorphologie, Ultraschall 121
Plaqueulzeration 82
Plasmin 93
Plasminogenaktivator 93
Polymyalgia rheumatica 89
Polyzythämie, Risikofaktor 38
Positronen-Emissions-Tomographie
  (PET) 115, 130, 156
Posteriorinfarkt 78
Prädilektionsstellen, Arteriosklerose 80
prämotorischer Cortex, Anatomie 67
–, klinische Symptome 69
Prävalenz 33, 34
PRIND (prolongiert reversibel ischämisches
  neurologisches Defizit) 49
Progrediente Ischämie 47, 49
prolongiert reversibel ischämisches neuro-
  logisches Defizit s. PRIND
Prosodie 106
Prostaglandine 94
–, Metabolismus 20, 30
Prostazyklin 94, 190
Pseudoaneurysma 83, 85
Pseudobulbärparalyse 96
Pseudookklusion 81
–, Angiographie 169
PW-Dopplersonographie 114, 116
Pyruvat 21

Radikale, freie 20, 30, 192, 193
Radikalen-Fangsystem 22
regionaler Blutfluß 156
Rehabilitation 201
–, Effizienzkontrolle 205
Reperfusionstrauma 31, 148
Reservekapazität, metabolisch 30
–, vaskulär 29
reversibel ischämisches neurologisches Defizit
  s. RIND
Rheologie, Therapie 185
Riesenzellarteriitis 87, 109
RIND (reversibel ischämisches neurologisches
  Defizit) 47, 48
Risikofaktoren 33, 37, 38, 79, 80
Robin-Hood-Phänomen 29

SAE (subkortikale arteriosklerotische
    Enzephalopathie) 15, 53, 95, 141
–, magnetische Resonanztomographie 154
Sauerstoffextraktionsrate 157
Sauerstoffmetabolismus 156
Schachbrettmuster, visuell evozierte
    Potentiale 160
Schallfenster 126
Schlaganfall 44
–, Einteilung 44
–, Klassifizierung, Ursachen 13, 38
–, Prognose 40
–, Verlauf 39
Schluckstörungen 183
Schwindelzustände 70
scuPA 93, 191
Selbständigkeitsscore 202
Sinusthrombose 44, 97
–, Angiographie 166
Sneddon-Syndrom 87, 90, 103
somatosensibel evozierte Potentiale 163
sonographische (B-mode)
    Befundparameter 122
Sorbit 194
Spektrumanalyse, Dopplersignale 113, 117, 119
Sphingolipoidose 91
Spontanatmung 76
Spontandissektion 83, 85, 86
Stammganglienlakune 141
Statistik 33
Status lacunaris 142
Steal-Phänomen, zerebrales 29, 181, 187, 192
Strecksynergismen 76
Streptokinase 191
Strömungsgeschwindigkeit, Pathophysio-
    logie 24
Strömungsprofil, intraarteriell 116
Subarachnoidalblutung 44, 97
Subclavian-Steal, extrakraniell,
    Angiographie 177
–, klinische Symptome 70
–, –, Therapie 200
subkortikale arteriosklerotische Enzephalo-
    pathie s. SAE
Substantia perforata anterior, Anatomie 8
Sulfinpyrazon 196
supplementär motorische Region, Anatomie 66
–, Klinische Symptome 66, 69
Symptome, klinische, Übersicht 55
Syndrome, klinische, A. carotis interna 56
–, A. cerebri anterior 57
–, A. cerebri media 63
–, A. ophthalmica 59
–, anatomisch-topische Zuordnung 55
–, Karotisstromgebiet 56
–, Lakunen 77, 79
–, pathogenetische Zuordnung 55

–, Thalamusarterien 61
–, Übersicht 55
–, vertebrobasiläres Gebiet 69
–, zeitliche Zuordnung 55
synkopale Zustände 48, 70
Synkopen, Reflex- 48
–, Sturzattacken 48
Syntax 106
Systemerkrankungen, hämostasiologische 92
–, immunologische 92

Tätigkeitsumsatz 19
Takayasu-Syndrom 71
Territorialinfarkt, Anatomie 15
–, Computertomographie 135
–, Pathogenese 15, 52
Thalamus, Gefäßversorgung 61
Thalamusarterien, Anatomie 61
–, Gefäßterritorien 61
–, klinische Syndrome 61
Therapie, Akutphase 185
–, allgemeine Maßnahmen 184
–, Antikoagulation 189, 196
–, Atemwege 181
–, Barbiturate 192
–, Calciumantagonisten 192
–, Diabetes mellitus 183
–, entzündliche Gefäßprozesse 195
–, Erythrozytenverformbarkeit 187
–, Hämodilution 186
–, Herzkrankheiten 182
–, Herzrhythmusstörungen 182
–, Hirndurchblutung 188
–, Hirnödem 193
–, Hochdruck 182
–, hyperosmolare Substanzen 194
–, iktale Ereignisse 184
–, internistische Begleitkrankheiten 181
–, kardiovaskuläre Störungen 181
–, Mikrozirkulation 185
–, Myoklonien 184
–, Prophylaxe medikamentös 196
–, Prophylaxe operativ 198
–, Prostazyklin 188
–, protektive Medikamente 192
–, Rehabilitation 201
–, technische Hilfsmittel 204
–, Thrombolytika 191
–, Thrombozytenaggregationshemmer 94, 196
–, Vasodilatantien 187
–, Wasser- und Elektrolythaushalt 183
Thermographie 114
Thromben, intraatriale 111
–, intraventrikuläre 111
Thrombolyse 81, 93
–, lokale 178, 191
Thrombolytika 191

Thromboseprophylaxe 184
Thromboxan 30, 94
Thrombozytenaggregationshemmer 94, 196
TIA (transistorisch ischämische Attacke) 47,
   48, 56
-, CT 48
-, Häufigkeit 56
-, Karotisgebiet 56
-, Pathogenese 57
-, Risikofaktoren 38
-, vertebrobasiläres Gebiet 72
Ticlopidin 196
Toxoplasmose 196
tPA 93, 191
Tracer, radioaktive 157
transiente globale Amnesie 79
transitorisch ischämische Attacke s. TIA
transkranielle Dopplersonographie 114, 126,
   130
-, Circulus arteriosus Willisi 126
-, hintere Schädelgrube 128
transluminale Angioplastie 200
Transmissionszeit, zentrale 163
Transplantation, Therapie 89, 202
Transportsystem, Ionenaustausch 23
-, Metabolismus 20
traumatische Dissektion 83
Trihexyphenidyl 184
Truncus brachiocephalicus, Anatomie 2
-, klinische Symptome 70
Truncus thyreocervicalis, Anatomie 11
Tuberkulose 196
Tumoren, intrakranielle 97

Ultraschall 113
-, Klassifizierung von Karotisstenosen 118
Urokinase 93, 191

Vaskulitis 52, 87
-, Angiographie 171

-, Differentialdiagnose 88, 103
-, Therapie 195
Vasodilatantien 187
Vasodilatation 25
Vasokonstriktion 25
Vasoparalyse 29
vasopressorische Arzneimittel 187
Vasospasmus, dopplersonographische
   Diagnostik 130
Venendruck, zentral 181
Venenthrombose 184
Ventrikeldrainage 144
Verlaufsbeobachtungen, Ultraschall 119
Verschluß-Hydrozephalus 31, 133
vertebrobasiläres Territorium, Infarkt 75, 76,
   78
-, Ischämiepathogenese 69
-, klinische Symptome 69
-, Therapie 191
-, TIA 72
Vincamin 188
Viskosität 23, 185
visuell evozierte Potentiale 160
Vitamine 193
Vorhofflimmern 92, 112
Vorhofmyxom 92
Vulnerabilität, selektive 28

Wallenberg-Syndrom 69, 72, 74, 76, 85
Weber-Syndrom 74
Wernicke-Aphasie 107

Xantinolnicotinat 187
Xenon-clearance Methode 156

Zentralarterienverschluß 60
Zentralinfarkt, Anatomie 15
zerebraler Blutfluß (CBF) 22, 156
Zirkumferenzarterien, klinische Symptome 76
Zitronensäurezyklus 20, 30